症例から学ぶ
がんの漢方サポート

がん研有明病院漢方サポート科 部長
星野惠津夫 著

南山堂

読者の皆さまへ

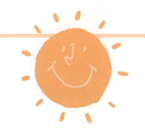

　近年癌治療は大きく進歩し，多くの癌患者が治癒・延命するようになりました．しかしその反面，治療に伴う副作用や後遺症に苦しむ患者も増えています．新しい治療法の開発が先行し，副作用や後遺症を軽減する技術の開発が後れているからです．

　癌患者の症状のうち，疼痛への対策はほぼ確立されましたが，食欲不振・全身倦怠・気力低下・不安・抑うつなどの植物神経系（自律神経）の症状は放置されてきました．しかし漢方薬を用いると，自律神経・免疫・内分泌など生体の中枢の機能が改善し，食欲・睡眠・排便・排尿などが正常化して自然治癒力が発現し，その結果，癌との共存や癌の治癒が可能となります．

　そのためには，本来の「標準的漢方診療」を行う必要があるのです．

　本書では，標準的漢方治療が奏効した62症例を提示しました．初めに西洋医学的診断，症状，病歴，検査および治療の内容を記し，その後に漢方的診断のための漢方医学的問診，舌候，脈候，腹候などの患者情報を列記し，漢方薬を選択した根拠を示しました．さらに，治療後の患者の状態の変化を，時系列で示しました．また，適宜，各症例に関連したコラムをはめ込みました．さらに，コラムに収まらないトピックスは別にまとめました．

　本書は，がん研有明病院漢方サポート外来における，筆者の8年あまりにわたる2,500例以上の臨床経験に基づいて，癌患者に対する最新の"漢方＋α"による治療法をまとめたものであり，現時点で世界最高水準の癌の統合医療であると自負しています．

　西洋医学の限界は医学の限界ではありません．西洋医学のみでは不可能なことが，"漢方＋α"を加えることで可能となるのです．本書の内容を十分身につければ，癌患者のさまざまなニーズに応えることができます．癌の診療に携わるすべての医師が，本書に記した知識や技術を共有することにより，これからの世界の癌治療が，患者を苦しめず，患者に貢献するものとなることを願っています．

2015年初春

著　者

目次

第 1 章　癌診療と漢方医学

A　癌治療と漢方医学 …… 2
1. 漢方医学の歴史・現状・将来 …… 2
2. わが国の癌医療の現状と漢方の役割 …… 3
3. 漢方サポート外来 …… 4

B　漢方医学の考え方 …… 7
1. 漢方医学の診断法と治療法 …… 7
2. 漢方医学の腹診法 …… 10
3. 「癌証」とその治療法 …… 16
4. 「併病」とその治療法 …… 18
5. 「気血水」の異常とその治療 …… 19
6. 癌治療における鍼灸の応用 …… 21
7. 漢方薬の副作用 …… 25

C　重要漢方薬の解説 …… 31
1. 「補剤」とは …… 31
2. 補腎剤 …… 33
3. 駆瘀血剤 …… 34
4. 腹候に基づく重要処方の解説 …… 35

D　癌患者サポートセミナー …… 43
1. 抗癌薬や放射線治療による口内炎 …… 43
2. 帯状疱疹後神経痛の治療法 …… 44
3. 漢方薬の品質保証（漢方薬の物質的定義） …… 45
4. 癌患者の栄養サポート …… 46

- ❺ しゃっくりの漢方治療 …………………………………… 47
- ❻ 抗癌薬による末梢神経障害 ……………………………… 48
- ❼ 咽喉頭異常感と半夏厚朴湯 ……………………………… 49
- ❽ 腹部手術後の腹痛と腹部膨満 …………………………… 50
- ❾ 乳癌のホルモン療法の副作用 …………………………… 51
- ❿ 関節痛・自己免疫疾患の漢方治療 ……………………… 52
- ⓫ 胸部腫瘍術後の創部痛 …………………………………… 53
- ⓬ 胃切除術後の合併症 ……………………………………… 54
- ⓭ 癌の治療における祈りの役割 …………………………… 55
- ⓮ 抗癌生薬「カイジ顆粒」 ………………………………… 56
- ⓯ 瞑眩 ………………………………………………………… 57
- ⓰ 頭頸部癌の放射線治療による唾液分泌障害 …………… 58
- ⓱ 癌になってからの食事と運動 …………………………… 59
- ⓲ しばしば役立つ漢方の口訣 ……………………………… 60
- ⓳ 生命保険買い取り会社 …………………………………… 61

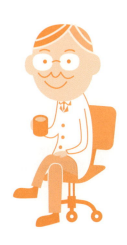

第 2 章　がん患者の漢方サポートファイル

File 01　舌根癌：術後，放射線化学療法後の発声困難，抑うつ，不眠　　64
頭頸部癌　58歳／男性
- 主方　柴胡桂枝乾姜湯＋桂枝茯苓丸
- 兼用方　牛車腎気丸
- 西洋薬　マイスリー®

File 02　頸部原発不明癌：放射線治療後の口腔乾燥　　66
頭頸部癌　65歳／男性
- 主方　[白虎加人参湯＋麦門冬湯]／[十全大補湯＋牛車腎気丸]
- 兼用方　なし
- 西洋薬　プロマック®，チラーヂン®S

File 03　舌癌：放射線治療後・術後の口腔乾燥　　68
頭頸部癌　49歳／女性
- 主方　麦門冬湯＋桂枝茯苓丸
- 兼用方　牛車腎気丸
- 西洋薬　オノン®

File 04　舌癌：放射線治療後の口腔乾燥　　70
頭頸部癌　70歳／女性
- 主方　[柴胡桂枝乾姜湯＋麦門冬湯] ➡ [補中益気湯＋麦門冬湯]
- 兼用方　八味地黄丸
- 西洋薬　エンシュア・リキッド®

File 05　中咽頭癌：放射線治療後の口腔乾燥　　72
頭頸部癌　56歳／女性
- 主方　[麦門冬湯＋桂枝茯苓丸] ➡ [十全大補湯＋当帰芍薬散]
- 兼用方　牛車腎気丸
- 西洋薬　なし

目次

File 06 — 食道癌 70歳／男性
食道癌・下咽頭癌：術後，胆嚢摘出術後の摂食障害による全身衰弱 … 74
- 主方：補中益気湯＋茯苓飲
- 兼用方：牛車腎気丸
- 西洋薬：ベリチーム®大量，フェロミア®，チラーヂン®S，ビタミンB₁₂

File 07 — 食道癌 60歳／男性
食道癌：放射線化学療法後，ペプチドワクチン治験中の体調不良 … 76
- 主方：[十全大補湯＋牛車腎気丸] ➡ [補中益気湯＋牛車腎気丸]
- 兼用方：[大柴胡湯＋桂枝茯苓丸] ➡ [四逆散＋桂枝茯苓丸]
- 西洋薬：タケプロン®，マイスリー®

File 08 — 食道癌 49歳／男性
食道癌：術後の多発転移による呼吸不全 … 78
- 主方：人参養栄湯＋牛車腎気丸
- 兼用方：桂枝茯苓丸
- 西洋薬：オキシコンチン®

File 09 — 胃癌 72歳／男性
高度進行胃癌：総力戦で5年生存 … 80
- 主方：補中益気湯＋茯苓飲
- 兼用方：牛車腎気丸
- 西洋薬：パンクレアチン®，コレバイン®，トランコロン®

File 10 — 胃癌 72歳／男性
胃癌：S-1による下痢と嘔気 … 82
- 主方：[半夏瀉心湯＋桂枝茯苓丸]／[十全大補湯＋牛車腎気丸]
- 兼用方：なし
- 西洋薬：S-1，ロペミン®，トランコロン®

File 11 — 胃癌 66歳／女性
胃癌：全摘術後の腸液逆流と便秘 … 84
- 主方：附子瀉心湯[三黄瀉心湯＋附子末]
- 兼用方：桃核承気湯，牛車腎気丸
- 西洋薬：ハルシオン®，セルシン®

File 12
胃癌 74歳／男性

残胃癌：術後の適応障害による抑うつ　　86

- **主方**　補中益気湯
- **兼用方**　牛車腎気丸，カイジ顆粒
- **西洋薬**　ロヒプノール®，ビタミンB_{12}［経口］

File 13
胃癌 70歳／女性

早期胃癌：内視鏡切除術後の激痛　　88

- **主方**　芍薬甘草湯
- **兼用方**　なし
- **西洋薬**　ペンタジン®［注］

File 14
胃癌 75歳／男性

胃癌：術後長時間続くしゃっくり　　90

- **主方**　牛車腎気丸＋附子末
- **兼用方**　桂枝茯苓丸
- **西洋薬**　なし

File 15
胃癌 75歳／男性

胃癌：術後の身体温度感覚の異常　　92

- **主方**　白虎加人参湯＋桂枝茯苓丸
- **兼用方**　牛車腎気丸
- **西洋薬**　タケプロン®，デパス®

File 16
胃癌 72歳／女性

胃癌：術後増悪した体感幻覚　　94

- **主方**　補中益気湯＋牛車腎気丸
- **兼用方**　桂枝茯苓丸
- **西洋薬**　デパス®，ビタミンB_{12}［注］

File 17
胃癌 60歳／男性

胃癌：幽門温存胃部切除術後の食欲不振と体重減少　　96

- **主方**　大柴胡湯＋茯苓飲合半夏厚朴湯
- **兼用方**　桃核承気湯，清心蓮子飲
- **西洋薬**　パリエット®，ガナトン®，ビタミンB_{12}，ドグマチール®

File 18
胃癌　71歳／男性

胃癌：術後の大建中湯による摂食障害　98

- **主方**　[大柴胡湯＋半夏厚朴湯] ➡ [補中益気湯＋半夏厚朴湯]
- **兼用方**　[補中益気湯＋牛車腎気丸] ➡ [牛車腎気丸＋大黄甘草湯]
- **西洋薬**　プルゼニド®，ビタミンB₁₂［注］

File 19
胃癌　68歳／男性

胃癌肝転移：漢方薬と細胞免疫療法による癌との共存　100

- **主方**　[十全大補湯＋牛車腎気丸] ➡ [人参栄養湯＋牛車腎気丸]
- **兼用方**　大柴胡湯＋桂枝茯苓丸
- **西洋薬**　タキソテール® ➡ シスプラチン＋S-1

File 20
大腸癌　50歳／女性

S状結腸癌膀胱浸潤：術後の便秘・腹部膨満・摂食障害　102

- **主方**　大建中湯＋補中益気湯＋附子末
- **兼用方**　桃核承気湯
- **西洋薬**　アコファイド®，マイスリー®，ガスコン®，タケプロン®，エクセラーゼ®

File 21
大腸癌　73歳／男性

直腸癌：放射線化学療法後の便失禁　104

- **主方**　補中益気湯
- **兼用方**　牛車腎気丸
- **西洋薬**　なし

File 22
大腸癌　52歳／女性

大腸癌腹膜播種：化学療法後の歩行障害　106

- **主方**　補中益気湯＋桂枝茯苓丸
- **兼用方**　牛車腎気丸
- **西洋薬**　プロマック®

File 23
大腸癌　55歳／女性

直腸癌：化学療法による副作用が，漢方薬で「瞑眩」を起こして改善　108

- **主方**　補中益気湯
- **兼用方**　当帰芍薬散＋附子末，牛車腎気丸，麻子仁丸，紫雲膏
- **西洋薬**　ゼローダ®，オキサリプラチン，

File 24
大腸癌　73歳／男性

大腸憩室：術後の小腸内細菌増殖症　110

- 主方　［補中益気湯＋大建中湯］➡［補中益気湯＋茯苓飲］
- 兼用方　なし
- 西洋薬　カナマイシン，レンドルミン®，デパス®

File 25
小腸癌　61歳／男性

小腸GIST：術後短腸症候群とグリベック®による難治性下痢　112

- 主方　当帰建中湯
- 兼用方　牛車腎気丸
- 西洋薬　アヘンチンキ，コレバイン®ミニ

File 26
肝癌　65歳／男性

B型肝硬変と肝癌：漢方薬で腫瘍マーカーが正常化　114

- 主方　十全大補湯＋牛車腎気丸
- 兼用方　桃核承気湯
- 西洋薬　リーバクト®，アルダクトン®A，ウルソ®，他

File 27
肝癌　83歳／男性

C型肝炎と肝癌：漢方薬で強ミノCが不要となり延命　116

- 主方　十全大補湯＋牛車腎気丸
- 兼用方　桂枝茯苓丸，カイジ顆粒
- 西洋薬　リーバクト®，ウルソ®，他

File 28
膵癌　76歳／男性

膵癌肝転移：ジェムザール®による関節痛　118

- 主方　十全大補湯＋牛車腎気丸
- 兼用方　芍薬甘草湯
- 西洋薬　ナイキサン®，アクトス®，ベイスン®，ルプラック®，他

File 29
膵癌　75歳／女性

膵癌：重粒子線治療後，術後，化学療法後の下痢　120

- 主方　十全大補湯＋牛車腎気丸
- 兼用方　桂枝茯苓丸＋清心蓮子飲，カイジ顆粒
- 西洋薬　アヘンチンキ，パンクレアチン®，ロペミン®，他

File 30
膵癌 58歳／女性

膵癌：術後の難治性下痢　　122

- 主方　茯苓四逆湯［炮附子 5g］
- 兼用方　カイジ顆粒
- 西洋薬　ベリチーム®，ロペミン®，トランコロン®，コレバインミニ®，ガスコン®，他

File 31
膵癌 55歳／女性

膵癌肝転移：漢方薬と血管内治療で長期延命　　124

- 主方　人参養栄湯
- 兼用方　牛車腎気丸 ➡ 人参養栄湯，カイジ顆粒
- 西洋薬　血管内治療，ゼローダ®，タケプロン®

File 32
膵癌 55歳／男性

膵癌：腫瘍マーカーの減少と乳糜腹水の消失　　126

- 主方　十全大補湯＋小柴胡湯
- 兼用方　牛車腎気丸
- 西洋薬　ラシックス®，アルダクトン®A，インスリン®，他

File 33
乳癌 70歳／女性

乳癌と膵癌：放射線肺炎とジェムザール®の副作用　　128

- 主方　人参養栄湯＋桂枝茯苓丸
- 兼用方　牛車腎気丸
- 西洋薬　フスコデ®，スターシス®

File 34
乳癌 65歳／女性

乳癌：化学療法後のしびれと痛み　　130

- 主方　牛車腎気丸
- 兼用方　桂枝茯苓丸
- 西洋薬　アリミデックス®

File 35
乳癌 74歳／女性

乳癌の全身転移：化学療法後のしびれ　　132

- 主方　大柴胡湯＋桂枝茯苓丸
- 兼用方　牛車腎気丸
- 西洋薬　ゾメタ®，タケプロン®，他

File 36 — 乳癌 36歳／女性

乳癌：ホルモン療法中の不潔恐怖　　134

- **主方**　［大柴胡湯＋桂枝茯苓丸］ ➡ ［大柴胡湯＋桂枝茯苓丸＋桃核承気湯］
- **兼用方**　牛車腎気丸
- **西洋薬**　ノルバデックス®，トレドミン®，レキソタン®，レンドルミン®，タケプロン®，他

File 37 — 乳癌 54歳／女性

乳癌：ホルモン療法中の大量の発汗　　136

- **主方**　加味逍遥散＋桂枝茯苓丸
- **兼用方**　当帰芍薬散
- **西洋薬**　ノルバデックス®

File 38 — 乳癌 47歳／女性

乳癌：ホルモン療法中の不眠と悪夢　　138

- **主方**　［大柴胡湯＋桂枝茯苓丸］ ➡ ［柴胡加竜骨牡蠣湯＋桂枝茯苓丸］
- **兼用方**　牛車腎気丸
- **西洋薬**　ゾラデックス®［注］，ノルバデックス®，マイスリー®，メルカゾール

File 39 — 乳癌 64歳／女性

乳癌：化学療法後のしびれと強い冷え　　140

- **主方**　茯苓四逆湯加芍薬
- **兼用方**　牛車腎気丸
- **西洋薬**　アリミデックス®，デパス®，レンドルミン®，リボトリール®，リリカ®，サインバルタ®，他

File 40 — 肺癌 74歳／女性

肺腺癌：イレッサ®による発疹・下痢・だるさ　　142

- **主方**　補中益気湯＋牛車腎気丸
- **兼用方**　桂枝茯苓丸，紫雲膏
- **西洋薬**　イレッサ®，ロペミン®，コンスタン®，デルモベート®スカルプ，他

File 41 — 肺癌 58歳／女性

肺癌と乳癌：術後の創部痛と冷え　　144

- **主方**　小柴胡湯＋桂枝茯苓丸
- **兼用方**　牛車腎気丸
- **西洋薬**　なし

File 42
肺癌 65歳／女性

肺癌：術後の肋骨部の圧迫感　146

- **主方** 補中益気湯＋桂枝茯苓丸
- **兼用方** 牛車腎気丸
- **西洋薬** ハルシオン®，リーゼ®，タケプロン®

File 43
婦人科癌 60歳／女性

外陰癌疑い：生検後の陰部痛と便秘　148

- **主方** 紫雲膏，大柴胡湯
- **兼用方** 桃核承気湯，牛車腎気丸
- **西洋薬** クレストール®

File 44
婦人科癌 49歳／女性

子宮体癌：術後の腸閉塞の反復　150

- **主方** 大建中湯＋当帰建中湯
- **兼用方** 当帰芍薬散
- **西洋薬** レキソタン®，デパス®

File 45
婦人科癌 72歳／女性

子宮体癌：術後の帯状疱疹後神経痛　152

- **主方** 葛根湯
- **兼用方** なし
- **西洋薬** ウルソ®

File 46
婦人科癌 55歳／女性

子宮体癌：硬膜外麻酔後の髄液漏によるめまい　154

- **主方** 補中益気湯＋真武湯
- **兼用方** 牛車腎気丸
- **西洋薬** 酸化マグネシウム

File 47
婦人科癌 51歳／女性

子宮肉腫：術後の下肢リンパ浮腫と咽喉頭異常感　156

- **主方** 補中益気湯＋半夏厚朴湯
- **兼用方** 牛車腎気丸
- **西洋薬** タケプロン®

File 48 — 婦人科癌 63歳／女性
子宮肉腫：術後，放射線腸炎による便通異常 ... 158
- 主方　補中益気湯＋当帰建中湯
- 兼用方　牛車腎気丸
- 西洋薬　カナマイシン，ガスコン®，ポリフル®

File 49 — 婦人科癌 44歳／女性
子宮良性腫瘍：術後の陰部痛とひどい便秘 ... 160
- 主方　三黄瀉心湯＋桃核承気湯
- 兼用方　当帰芍薬散加附子
- 西洋薬　コーラック®

File 50 — 婦人科癌 71歳／女性
子宮頸癌：術後の下痢・冷え・三叉神経痛 ... 162
- 主方　補中益気湯＋真武湯＋附子
- 兼用方　桂枝茯苓丸
- 西洋薬　ロペミン®

File 51 — 婦人科癌 57歳／女性
子宮頸癌腹膜播種：漢方薬とカイジ顆粒で長期間癌と共存 ... 164
- 主方　十全大補湯＋牛車腎気丸＋附子
- 兼用方　麻子仁丸，カイジ顆粒
- 西洋薬　ラシックス®，アルダクトン®A，マグラックス®，他

File 52 — 婦人科癌 48歳／女性
子宮頸癌：術後の更年期症状と夜間頻尿 ... 166
- 主方　［小柴胡湯＋桂枝茯苓丸］ ➡ ［補中益気湯＋桂枝茯苓丸］
- 兼用方　清心蓮子飲
- 西洋薬　なし

File 53 — 婦人科癌 58歳／女性
卵管癌：術後の大建中湯による便通異常 ... 168
- 主方　補中益気湯＋当帰建中湯
- 兼用方　牛車腎気丸
- 西洋薬　酸化マグネシウム，ガスコン®

File 54
婦人科癌 57歳／女性

卵巣癌：化学療法後の身体痛と下肢のしびれ　170

- **主方** 附子瀉心湯［三黄瀉心湯＋附子末］
- **兼用方** 当帰芍薬散加附子，牛車腎気丸
- **西洋薬** デパス®

File 55
泌尿器癌 69歳／男性

前立腺癌：難治性の皮疹と気力の低下　172

- **主方** 柴胡桂枝乾姜湯＋桂枝茯苓丸
- **兼用方** 牛車腎気丸
- **西洋薬** マイスリー®，デパス®

File 56
泌尿器癌 73歳／男性

膀胱癌：術後の肛門痛と便秘　174

- **主方** 調胃承気湯
- **兼用方** 大黄牡丹皮湯
- **西洋薬** トリプタノール®，カナマイシン，ペンタジン®，エリスパン®，他

File 57
泌尿器癌 78歳／男性

膀胱癌：化学療法後の手足のしびれと麻痺　176

- **主方** 十全大補湯＋牛車腎気丸
- **兼用方** 桂枝茯苓丸，鍼治療
- **西洋薬** フェロミア

File 58
泌尿器癌 67歳／男性

腎盂癌多発肺転移：終末期の呼吸困難　178

- **主方** 人参養栄湯
- **兼用方** 牛車腎気丸
- **西洋薬** ビーガード®，モービック®，リンデロン®，アモキサン®，リボトリール®，他

File 59
悪性リンパ腫 58歳／男性

悪性リンパ腫：化学療法後の体感幻覚　180

- **主方** 大柴胡湯＋桂枝茯苓丸
- **兼用方** 牛車腎気丸
- **西洋薬** デパス®

File 60 扁桃悪性リンパ腫：放射線治療後の口腔乾燥　　182
悪性リンパ腫　55歳／女性
- 主方　[白虎加人参湯＋桂枝茯苓丸] ➡ [白虎加人参湯＋麦門冬湯] ➡ [小柴胡湯＋麦門冬湯]
- 兼用方　当帰芍薬散加附子
- 西洋薬　なし

File 61 頸部悪性リンパ腫：帯状疱疹後神経痛と閃輝暗点　　184
悪性リンパ腫　65歳／女性
- 主方　小青竜湯 ➡ 麻黄附子細辛湯
- 兼用方　芍薬甘草湯
- 西洋薬　なし

File 62 下肢横紋筋肉腫：術後再発を反復　　186
軟部腫瘍　64歳／女性
- 主方　[十全大補湯＋牛車腎気丸＋附子]
- 兼用方　当帰芍薬散加附子，カイジ顆粒
- 西洋薬　セレコックス®，他

Column

- 柴胡桂枝乾姜湯と補中益気湯 …… 65
- 漢方薬による便秘の治療 …… 69
- めまいの漢方治療 …… 73
- 胃全摘術後のビタミンB_{12}欠乏症 …… 75
- 癌患者の呼吸不全に人参栄湯 …… 79
- 抗癌薬による下痢の治療 …… 83
- 癌がなくなれば癌証ではない …… 85
- 補剤の朮は白朮か蒼朮か …… 87
- 芍薬甘草湯は痛みの特効薬 …… 89
- 胃癌術後の嘔気や食欲不振に茯苓飲 …… 91
- 白虎加人参湯の投与目標 …… 93
- 体感幻覚 …… 95
- 癌に対する考え方と医療の役割 …… 101
- 「南風北窓」：嘔気・嘔吐・食欲不振に下剤的漢方薬 …… 103

- 肝癌の治療は戦国時代 …………………………………………………………… 105
- 腹部膨満の漢方治療 ……………………………………………………………… 107
- 小腸内細菌増殖症にカナマイシン ……………………………………………… 111
- グリベック®の副作用と漢方治療 ……………………………………………… 113
- 中国古代の無数の医師を神格化した「神農」 ………………………………… 119
- 消化器癌術後の難治性下痢 ……………………………………………………… 121
- 高度進行癌に血管内治療 ………………………………………………………… 125
- 漢方は100%の治癒をめざす …………………………………………………… 127
- 臨床検査技術の進歩と漢方医学 ………………………………………………… 129
- 桂枝茯苓丸は漢方睡眠薬 ………………………………………………………… 131
- 癌の脊椎転移に経皮的椎体形成術（骨セメント注入療法）…………………… 133
- 漢方は実験的治療である ………………………………………………………… 135
- 医療に伴う「不慮の死」………………………………………………………… 137
- 転移性脳腫瘍にガンマナイフ …………………………………………………… 145
- 『傷寒論』は四次元医学 ………………………………………………………… 147
- 華岡青洲の軟膏 …………………………………………………………………… 149
- 建中湯類の使い方 ………………………………………………………………… 151
- 帯状疱疹後神経痛の第1選択薬は漢方治療 …………………………………… 153
- 『傷寒論』の時代背景 …………………………………………………………… 155
- 漢方薬の注腸投与法 ……………………………………………………………… 157
- 陰部疾患の漢方治療 ……………………………………………………………… 161
- 腹水濾過再静注システム「KM-CART」……………………………………… 165
- 夜間頻尿の漢方治療 ……………………………………………………………… 167
- 大建中湯の副作用 ………………………………………………………………… 169
- 漢方と中医学の違い ……………………………………………………………… 171
- 精神症状の漢方治療 ……………………………………………………………… 173
- 有用な新薬は積極的に用いる …………………………………………………… 175
- 冷えの原因と治療 ………………………………………………………………… 177
- 終末期の緩和ケアと漢方 ………………………………………………………… 179
- 癌患者の自然治癒力を発現させる方法 ………………………………………… 181
- ドライアイ，ドライマウスの新しい治療法 …………………………………… 183
- 片頭痛と閃輝暗点の漢方治療 …………………………………………………… 185
- 肉腫に対するCOX-2選択的阻害薬 …………………………………………… 187

索　引 ………………………………………………………………………………… 191

凡例：薬名は，一般名ではなく最もポピュラーな商品名で示しました．通常標準量を用い，特に必要な場合のみ投与量を示しました．漢方薬は原則としてエキス製剤の標準量を用い，調剤用附子末は投与量を記しました．煎じ薬では，構成生薬量を付記しました．

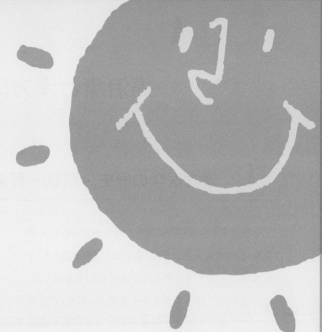

第1章

癌診療と漢方医学

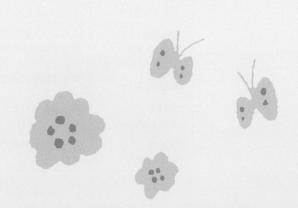

A 癌治療と漢方医学

1 漢方医学の歴史・現状・将来

　中国で4千年以上前に誕生したとされる古代生薬医学は，3世紀始めに『傷寒雑病論』(『傷寒論』+『金匱要略』)としてまとめられ，医学として完成した．その後中国ではさまざまな生薬処方(漢方)が考案されて，多くの医書が編纂された．中国の生薬医学は，飛鳥・天平時代から江戸時代まで長い年月をかけて，鑑真(正倉院薬物)や空海・最澄(『傷寒論』の写本を請来)らの僧侶，さらに多くの留学生によりわが国に移入された(表1)．

　その後わが国では，受け容れた医学に対してさまざまな革新が加えられ，中国医学とは異なる日本独自の漢方医学が完成した．すなわち，室町時代までは中国医学の模倣であったが，江戸時代に第一の革新(腹診に基づく診断・治療法の開発)，昭和時代に第二の革新(漢方エキス製剤による治療薬の標準化)，そして平成時代に第三の革新(西洋医学との統合による新しい生薬医学の展開)が行われ，現在進行中である．

　明治維新後，新政府は，わが国で医師となるために西洋医学七科(物理，化学，解剖，生理，病理，

表1　漢方医学の歴史

4000年前	中国で生薬医学の萌芽
後漢(3C)	『傷寒雑病論』(『傷寒論』+『金匱要略』)が完成
奈良時代(8C)	中国医学の日本初来→鑑真和上(正倉院薬物)
平安時代(9-12C)	遣唐使：空海・最澄(『傷寒論』の写本を請来)
室町時代(13-16C)	田代三喜，曲直瀬道三(中国医学紹介)→「後世方」
江戸時代 (17-19C)	「腹診法」を復活し，新治療法を開発→「古方」 西洋(オランダ)医学を移入(長崎出島)→「蘭方」
1868年 (明治初年)～	西洋(ドイツ)医学を採用(軍陣医学)→「洋方」 「漢方医」消滅→西洋医学を学んだ少数医師が維持
1941年 (昭和16年)～	『症候による漢方治療の実際』(大塚敬節ら)の出版 以後「病名漢方」，「流れ図漢方」が普及
1967年 (昭和42年)～	漢方エキス剤の開発＆薬価収載(→現在148処方) 武見太郎，大塚敬節，津村重舎らの尽力
1980年 (昭和55年)～	漢方の科学的研究が開始(基礎研究≫臨床研究)
2001年 (平成13年)～	医学部教育のモデルコアカリキュラムに「和漢薬を概説できる」と記載
2006年 (平成18年)～	がん研有明病院に「漢方サポート外来」開設 本書の出版

内科，外科）の履修を必須としたため，明治の終わりには，西洋医学を学んでいない「漢方医」は消滅した．その結果，漢方はわが国の医学の表舞台から姿を消し，西洋医学を学び，さらに漢方も学んだ少数の医師が漢方の命脈を保っていた．

明治100年にあたる1967年，当時の日本医師会長・武見太郎，漢方学術界の大塚敬節，漢方製薬業界の津村重舎らの尽力により，漢方エキス製剤4処方が薬価収載された．その後現在までに148処方が薬価収載され，漢方はわが国の正規の医学の一部として復活した．

1980年頃から，漢方医学の科学的研究が行われるようになったが，現在に至るまで基礎研究が中心であり，インパクトのある臨床研究は少ない．

2001年には，将来医師となる医学生に教育すべき内容の指針である「医学教育モデルコアカリキュラム」の到達目標として「和漢薬を概説できる」という一文が盛り込まれ，ついで2010年の改訂版では「和漢薬（漢方薬）の特徴や使用の現状について概説できる」と変更され，すべての医科大学で医学生に何らかの漢方医学教育が行われるようになった．

漢方は日本独自の生薬医学であり，わが国固有の文化遺産である．今後第三の革新をさらに推進することにより，わが国からユニークで価値ある治療医学を世界に発信することが可能となる．

そのための試みとして，筆者は2006年にがん研有明病院に「漢方サポート外来」を開設した．現在までの8年あまりの経験から，現在の癌医療に不足する部分を「漢方＋α」で補完すると，きわめて質の高い新しい癌医療が構築できるという確信を持つことができた．

本書では筆者が漢方サポート外来で得たさまざまな知見を示し，将来の癌治療の理想の姿を描いてみたい．

わが国の癌医療の現状と漢方の役割

わが国の癌医療は近年大きく進歩した．しかしその現状は，医師の立場からみた場合と患者の立場からみた場合では，大きく異なっている．

医師は，癌患者に対し，手術・放射線治療・薬物療法などの標準的癌治療を行う．その後の経過観察で，一定期間（固形癌では通常5年間）無再発で生存すれば，治癒と判断する．癌が遺残した場合や治療後に転移や再発がみられた場合は治療を反復するが，「あらゆる」治療が無効となれば「Best supportive care（BSC）が相当」とし，患者を緩和ケア医に紹介する．医師は，これで自らの責任を果たしたと考える（図1）．

一方患者は，治療による副作用や後遺症の苦痛に加え，転移・再発の恐怖に苦しむ．初回の治療で治癒しなかった場合や，経過観察中に転移・再発し，標準的治療が無効となり，緩和ケアを勧められた場合，「わかりました」と癌の治療をあきらめる患者は少ない．患者や家族の多くは，「癌のバイブル本」を読み漁り，インターネットで奇跡的な治療法を求めてさまよう「がん難民」となって，悪徳医師による「詐欺まがいの治療」や，無益・無効な「サプリメント」の被害者となる場合が多い（図2）．

このような癌患者の直面するさまざまな問題は適切な漢方薬により的確に解決できる場合が多い．漢方は「病気を治す医学」でなく，「症状を緩和する医学」だからである．漢方治療により，癌に伴う植物神経系の問題（全身倦怠感・食欲低下・不眠・便通異常・浮腫など）や治療に伴うさまざまな副作用や後遺症が改善し，患者の自然治癒力が発現し，多くの患者が癌と共存し，価値のある延命が可能となる．

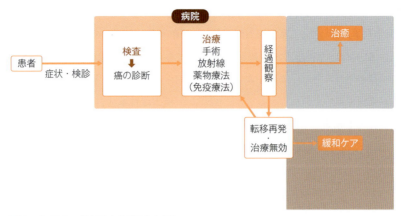

図1 わが国のがん医療（医師の立場）

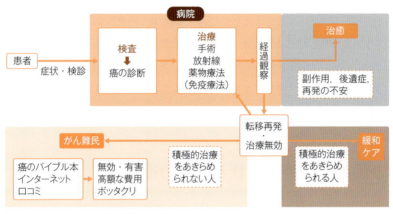

図2 わが国のがん医療（患者の立場）

3 漢方サポート外来

　100年以上前に日本で初めての癌研究施設として創立された癌研究会の附属病院である癌研究会附属病院は，2005年3月に豊島区大塚から臨海地区の江東区有明に全面移転し，がん研有明病院として新生した．正面玄関の海抜8m，地上12階地下2階，病床数700床，医師260人，看護師800人，外来患者1日1,700人の病院である．

　2006年4月，がん研有明病院の総合内科エリアに「漢方サポート外来」が開設された（表1）．この外来を開設した目的は，癌患者の呈するさまざまな症状に対する漢方の有用性を検証するためである．

　現在の緩和医療が対象とするのは終末期の患者に限られ，終末期と判断されない患者は十分な対応を受けられない．しかし，終末期の患者だけが症状緩和を必要とするわけではない．癌あるいは癌治療によるさまざまな症状に苦しむ患者は，癌の進行度に関係なく，多数存在する．

　「漢方サポート外来」では，そのような患者の症状

表1 漢方サポート外来（2006年より）

目 的	癌患者の苦痛を除き，価値ある延命を可能とし，「がん難民」をなくすための漢方薬の適用法の開発．
患者数	月に初診約40名を含む約250名の患者．延べ患者数約2,500名．
紹介元	紹介元は，院内の全ての診療科と他院からの紹介患者．
愁 訴	全身状態：全身倦怠感，食欲不振，体重減少，便通異常，嘔気，腹痛，腹満，冷え，夜間頻尿，不眠不安，など． 個別症状：術後の消化管通過障害・創部痛，味覚異常，放射線治療後口腔乾燥，抗癌薬による手足のしびれ，消化器癌術後の下痢や体重減少，など．
治療薬	補中益気湯・十全大補湯・人参養栄湯などの補剤が基本． ほぼ全例に，「兼用方」として駆瘀血剤や補腎剤を併用． 必要に応じて柴胡剤，瀉心湯類，附子剤，などを併用． （新薬も積極的に併用する）

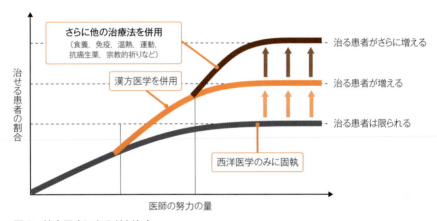

図1　統合医療によるがん治療

緩和を図り，元気を回復させ，QOLを高め，癌治療が計画通り行えるようにサポートし，さらにその過程で漢方薬の抗腫瘍効果を検討することも目的としている．現在週に4日の診療で，初診患者10数人を含む80人ほどの患者を診療し，診療患者数は年々増加し，2013年度は2,847人であった．

現在までの8年間に，2,500人ほどのさまざまな状態の癌患者に対し漢方診療を行った．漢方薬を服用後，患者の多くは辛い症状が軽快し，食欲，睡眠，排便，排尿などの植物神経系の機能が回復し，癌と共存して価値ある延命が可能となり，癌が治癒する患者も少なくない．

現在では，漢方のみでなく，食養・運動・温熱・抗癌生薬・宗教的祈りなどに加え，血管内治療・ラジオ波・重粒子線・陽子線・細胞免疫療法など，筆者が有用と考えるさまざまな補完的治療を，取捨選択しながら患者に提案している（図1）．

心身ともに厳しく辛い状況におかれた癌患者を，漢方を柱とし，さらに古今東西のさまざまな治療法を駆使してサポートする．癌患者を治療するすべての病院でこのような統合医療的診療が行われれば，わが国から「がん難民」はなくなるであろう．

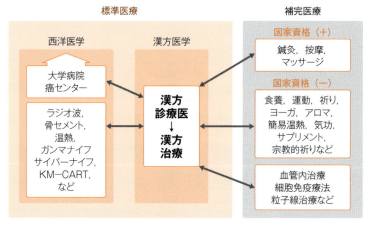

図2 がん難民をなくすための医療連携

その実現のための現実的な方策として，筆者は以下のような提言をしている．すなわち，現在の癌治療が限界に達し，主治医から「現代医学の限界であり，もうこれ以上治療法はありません」と言われた患者に対する，漢方診療医が司令塔（コンダクター）となる新たな癌診療システムの構築である（図2）．

わが国には日本東洋医学会の医師会員7,000余名のうち，漢方専門医と認定された医師が2,000名ほどおり，さらに学会に加盟せずに漢方診療を行っているい医師も多い．そのような漢方診療医に，癌の漢方治療についてティーチインを行い，癌患者の受け皿となっていただく．

癌専門医が漢方診療医に多数の患者を紹介すれば，漢方診療医は癌患者の診療経験が豊富になり，診療の質は自ずと高まる．漢方診療医が，漢方のみでは不十分と考えた場合には，有用な補完治療を，取捨選択して患者に提案する．

このようなシステムである．

B 漢方医学の考え方

1 漢方医学の診断法と治療法

漢方医学の診断法：「四診」

漢方医学では，患者の生体情報を医師の五感を駆使して収集する．これが（望聞問切）の「四診」であり，望診（視診），聞診（聴診＋嗅診），問診，切診（触診）の4種の診察法である．この順序は生体情報として重要な順ではなく，患者と医師の空間的距離の順と考えられる．実際，四診のうちで最も有用性が大きいのは，直接患者に触れて行う「切診（切＝接）」，特に腹診で得られる情報である．

現代の漢方診療では，はじめに西洋医学的診断を自ら行うか診療情報として把握し，その後に漢方医学的四診により，「証」を決定して，患者に最適な漢方薬を投与する（図1）．

- **望診（視診）**により，患者の立ち居振る舞いや容貌から生命力の強さを判断し，また顔色・口唇・舌・爪・毛髪，皮膚の細静脈の拡張（細絡）・静脈瘤・浮腫などから，「気・血・水」の異常を知ることができる．このうち舌の性状を観て診断する方法を特に「舌診」と呼ぶ．望診で得られる気血水の異常を（表1）に示す．
- **聞診（聴診＋嗅診）**により患者が発する音や臭いの情報を集めるが，これらの生体情報としての質は低い．
- **問診**は患者の愁訴・体質・自律神経機能を判定するために行われ，第2診以降では正治か誤治かを判断し，漢方薬の逐次修正を行うために重要である．漢方医学的問診で聞くべき項目を表2に示す．
- **切診（触診）**には脈診と腹診がある．

脈診のうちで，橈骨動脈の脈診は感染症などの急性疾患の診療には重要である．しかし慢性疾患における脈の意義は参考程度であり，しばしば「脈を捨てて腹を採る（脈候は無視して腹候を採用する）」と言われる．急性疾患では自然発汗の有無と脈の性状に基づいて漢方薬を決定する．

脈でチェックすべき項目は，①浮沈（高さ／深

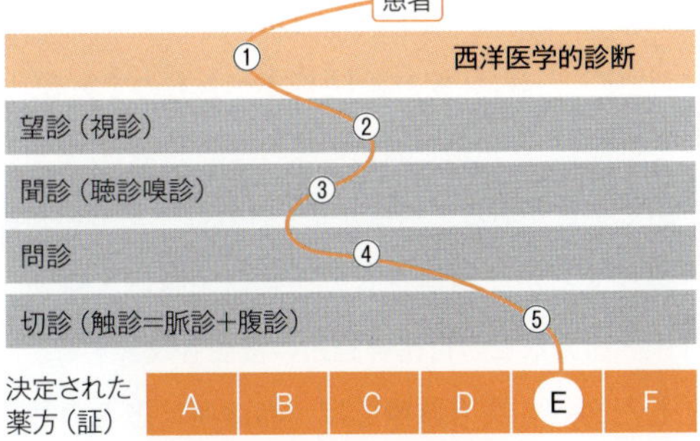

図1 「証」の決定＝最適な漢方薬の選択

表1 望診で得られる「気・血・水」の情報

皮膚	・細絡・静脈瘤→「瘀血」 ・浮腫・指圧痕（皮水）→「水毒」 ・皮膚枯燥・青白色→「血虚」 ・赤くのぼせ顔→「気上衝，気逆」
口唇	・暗紫色・うっ血→「瘀血」 ・白色調→「血虚」
舌	・乾湿（乾燥，乾湿中等，湿潤） ・暗紫色・舌下静脈怒脹→「瘀血」 ・浮腫状・歯圧痕→「水毒」 ・舌苔で病位を推定（例：褐色苔＝陽明の実）
爪	・白色調，つやの消失，溝形成→「血虚」
眼	・眼に輝きがない，うつろ→「気虚，気うつ」

表2 漢方医学的問診の項目

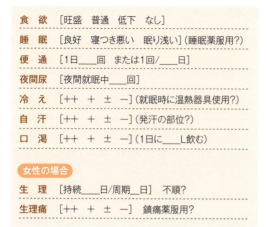

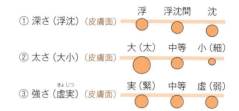

図2 脈の3要素の脈診時のイメージ

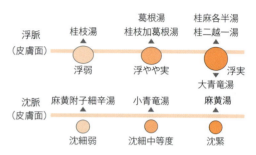

図3 脈による太陽病の薬方の鑑別のポイント

さ），②大小（大きさ／巾），③強弱（強さ／緊張）に加え，遅速（脈拍数）を参考にする．脈の3要素のイメージ（図2）と，脈による「太陽病の薬方」の鑑別のポイント（図3）を示す．

- 腹診は癌のような慢性疾患の漢方治療において，「証（漢方薬）」を決定するためにきわめて有用である．腹診については，次項（p.10）で詳しく解説する．

漢方医学の治療薬：「煎じ薬」から「エキス製剤」へ

漢方医学では，本来複数の生薬を規定の比率で混合し，熱水で抽出した「煎じ薬」を患者に服用させて治療する．

あるいは各生薬をすりつぶして粉末にしたものを「散剤」，さらにそれを白蜜などの賦形剤で丸く固めたものを「丸剤」とよび，保存性を高め，あるいは煎じ薬とは異なる治療効果を目的として用いる．

現在わが国では主として漢方エキス製剤が用いられている．漢方エキス製剤は1967年から薬価基準に収載され，現在では147処方（および外用漢方薬の「紫雲膏」1処方）が健康保険で処方できる．それによって，漢方専門医ではない多くの医師が，漢方薬を処方するようになった．漢方エキス製剤の普及により，漢方薬が規格化されて臨床試験が行えるようになり，さらに剤型や包装も工夫されて保存性や利便性に優れたものになり，医師と患者に広く受け入れられている．

漢方医学の診療論理：「逐次修正のプロセス」

漢方医学では，独特の漢方的診断（望聞問切）に基づいて，「証」（有効な治療薬）を決定するが，初診時に真の証が決定できるわけではなく，はじめに決定した漢方薬を投与後に，患者の心身の変化や呈する反応をナビゲーターとして，処方薬を変更し，最終的に「真の証」を決定する．これを「漢方診療の逐次修正」という（図4）．したがって，初診時に（仮に）決定した証は「仮の証」と呼ぶべきものである．

その際に，「正治と誤治の際の反応」（表3）を知っておく必要がある．治療が正しければ，患者の愁訴は軽快するが，相前後して，食欲・睡眠・排便・排尿・冷えなどの自律神経系の機能も改善する．

したがって漢方診療では，初診時に患者の愁訴に加えて，患者の全身状態の指標となる，だるさ，

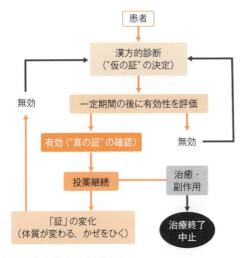

図4 漢方診療の逐次修正

食欲，睡眠，便通，排尿（特に夜間睡眠中の排尿回数），冷えやほてり，口渇，自汗，（女性の場合）生理の周期・持続日数・生理痛の程度，などについても問診し，記載しておく必要がある．

西洋医学では，ある疾患（病態）に対して特定の治療を行った際の有効率と副作用に注目し，例えば「有効率30％，副作用発現率10％」と表現する．

一方，漢方では，治療後の患者の反応をモニターしながら薬方を逐次修正し，原則として「有効率100％，副作用発現率0％」を目指す．

もちろん漢方ですべての患者が治せるわけではないが，漢方がそれを目標とする医学であることは，癌のような厳しい病気であっても，患者を最後まで見捨てないという点で優れているといえる．

西洋医学（病名）と漢方医学（漢方薬）の対応

西洋医学（病名）と漢方医学（漢方薬）の関係は，図5のように表わすことができる．西洋医学ではそれぞれの病名に対して，特定の薬剤が1対1に対応して用いられる．一方漢方医学では，西洋医学的に同じ病名であっても，患者によりさまざまな漢方薬を使い分ける．これを「同病異治」と呼ぶ．

例えば，「慢性頭痛」という病名に対して，西洋医学では一律に鎮痛薬を投与する．一方，漢方医

表3 正治と誤治の際の反応

	徴候	正治の場合	誤治の場合
誤治による反応	愁訴	改善する	改善しない（ときに増悪）
	全身感覚	気分や冷えが改善する	気分不快，ふらつき
	睡眠	熟睡	不眠
	食欲	回復・亢進する（体重↑）	食欲不振（体重↓）
	便通・腹部症状	快便・胃がスッキリする	便秘・下痢・腹鳴・腹満・胃部不快・嘔気・嘔吐など
	排尿	夜間尿↓	頻尿・乏尿
	女性の生理	順調になる・生理痛↓	不順になる・生理痛↑
真の副作用	上気道症状		感冒様症状（頭痛・咳・咽痛・鼻汁・鼻閉）
	皮膚・粘膜症状		薬疹（発疹・瘙痒），口内炎
	その他の過敏反応		間質性肺炎（呼吸困難・空咳・熱），肝炎（黄疸・発熱）
	循環器系症状		偽アルドステロン症（高血圧，浮腫），不整脈．
＊	瞑眩	稀にあり	なし

＊瞑眩（めんげん）：慢性の「痼疾」（難治疾患）を漢方治療する際に治癒過程で稀にみられる好転反応．通常比較的作用のおだやかな漢方薬を投与した場合に一過性に起こる下痢や出血などの激しい症状

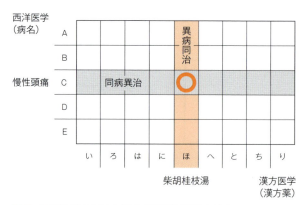

図5 西洋医学(病名)と漢方医学(漢方薬)の対応

学では柴胡桂枝湯，呉茱萸湯，桂枝茯苓丸などさまざまな漢方薬を，患者のタイプに応じて使い分ける．

また逆に，1つの漢方薬が，一見何の関係もないような多くの病気に有効である．これを「異病同治」と呼ぶ．例えば，柴胡桂枝湯は，慢性頭痛以外に，過敏性腸症候群，慢性膵炎，慢性気管支炎など，さまざまな疾患に奏効する．図5で○の部分は，柴胡桂枝湯が有効である慢性頭痛患者を示すが，このようなクロスポイントを，患者に応じて的確に認識することが重要である．

同じ病名であっても，いくつかの異なるタイプが存在するとすれば，タイプ毎に治療法が違うのは当然である．例えば慢性頭痛と診断された患者であっても，寒がりで冬に頭痛が起きやすい人と，暑がりで夏に頭痛が起きやすい人では，奏効する漢方薬が異なることは容易に予測される．

そのため，単純な西洋医学的な無作為化比較試験(RCT)では，特定の疾患に対する漢方薬の有効性を証明することは困難な場合が多い．同じ疾患の患者でもいくつかの異なるタイプに分かれるとすれば，RCTを行う前の準備として，その疾患の各タイプを鑑別する方法と，タイプ毎に有効な漢方薬をあらかじめ明らかにしておくべきである．このようにタイプ分けすることが，漢方医学的診断すなわち「証」の決定なのである．

しかし，このようなタイプ分けが必要なのは西洋医学でも同様である．File 40 (p.142)のコメントに記したように，イレッサ®の有用性(効果と副作用)は患者背景によって異なる．現代医学は，個別医療という漢方医学的な考え方をとり入れればさらに有用な医学となるであろう．

漢方医学の腹診法

現代の西洋医学と漢方医学では，腹診を行う目的が大きく異なる．西洋医学の腹診は，腹腔内臓器の異常を推定するために行うが，近年では超音波検査やCTなどの画像診断により，その異常は容易かつ確実に評価できるため，腹診は腹膜炎などによる腹膜刺激症状をチェックする時を除いて，ほとんど行われなくなった．

一方，漢方医学の腹診は，患者の全体像をタイプ分類した「証」の決定の最も大きな手がかりとなる「腹候」を知るために行われる．漢方医学的には，腹壁のパターンは「証」と対応しているため，正しく腹診を行えば，最適な漢方薬が決定できることが多い．

本項では腹診に関する基本的事項をまとめ，各薬方の腹候に関しては，それぞれ別項で述べる．

腹診の重要性

江戸時代中期に漢方の古方派のリーダーであった吉益東洞は，『医断』(鶴田元逸編)の中で，腹診の重要性について，「腹は生ある本なり．故に百病は此に根ざす．是を以て，病を診するには必ず其の腹を候う．」，「腹候詳らかならざれば，方を処すること能わず．」と，漢方診療における腹診の重要性を述べている．

藤平健は，『漢方腹診講座』(緑書房)で，「腹診は脈診に較べればはるかに修得が容易である．にもかかわらず，その価値は脈診に勝るとも劣らない．腹診をしただけで，漢方的診断(証)が8割方決まってしまう．腹診によって最後の断を下し得ることも稀ではない．」と記している．

後世方の薬方は症状や症候を手がかりとして決定されることが多いが，古方の薬方は腹診で決定される場合が多い．漢方薬の使用頻度では，古方の薬方が圧倒的に多いため，藤平は腹診(腹候)によって漢方的診断(証)が決まる場合が8割程度ある，としたのである．

腹診は「漢方的鑑別診断」(証の鑑別)のために必須の技術であり，病名が同じであっても，腹候が異なれば「証」(有効薬方)は異なる(図6)．腹診を行って腹候を決定することで，ピンポイントの治療が可能となり，漢方治療の奏効率は格段に高くなる．

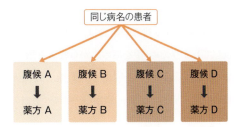

- 腹診は「漢方的鑑別診断」のために必須の技術
- 腹候(証)が違えば有効な漢方薬は異なる

図6　腹診はなぜ重要か？

正しい腹診の行い方(表4)

正確な腹診を行うためには，準備が必要である．
① 患者を，診察台の上で膝を伸ばした仰臥位とする．西洋医学では腹腔内臓器の異常を判断する目的で腹診を行うために膝を曲げさせるが，漢方医学では腹壁そのものの呈するパターンを診断に用いるため，膝を伸ばさせて腹壁が自然の緊張を呈する状態で行う．空腹時・排尿後が望ましく，触診しない部分は患者の羞恥心に配慮してタオルなどで覆う．
② 医師(右利きの場合)は，患者の右側で患者に対

表4　正しく腹診を行う準備と順序

① 患者は，膝を伸ばして仰臥位とさせる
　・空腹時・排尿後が望ましい
　・女性では不要部をタオルなどで覆う
② 医師は，患者の右側で，患者と対面する
　・患者の左側で行う流派もある
③ 医師は，手を温めてから診察を始める
④ 視診は，腹部全体の観察から始める
⑤ 触診は，まず腹部全体の腹力を評価する
⑥ 次に各部の所見の有無と程度を評価する

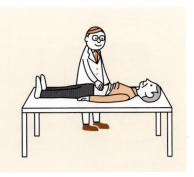

面するように立つ（患者の左側で行う流派もあるが，診断に最も重要な上腹部の触診が行いにくい）．医師の手が冷たい場合は，腹壁が思わず緊張してしまうため，手を温めてから腹診を始める．
③触診の前に腹部全体を観察し，膨隆，腹部大動脈の拍動，腸管の蠕動，胸腹壁の細絡（瘀血の徴候）をチェックする．
④触診は，まず腹部全体の腹力の程度を評価した後に，以下のような各部位におけるチェックポイントを評価する．

腹診のチェックポイント（図7）

腹診でチェックすべきポイント（徴候）は以下のようにまとめられる．

● 腹力

①腹部全体を数回軽く圧して腹力を決定し，「軟弱無力，弱，中等度，実，強実」の5段階で表現する．上腹部のみが充実している場合には，その旨記載する．

次に，②胸脇苦満，③心下痞鞕，④心下・臍上・臍下の悸（腹部大動脈の拍動），⑤腹直筋緊張，⑥臍傍圧痛点，⑦臍下不仁，⑧心下振水音，などの徴候の有無と程度をチェックする．

● 胸脇苦満（図8）

「胸脇苦満」とは，臍と乳頭を結ぶ線と肋骨下弓との交点から2〜3横指離れた部位で，乳頭方向に向けて，皮膚面に対して45度の角度で指頭をそろえて圧する．他覚的な抵抗の強さと，自覚的な苦満感の強さによって，左右別に胸脇苦満の程度を表現する．「なし，ごく軽度，軽度，中等度，高度」の5段階で評価する．

胸脇苦満があれば，柴胡剤を選択する根拠となる．大柴胡湯では両側の強い胸脇苦満，柴胡加竜骨牡蛎湯，四逆散，小柴胡湯の各証でも両側の胸脇苦満を呈するが，その程度は段階的に軽くなってくる．柴胡桂枝湯証では右側のみの胸脇苦満，さらに柴胡桂枝乾姜湯証では微かに胸脇苦満を呈し「胸脇満微結」と表現される．

柴胡を構成生薬として含む後世方の薬方（補中益気湯，加味逍遙散など）の証でも胸脇苦満を呈する．また，瀉心湯類（三黄瀉心湯，黄連解毒湯，温清飲など）では心下痞（鞕）に伴って右の胸脇苦満を呈する場合が多い．

● 心下痞鞕／心下痞（図9）

「心下痞鞕」とは，心下部を中心に不快感を自覚し，他覚的には抵抗を認める状態である．心下部に抵抗を認めないが自覚的に不快感がある状態は「心下痞」と呼ばれるが，実際には抵抗を認めないことは稀である．

心下痞鞕があれば，人参や黄連を含む薬方群（人参湯，白虎加人参湯，大柴胡湯，小柴胡湯，三黄瀉心湯，黄連解毒湯，半夏瀉心湯など）を選択する根拠となる．

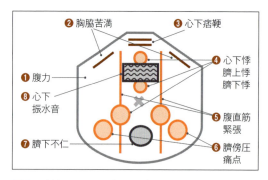

図7　腹診でチェックすべきポイント

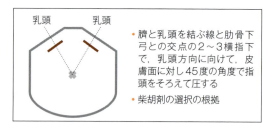

図8　胸脇苦満

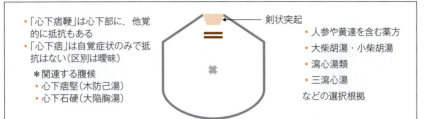

図9 心下痞鞕（心下痞）

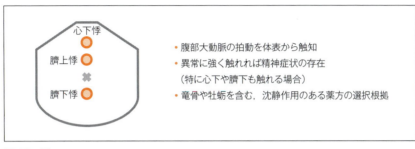

図10 悸

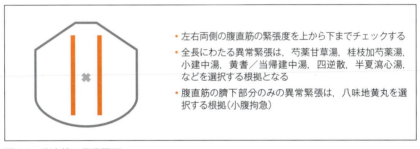

図11 腹直筋の異常緊張

　心下痞鞕と関連する腹候として，他覚的に心窩部の硬さが増す「心下痞堅」という木防已湯の腹候，さらに硬く石様の硬さになる「心下石硬」という大陥胸湯の腹候がある．

● 悸（図10）

　腹壁表面に伝わり触知される腹部大動脈の拍動を「悸」と呼び，心下・臍上・臍下の各部位での悸を，それぞれ「心下悸」，「臍上悸」，「臍下悸」と呼ぶ．これらが異常に強い場合は，肉眼的に拍動を目視できることもある．異常に強く触れる場合（特に臍下悸も触れる場合）には精神的異常の存在を示し，治療薬として竜骨や牡蛎などの沈静作用のある生薬を含む薬方（桂枝加竜骨牡蛎湯，柴胡加竜骨牡蛎湯，柴胡桂枝乾姜湯など）を選択する根拠となる．

● 腹直筋の異常緊張（図11）

　腹直筋は，左右それぞれ，上から下まで軽度に圧して，緊張度をチェックする．

　上腹部のみの緊張は，柴胡剤や瀉心湯類でも認められるが，全長にわたる異常緊張は診断的な価値がある．全長にわたる異常緊張は，芍薬甘草湯，桂枝加芍薬湯，小建中湯，黄耆建中湯，当帰建中湯，四逆散，半夏瀉心湯，などを投与する根拠となる．

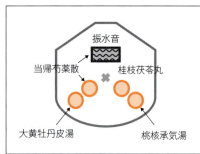

図12 臍傍圧痛点

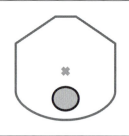

図13 臍下不仁（少腹不仁）

　また，腹直筋の臍下部分のみの異常緊張（小腹拘急）は，八味地黄丸や牛車腎気丸の証の腹候の1つとされる．

● 臍傍圧痛（図12）

　臍の左右の斜め下2横指および4横指での抵抗圧痛をチェックする．

　臍から下した垂線と診察台の交点の方向に向けて，手指で圧する．圧している部位から他に放散する痛みを訴えるのが典型的な瘀血の徴候である．臍の左下2横指では桂枝茯苓丸，左下4横指（S状結腸部圧痛点）では桃核承気湯，臍の右下2横指では当帰芍薬散（心下振水音を伴う），右下4横指（回盲部圧痛点）では大黄牡丹皮湯が，それぞれ駆瘀血剤として選択される場合が多いが，例外も多い．

　臍傍圧痛の部位と他のサイン（p.19参照）を総合して，投与する駆瘀血剤を決定するが，その投与量は瘀血の程度に応じて決定する．圧痛が強い場合にはこれらを「主方」とすることがあるが，通常は「兼用方」として1日1回，眠前などに投与する．

● 臍下不仁（図13）

　「臍下不仁」は「少腹不仁」とも呼ばれ，腎虚（先天の気の枯渇）の存在を意味し，補腎剤（牛車腎気丸，八味地黄丸，六味丸など）を選択する根拠となる．

　下腹部の恥骨結合と臍の間を指先あるいは手掌で圧して緊張度を評価し，場合により毛筆の先で下腹部に触れて，知覚鈍麻の有無を評価する．

● 心下振水音（拍水音）（図14）

　心窩部を指先をそろえてスナップを効かせてタップし，チャポチャポという振水音（拍水音）が聴取できるか否かをチェックする．聴取できない場合，膝を曲げて腹壁を弛緩させ，あるいは手拳でタップすると聴取できることがある．また，日頃患者が心下部に振水音を自覚していれば振水音「あり」とする．

第1章 癌診療と漢方医学

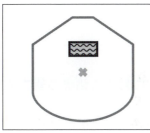

- 指先でスナップを効かせてタップする（手拳でタップしてもよい）
- 膝を曲げて腹壁を弛緩させる
- 日常，心下部に振水音を自覚するか否か聞く
- 本態は胃または大腸内の液体とガスの貯留であり，消化管運動の障害が多い
- 漢方では「水毒」と考える，茯苓・白朮・半夏・附子・防己などの「利水薬」を含む「利水剤」の選択根拠

図14　心下振水音

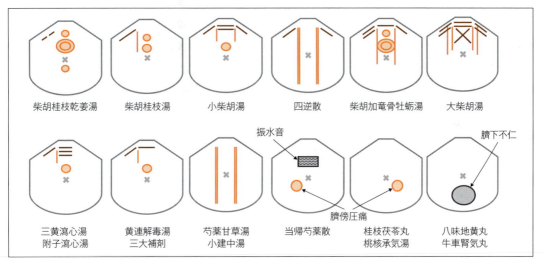

図15　頻用される漢方薬の腹候

　その本態は胃腸内の液体とガスの貯留であり，消化管運動の低下によることが多い．本サインは「水毒」の存在を示し，茯苓・白朮・半夏・防己・附子などの利水薬を構成生薬として含む「利水剤」を選択する根拠となる．

● **頻用漢方処方の腹候**（図15）

　以上の各所見の組み合わせにより，腹壁のパターンをシェーマとして描き，これらをパターンとして認識することが重要である．図15の上段は，柴胡を主たる構成生薬とする．

重要な「柴胡剤」6薬方の腹候を示す．下段は頻用される瀉心湯類（三黄瀉心湯，附子瀉心湯，黄連解毒湯，三大補剤），両側腹直筋の全長にわたる緊張を呈する芍薬甘草湯や小建中湯，および駆瘀血剤と補腎剤の腹候を示す．

　それぞれの詳細は，各薬方の解説を参照していただきたい．

15

3 「癌証」とその治療法

「癌証」とは何か

　癌患者は癌自体（浸潤，転移，サイトカインなど）および癌治療（手術，放射線治療，抗癌薬，ホルモン療法など）によって，さまざまな症状を呈する．その結果，気力と体力は低下して元気がなくなっている（図16）．

　筆者はこのような癌患者の病態を「癌証」と名付けた．そのように認識することにより，補剤を用いるという治療方針が明確になるからである．癌証に対する補剤の代表は，補中益気湯，十全大補湯，人参養栄湯，そして茯苓四逆湯（煎じ薬）である．

　それらの使い分けの要点を示す．癌と診断された当初で体力は低下しておらず，「気虚」が前面に出ている場合は補中益気湯を用い，気力・体力が共に低下していると十全大補湯，さらに咳や息切れなどの呼吸器症状も呈すると人参養栄湯を選択する．実際にはまずいずれかを2週間～1ヵ月程投与して，患者の反応を参考に逐次修正するが，これらの補剤が無効で，冷えや下痢が強い場合は，茯苓四逆湯を用いる．

癌証に対する治療の組立て

　癌患者が癌証を呈する場合，補剤のいずれかを選択して用いる必要があるが，ほとんどすべての患者が，瘀血と腎虚を伴っており，さらに「冷え」や治療の副作用や後遺症としてさまざまな症状を伴っている患者も多いため，補剤を基本に，駆瘀血剤と補腎剤を併用し，さらにからだを温める附子末や四診で決定した薬方を併用することが多い（図17）．

　そしてその結果，癌患者は癌による症状（食欲・睡眠・冷え・排便・排尿・痛み・倦怠・抑うつなど）や，治療による症状が軽快して，計画通りの治療が完遂できる．これらの結果，患者の自然治癒力や免疫力が増強し，QOLの高い延命が可能となり，ときには癌が治癒することもある（図18）．

癌証に対する「定番レジメン」

　癌患者の漢方診療は複雑であるため，定番のセット処方（レジメン）を知っておくと便利である．以下に，癌証に対する定番処方を解説する．

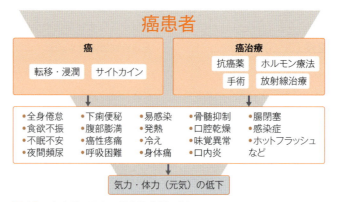

図16　癌患者の呈する基本的病態＝『癌証』

第1章　癌診療と漢方医学

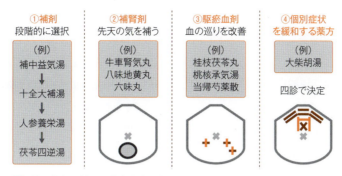

図17　癌証に対する漢方治療の組み立て

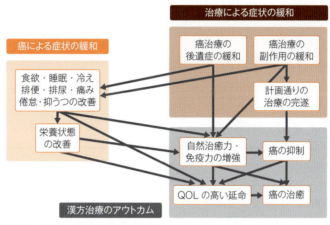

図18　癌証に対する漢方薬の役割

　これらの「定番レジメン」は，筆者が臨床の現場で創案したものであり，現在症例を重ねながら，その有効性を確認しつつある．本書で症例提示した62症例の多くは，これらの「定番レジメン」を用いているので，ご参照いただきたい．

　癌証の患者に対しては，癌証に対する「補剤」，腎虚に対する「補腎剤」，瘀血に対する「駆瘀血剤」，さらに冷えがあれば「附子」も併用する場合が多い．ときには，治療の副作用や後遺症など，個別症状に対する手当ても必要となる（図17の④）．

　具体的には，通常，以下の薬方を組み合わせたものが，癌証の「定番レジメン」となる．

①補剤：補中益気湯，十全大補湯，人参養栄湯のいずれか（ときに茯苓四逆湯）
②補腎剤：牛車腎気丸（ときに八味地黄丸，稀に六味丸）
③駆瘀血剤：桂枝茯苓丸，桃核承気湯，当帰芍薬散のいずれか（ときに通導散，稀に大黄牡丹皮湯）
④附子：（調剤用）附子末

　これらの組み合わせの中で，レジメンとして処方される頻度が高いものを示す．癌証の治療では，通常下記の〈主方〉を日中に3回，〈兼用方〉を眠前に1回投与する．

〈主方〉
（1）［補中益気湯1包＋牛車腎気丸1包］×3回毎食前
（2）［十全大補湯1包＋牛車腎気丸1包］×3回毎食前
（3）［人参養栄湯1包＋牛車腎気丸1包］×3回毎食前
［冷えの訴えが強い場合］
（4）［補中益気湯1包＋牛車腎気丸1包＋附子末0.5〜1g］×3回毎食前
（5）［十全大補湯1包＋牛車腎気丸1包＋附子末0.5〜

17

1g]×3回毎食前
(6)［人参養栄湯1包＋牛車腎気丸1包＋附子末0.5〜1g]×3回毎食前
［冷えの訴えが特に強く，上記レジメンを投与しても，冷えが改善しない場合］
(7)茯苓四逆湯（煎じ薬）×2〜3回，空腹時に分服
　　（但し，本処方中の「炮附子」は3g/日で開始し，漸増して9g/日まで）

〈兼用方〉
(1)桂枝茯苓丸1〜2包×1回眠前
(2)当帰芍薬散1〜2包×1回眠前
(3)牛車腎気丸1〜2包×1回眠前
(4)桃核承気湯1〜2包×1回眠前
(5)［桂枝茯苓丸1包＋当帰芍薬散1包］×1回眠前
(6)［桂枝茯苓丸1包＋桃核承気湯1包］×1回眠前
(7)［牛車腎気丸1包＋当帰芍薬散1包］×1回眠前
(8)［当帰芍薬散1〜2包＋附子末0.5〜1g]×1回眠前
(9)［牛車腎気丸1〜2包＋附子末0.5〜1g]×1回眠前
(10)［牛車腎気丸1包＋当帰芍薬散1包＋附子末0.5〜1g]×1回眠前

4 「併病」とその治療法

　癌患者の病態は複雑である．癌患者は癌証・瘀血・腎虚に加えて，感染症の併発，治療の副作用や後遺症としてさまざまな症状を呈している．この場合，複数の「病毒」が患者の体内に存在すると考えられるが，そのような場合に単一の漢方薬で対処することは難しい．このような病態を「併病」と呼ぶ．

　藤平健は併病を研究し，「併病とは二薬方証の併存であって，その症状は互いに相関連しあっており，その治にあたっては先後（先急後緩）等の治法に従う」と定義した．

　『傷寒論』に「併病」の記載があるのは第48条と第220条のみで，いずれも太陽病と陽明病の併病である．しかし実際には，太陽病証と少陽病証の併病，少陽病証と陽明病証の併病，三陽病期の証と三陰病期の証の併病もある．さらに，同じ少陽病期の異なる証の併病もある．

　併病の治療法には，先急後緩（先表後裏，潜証）や併治としての合方，兼用方，ツープラトン法などがあり，それぞれの状況に応じて治療方針を決定する．

①**先表後裏**：先急後緩で最も多いタイプである．癌などの慢性疾患患者が風邪や帯状疱疹を発症した急性期には，まず急性疾患を治療する，という原則がある．すなわち癌（慢性疾患）の治療はしばらく中断して，風邪や帯状疱疹（急性疾患）を太陽病の薬方で治療した後に，癌の治療を再開する．表裏とは闘病反応が起きている身体の部分を意味し，風邪や帯状疱疹は体表で反応が起きているため，特に「先表」と呼ぶ．

②**潜証**：先急後緩の1つのタイプとして，小倉重成が提唱した「潜証」がある．極端な冷えを伴う慢性疾患の患者で，通常の漢方的診断（四診＝「望聞問切」）で決定した漢方薬で改善しない場合，まず茯苓四逆湯をしばらく投与して，冷え切った患者を温めて，患者の状態が改善した後に，四診で決定した漢方薬を投与する．File 30（p.122）とFile 39（p.140）はその例である．このような症例を池田和広は「のっかり」と呼び，「雪女が患者に覆いかぶさっているイメージ」と表現した．

③**併治**：複数の証が存在し，同時に治療（併治）しようとする場合，その方法は症例ごとに考える必

要がある．それには，合方，兼用方，およびツープラトン法がある．

合方

　合方とは，異なる複数の漢方薬を混合して同時投与するものである．本来漢方薬は複数の生薬を規定の割合で混合し煎じたものであり，合方ではダブった生薬はその多い方の分量を用いるという原則があるが，エキス剤を用いる場合，そのまま合わせて用いても問題はない．

　合方には，歴史的に有用性が検証され，新しい薬方として市民権を得た薬方［桂枝湯＋麻黄湯→「桂麻各半湯」（古方），小柴胡湯＋五苓散→「柴苓湯」（後世方）］などもあれば，経験的に用いられ，未だ薬方としての市民権は得ていないもの（小柴胡湯合桂枝茯苓丸，茯苓飲合半夏厚朴湯など）もある．

兼用方

　兼用方とは主方と独立して存在する病態に対して投与される薬方であり，瘀血・腎虚・便秘が目標となる．瘀血に対しては駆瘀血剤，腎虚に対しては補腎剤，便秘に対しては下剤的漢方薬が，通常1日1回投与される．それぞれのグループの漢方薬の使い分けについては，各項目を参照されたい．

ツープラトン法

　プラトンとは「小隊」を意味し，「ツープラトン（two platoons）」とは戦争，プロレス，チームスポーツなどで，性格（役割）の異なる2つのグループが，同時に敵に攻撃を仕掛ける戦術を意味する．

　癌患者では患者の体内にさまざまな「病毒」が存在するため，単純な正攻法で治療できることは少なく，ツープラトン法の治療戦略が必要となることが多い．このような症例では，複数の治療薬を適切に組み合わせて治療する必要がある．

　例えば，進行肺癌患者が激しい口渇を訴えて1日3Lの冷水を飲むような場合，人参養栄湯（A）と白虎加人参湯（B）を投与する必要がある．この2薬方は病位が異なり同時に投与できないため，［(朝) A→(昼) B→(夕) A→(眠前) B］のように，時間差で投与する必要がある．この方法を「ABAB法」と呼ぶが，その実際は，提示した症例報告を熟読して，会得していただきたい．

　なお，2つの証の比重が変わり，この患者でいえば，口渇が和らぎ，飲水量が減ってくれば，白虎加人参湯を1回に減らしてABAB法からAAAB法としていくことがある．

　また，もう少し複雑となって，Aとして［人参養栄湯＋牛車腎気丸］，Bとして［白虎加人参湯＋桂枝茯苓丸］が必要となる場合もある．

5　「気血水」の異常とその治療

　漢方的診断において，「気・血・水」の考え方は重要である．気・血・水とは体内を流れる3種の流体であり，無形の流体である「気」，赤い流体（液体）である「血」に，「血」以外の液体である「水」を加えた概念である．この「気血水理論」は，わが国で江戸時代後期に，名医として知られた，古方派の吉益南涯（1750-1813）により確立された．

「気」

　気は体内を流れる無形の流体であり，健常者では体内を過不足なくかつスムーズに流れているが，気

に過剰・不足・停滞・上逆などが起きれば，体内に不具合が生じる．
- **呼称**：気虚，気うつ，気滞，気逆，気上衝など．
- **症状**：気力の低下，抑うつ，のぼせ，頭痛，動悸，不安，不眠，精神異常，意識消失，下痢，便秘，咽喉頭異常感など．
- **本態**：脳あるいは自律神経の活動性の低下，亢進，不安定など．
- **気の異常を改善する生薬**：人参，黄耆，柴胡，朮，厚朴，紫蘇葉，桂枝，竜骨，牡蛎など．
- **頻用薬方**：補中益気湯，半夏厚朴湯，苓桂朮甘湯，桂枝加竜骨牡蛎湯など．

「血」

血は体内を流れる赤色の流体，すなわち血液であるが，血の異常に関わる病態として，血液の不足のみならず，血行障害によって生じるさまざまな心身の疾患が含まれる．
- **呼称**：血虚，瘀血，久瘀血，乾血など．
- **症状**：易疲労，貧血，便秘，冷え，腹痛，生理痛，頭痛，脱毛，爪の変形，精神異常など．
- **本態**：鉄欠乏や骨髄抑制による造血の低下，出血による貧血，血行障害，動脈硬化，静脈瘤など．
- **血の異常を改善する生薬**：人参，地黄，当帰，芍薬，柴胡，桃仁，牡丹皮など．
- **頻用薬方**：十全大補湯，三黄瀉心湯，桂枝茯苓丸，桃核承気湯，当帰芍薬散など．

「水」

水は体内を流れる血液以外の有形の流体であり，リンパ液，気道・消化管・体腔内，眼球，関節，皮下や粘膜下などの液体である．自律神経系，免疫系，内分泌系の異常に基づく疾患が含まれる．
- **呼称**：水毒，水滞，胃内停水，裏水，皮水，痰飲，支飲，溢飲など．
- **症状**：浮腫，めまい，乗り物酔い，胃もたれ，下痢，嘔気，嘔吐，関節痛，喘息，咳，呼吸困難，動悸，鼻汁，口渇など．
- **本態**：心不全，腎不全，胃腸運動の低下，下垂胃，リンパ管のうっ滞，消化管・皮下・体腔内の水貯留，喘息，気管支炎，関節炎，脱水など．
- **水の異常を改善する生薬**：白朮，茯苓，半夏，石膏，附子，防已，麦門冬など．
- **頻用薬方**：五苓散，茯苓飲，真武湯，越婢加朮湯，小青竜湯，苓桂朮甘湯，防已黄耆湯，茯苓四逆湯など．

「気・血・水」の異常の診断

「気・血・水」の異常は，主として望診で捉える．望診には直感的望診(snap diagnosis)と分析的望診(analytical inspection)があるが，直感的な望診は不正確であるため参考に留め，分析的な望診を行うべきである．望診で捉えられる患者の体表所見は，気・血・水の異常に関する情報の宝庫であり，以下のような情報が得られる．
- **瘀血**：皮膚の細絡（細血管拡張），静脈瘤，暗紫色の口唇や舌，舌下静脈の怒脹）
- **血虚**：皮膚の乾燥と血色不良（皮膚枯燥），白色調の口唇や皮膚，変形爪，艶のない爪
- **水毒／水滞**：浮腫，皮膚の指圧痕（皮水），舌の歯圧痕，浮腫状の舌
- **気上衝／気逆**：赤くのぼせた顔色
- **気虚**：輝きがない眼，うつろで生気のない眼

6 癌治療における鍼灸の応用

本書の目的は，癌患者を漢方でサポートするための知識と技術を，読者の皆さまに提供することである．しかし，漢方医学と並ぶ東洋医学のもう1つの柱である鍼灸医学についても，そのアウトラインを知っておくことは有用である．

本項で解説するように，漢方医学的な「証」が決定できれば，患者を鍼灸で治療することは容易である．また，漢方薬と鍼灸のどちらを用いても，患者を治療できる．さらに，両者を併用すれば，より速やかで強力な治療が可能になる．

本項では鍼灸治療のエッセンスを4頁に凝縮して記したため，説明不足でやや難解であると思われる．したがって，現在はとりあえず気楽に読み飛ばしていただき，将来漢方診療に熟達された後に，再度勉強していただきたい．

鍼灸医学の背景

鍼灸医学は，人類が鋭利な道具を使い始めた数千年前に，中国で誕生した．鍼灸の理論と技術は後漢時代に確立され，『黄帝内経（素問・霊枢）』が編纂された．鍼灸医学は，6世紀頃より中国から直接，あるいは朝鮮半島を介して日本に伝えられた後，江戸～昭和時代に，日本で発明や発見が行われて改良され，新たに発展している．

わが国の鍼灸の主流は，江戸時代初期に杉山和一が発明した「鍼管」を用いて細径の鍼を比較的浅く刺鍼するものである．鍼灸治療は，全身倦怠感や食欲不振を改善して癌患者の闘病力を高めるため，癌治療においてきわめて有用である．

特に抗癌薬による末梢神経障害に対して鍼灸は即効性があり，その場で症状を劇的に改善できるため，癌医療の中にぜひ導入すべきである．

しかし施鍼には時間がかかるため，多忙な医師が関わることは難しい．将来的には鍼灸師が医師と協同して癌患者を治療することが望まれる．

米国では，鍼灸は最もポピュラーな補完代替医療（complementary and alternative medicine：CAM）であり，有痛性疾患や神経・運動器疾患を中心に，年間300万人以上が鍼灸治療を受けている．鍼灸をCAM部門で取り入れている癌専門病院は多い．

米国内に鍼灸学校は61校あり，51州中44州で鍼灸がCAMとして認められ，現役の鍼灸師は約12,000人である．鍼灸師は白人67％，中国系5.5％で，そのうちで日本式鍼灸を行う者は6％である．また150時間余りの講義と実技の講習を受けて鍼灸師の資格を有する医師（MD-Acupuncturist）は約1,300人いる．

近年では軍隊（陸・海・空軍＋海兵隊）が，主として戦時の兵士の疼痛緩和に「耳鍼」を取り入れるようになった（battlefield acupuncture）．

鍼灸治療のエッセンス

筆者は，医学生時代に，数ヵ月間週1回日曜の朝に，千葉の西澤道允氏のクリニックに通い，オーソドックスな鍼灸を学ぶ機会に恵まれた．

鍼灸治療の真髄は，12の臓腑あるいは，12の経路を「補瀉」することにより，それぞれの「虚実」を調整して，身体全体のバランスを整えることにある．そのエッセンスは以下のようにまとめられる．

①病気は「経絡病」と「臓腑病」に分けられる．

経絡病とは体表面で起きている急性の病気であり，12経絡の補瀉をして治療する．この場合，まずどの経絡に病気が存在するかを判断した後，その経絡の四肢末梢に存在する原穴，母穴，子穴，郄穴，絡穴を選んで補または瀉の施鍼をする（図1）．

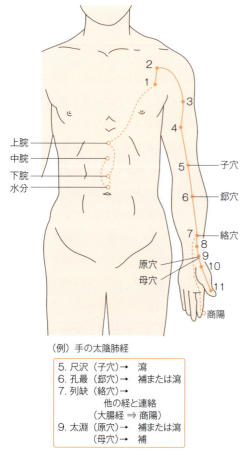

（例）手の太陰肺経

5. 尺沢（子穴）→　瀉
6. 孔最（郄穴）→　補または瀉
7. 列缺（絡穴）→
　　　　他の経と連絡
　　　　（大腸経 ⇒ 商陽）
9. 太淵（原穴）→　補または瀉
　　　（母穴）→　補

図1　経絡病は四肢の各経の要穴を補瀉して治療する

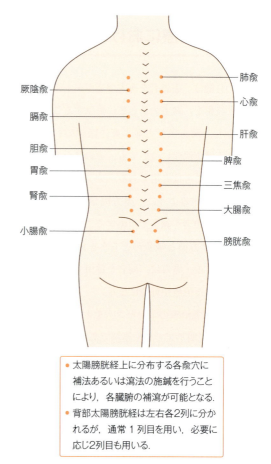

- 太陽膀胱経上に分布する各兪穴に補法あるいは瀉法の施鍼を行うことにより，各臓腑の補瀉が可能となる．
- 背部太陽膀胱経は左右各2列に分かれるが，通常1列目を用い，必要に応じ2列目も用いる．

図2　臓腑病は背部の各兪穴を補瀉して治療する

　一方，臓腑病は身体の深部で起きている慢性の病気であり，全身の12臓腑と繋がる背部の兪穴を選んで補法または瀉法の施鍼をする（図2）．兪穴の「兪」は車偏を付けると「輸」となるが，「輸出・輸入」のようにエネルギーを出し入れする港（ポート）を意味する．癌患者の場合は，通常臓腑病として治療する．

②経穴を通じて各臓腑や経絡にエネルギーを注入することを「補す」といい，逆に放出させることを「瀉す」という（表1）．

　各臓腑を補すためには，腰背部に並ぶ各臓腑の兪穴に「補法」の施鍼を行い，各臓腑を瀉すためには各臓腑の兪穴に「瀉法」の施鍼を行う．

③癌患者では，通常「先天の気である腎」と「後天の気である脾・胃」が虚しているため，［脾兪・胃兪・腎兪＋志室］に補法で施鍼した後，「電気温鍼器」でまとめて温補し，腰背部の兪穴を介して先天の気と後天の気を同時に強く補う（図3）．

④抗癌薬による末梢神経障害で，しびれと冷えが強い場合には［肝・胆・大腸］などの臓腑も虚していることが多く，③に加えて［肝兪・胆兪・膀胱兪］も合わせて補法で施鍼して「電気温鍼器」で温補すると著効が得られることが多い．

⑤上記以外の他の臓腑が実している場合には，背部の太陽膀胱経の第1行線上に並ぶ各兪穴を上（肺兪）から下（大腸兪）まで「連続輸刺」（連続的に速

第1章　癌診療と漢方医学

表1　鍼灸治療における補瀉の技術

補瀉	呼吸	施鍼中の手技	鍼の選択・痛み
補法	呼気時に刺鍼 吸気時に抜鍼	雀啄・振顫, 灸頭鍼, 電気温鍼	細い鍼・ 無痛に刺抜
瀉法	吸気時に刺鍼 呼気時に抜鍼	速刺速抜, 背部兪穴の 連続輸刺	太い鍼・ 痛く刺抜

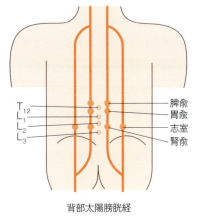

図3　電気温鍼器で温補する兪穴群と電気温鍼器

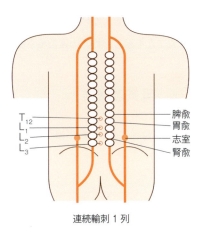

図4　連続輸刺

刺速抜)することにより，一括して「弱く瀉」してバランスをとる．この場合③，④で補した兪穴は瀉さない．

　さらに各臓腑が強く実している場合には，背部太陽膀胱経の左右の第1行線上の各兪穴に加え，第2行線上の経穴も上から下まで連続輸刺して，一括して「強く瀉」してバランスをとる(図4)．同様に補した兪穴は瀉さない．

23

漢方と鍼灸の統合診療

筆者の恩師・小倉重成は，西澤道允から鍼灸の手技を学び，『黄帝内経』の鍼灸施鍼法と『傷寒論』の漢方薬との間に対応関係があることを発見し，『傷寒論による漢方と鍼灸の統合診療』（1983年，創元社刊）を著して，湯液と鍼灸の対応関係を示した．小倉の発見した，鍼灸と薬方との対応関係とその治療法は，次のようにまとめられる（図5）．

① 当帰芍薬散証など，［脾・胃・腎］の各臓腑が虚している場合，［脾兪・胃兪・腎兪＋志室］に補法の施鍼，すなわち置鍼または電気温鍼を行う．茯苓四逆湯証のように虚の程度が強い場合は，［脾兪・胃兪・腎兪＋志室］に強い補法である電気温鍼を行う（図3）．

② 逆にある臓腑が実している場合は，その臓腑の兪穴に瀉法の施鍼を行う．［脾・胃・腎］以外の各臓腑はいずれも実している場合が多いため，背部の太陽膀胱経に一括して瀉法の施鍼（頸部から腰部まで速刺速抜）を行うが，これを「連続輸刺」と呼ぶ（図4左）．

③ 実の程度が軽い場合（例えば小柴胡湯証）は，内側の第1行線（両側で2列）に並ぶ兪穴群を，頸の高さから腰部まで「連続輸刺」で瀉す．実の程度が強い場合（例えば大柴胡湯証）は内側第1列に並ぶ第1行線の兪穴群に加え，外側の第2行線の各穴も（両側で4列）同様に「連続輸刺」で瀉す（図4右）．

④ 柴胡桂枝乾姜湯証では，［脾・胃・腎］が虚し，［肝・胆］は実しているため，まず［脾兪・胃兪・腎兪＋志室］に置鍼または温鍼を行った後に，［肝兪・胆兪］を瀉す（補して後に瀉す）．

⑤ 黄連解毒湯証では，［肝・胆］は虚し，他の経はすべて軽度に実しているため，まず［肝兪・胆兪］を置鍼または温鍼を行って補し，背部の太陽膀胱経の第1行線の兪穴群を「連続輸刺」で瀉す（補して後に瀉す）．

⑥ 併病の場合や兼用方が必要な場合には，さらに複雑な手技を用いる．例えば大柴胡湯（主方）で，当帰芍薬散加附子（兼用方）の場合には，［脾兪・胃兪・腎兪＋志室］を「電気温鍼」で補し（図3），その後「連続輸刺」を左右2列ずつ計4列に行う（図4右）．

⑦ このように施鍼を行い，直後に患者の反応を評価する．治療前の愁訴が改善し，患者が「湯上がりのように」さっぱりして気分爽快になれば，治療が正しかったことが確認できる．しかし逆に患者がのぼせたり，だるくなったりし，あるいは症状が改善しなければ，治療法が正しくなかったことを示し，修正の鍼治療を行う必要がある．

電気温鍼器

過去には経穴を強く熱で補う目的で，「灸頭鍼」（鍼

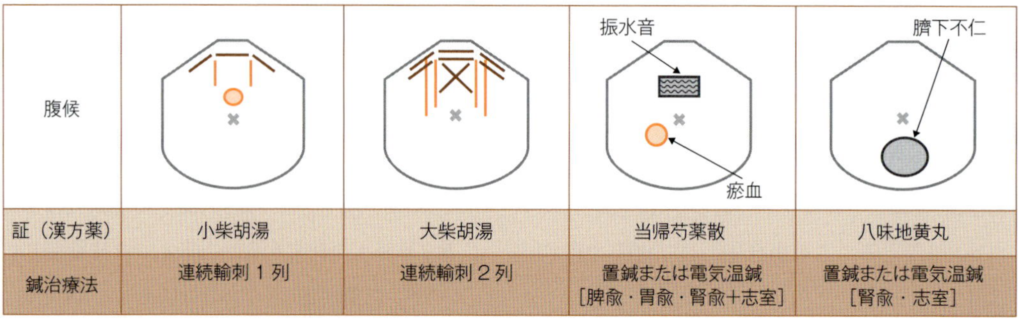

腹候			振水音／瘀血	臍下不仁
証（漢方薬）	小柴胡湯	大柴胡湯	当帰芍薬散	八味地黄丸
鍼治療法	連続輸刺1列	連続輸刺2列	置鍼または電気温鍼［脾兪・胃兪・腎兪＋志室］	置鍼または電気温鍼［腎兪・志室］

図5　漢方の証（漢方薬）と鍼治療法の関係の例

の柄の部分にモグサを丸めて付着させ，点火して鍼体を通じて経穴を強く熱で補う方法）が行われた．しかし，これは熱だけでなく煙も発生するため，火災警報装置の完備した現代の医療施設内では，その適用は困難である．それに代わるものとして，西澤道允が開発した「電気温鍼器」がある（図3右）．これは，[脾・胃・腎]にエネルギーを補うための門戸である，腰部に集中している[脾兪・胃兪・腎兪＋志室]を，一括して同時に温める器具であり，煙が発生せず，補の程度を定量化できるため，きわめて有用である．

鍼灸治療の利点

鍼灸治療の利点は，以下のようにまとめられる．①薬物を必要とせず，いつでもどこでも治療ができる．②滅菌済みのディスポーザブルの鍼管付きステンレス鍼が安価（1本10円前後）で入手でき，水平感染のおそれがない．③即効性があるため，漢方薬と異なり，効果発現まで数週間待つ必要がない．④その場で「逐次修正」が可能なため，真の証を決定するまでの期間が短縮でき，無効な漢方薬の長期投与を回避できる．

東アジアの伝統医学である生薬（漢方）医学と鍼灸医学は，そのルーツは異なり，前者の発祥は中国南部，後者の発祥は中国北部とされている．

しかし，その両者のコンセプトは共通しており，人体を陰陽・虚実のモノサシで分類し，そのバランスをとることにより，病気を治していく．生薬（漢方）医学ではそれぞれの生薬の性質を利用して，化学的にバランスをとり，一方鍼灸医学では，12の臓腑とつながる体表の経穴をそれぞれ補瀉することにより，物理的にバランスをとる．

西洋医学とはまったく異なるこれらのユニークな治療法は，しばしば現代の最先端の治療に勝るとも劣らない効果を発揮する．我々の手のうちにあるこのすばらしいテクニックを，今後癌のような難治疾患の臨床に活かしていきたいものである．

7 漢方薬の副作用

漢方薬を服用後の患者の反応は多彩であるが，医師や薬剤師がそれらの反応を正しく解釈し，副作用が発現した場合に適切に対応することは，漢方薬を安全かつ有効に用いるためにきわめて重要である．

漢方薬を処方する医師，調剤および服薬指導を行う薬剤師は，漢方薬のさまざまな副作用について十分な知識を持ち，起こりうる副作用を事前に患者に説明し，さらに副作用が起きた時には適切に対処できなければならない．

漢方薬の副作用には，①誤治で起きる自律神経系の反応，②身体表面の過敏反応，③身体内部の過敏反応，④偽アルドステロン症，⑤心血管系の反応，⑥腸間膜静脈硬化症，⑦瞑眩（めんげん）などがある．以下，それぞれ解説する．

誤治で起きる自律神経系の反応

処方した漢方薬が患者の「証」に合わない場合，食欲不振，便通異常，不眠，ほてり，頻尿，発汗，口渇，めまい，月経不順，生理痛などの自律神経系の症状がみられる．

その場合，再度漢方的診断を行い，「証」に合った漢方薬を投与すると，このような不快な症状は消失し，患者の当初の愁訴も改善する．したがって，

これらの症状は厳密には「有害事象」ではなく，患者に合った漢方薬を決定するために役立つ「ナビゲータ反応」あるいは「手がかり反応」と呼ぶべきものである．

このような反応が起こる理由は，多くの漢方薬の作用点が，神経・免疫・内分泌など生体制御システムの中枢にあるためと考えられる．実際，証に合った漢方薬を服用すると，患者の自律神経機能は改善し，患者の愁訴の改善と相前後して，食欲，睡眠，排便，排尿，口渇，発汗，冷え，月経などの自律神経系の状態も正常化する．

漢方医学的には，「気血水の巡りがよくなる」と表現される．特に『傷寒論』に収載された柴胡剤・瀉心湯類・白虎湯類・承気湯類・人参湯類・駆瘀血剤・補腎剤・四逆湯類などの基本的漢方薬や後世方の補剤は，そのような効き方をする．したがって受診毎に患者の自律神経の状態をチェックして，これを漢方診療のナビゲータ（水先案内人）として用いることは，きわめて有用である．

漢方薬を病名に基づいて投与すると，このタイプの副作用がよく起きる．漢方薬を処方する医師が漢方薬の特殊性を理解していないと，誤治を継続することになり，長期間にわたり患者を苦しめることになる．筆者が日常しばしば遭遇するのは大建中湯の誤投与である．大建中湯は，腹部手術後に腸閉塞を予防する定番薬としてルーチンに投与されるが，その結果，食欲不振，発汗過多，全身倦怠感などを呈し，体調を崩す患者が多い．患者の訴えから大建中湯の誤治による症状が想定される場合には，しばらく休薬して症状の変化を観察すべきである．

身体表面の過敏反応

身体表面の過敏反応には，発疹，皮膚発赤，瘙痒，口内炎などがあり，重症例では発熱，全身倦怠感，肝機能障害などを伴う．薬疹のタイプはさまざまで，蕁麻疹，固定薬疹，播種状紅斑，紅斑丘疹，日光過敏，湿疹，紫斑，多型滲出性紅斑などがある．

軽症では服薬中止のみで治癒するが，中等症以上ではステロイド薬や抗アレルギー薬の内服や外用治療が必要になる．重症例では入院とし，ステロイド薬の経口・点滴治療が必要である．プレドニゾロン15〜30mg/日程度の内服が一般的であるが，ときには60mg/日程度まで増量し，さらにステロイドパルス療法が行われることもある．アナフィラキシーショックの場合は，気道確保，補液，副腎皮質ホルモンやエピネフリンの投与などを含めた全身管理が必要となる．

漢方薬による薬疹（発疹や瘙痒）は，桂皮・当帰・黄芩による場合が多い．これらを含む漢方薬には重要なものが多く，太陽病の漢方薬（桂枝湯，麻黄湯，葛根湯），附子剤（桂枝加朮附湯，桂枝芍薬知母湯，牛車腎気丸），駆瘀血剤（桂枝茯苓丸，当帰芍薬散，桃核承気湯），補剤（補中益気湯，十全大補湯，人参養栄湯）などがあり，柴胡剤など黄芩を含む他の多くの漢方薬にも注意する必要がある．

診断を目的にパッチテストや，リンパ球刺激試験が行われることがあるが，偽陽性や偽陰性が多い．再投与試験（チャレンジテスト）は，欧米では絶対禁忌とされているが，日本皮膚科学会ホームページでは原因薬剤を明らかにするため行うべきであり，1/10〜1/1000程度の低濃度から投与を開始すれば安全であるとしている．筆者は再投与試験は行うべきではないとする立場をとる．

身体深部の過敏反応

身体深部の過敏反応には生命に関わる重大なものがある．その代表は間質性肺炎と薬剤性肝障害である．原因となる生薬は「黄芩（おうごん）」が圧倒的に多く，黄芩を構成生薬として含む漢方薬を処方する際には，常にその発症の可能性を念頭に入れておく必要

がある．黄芩を含む漢方薬には重要なものが多く，小柴胡湯をはじめとする柴胡剤の大部分，黄連解毒湯，三黄瀉心湯，半夏瀉心湯，痩せ薬としてOTCで大量に売られている防風通聖散，泌尿器科領域の五淋散・竜胆瀉肝湯・清心蓮子飲，呼吸器科領域の荊芥連翹湯・辛夷清肺湯，清肺湯，皮膚科領域の三物黄芩湯・清上防風湯・柴胡清肝湯などがある．

● 間質性肺炎

漢方薬による間質性肺炎の第1例は，有効な治療法のなかった慢性肝炎に対して小柴胡湯が多数例に投与されはじめた1989年に報告された．その後1990年代前半に，小柴胡湯が投与された慢性肝炎患者のうち100例あまりが間質性肺炎を発症し，約10例が死亡したと報告された．そのため，インターフェロン投与中の患者や肝硬変・肝癌の患者，および慢性肝炎で血小板数が100,000/mm^{3}以下の患者に対して，小柴胡湯の投与が禁忌とされた．

しかし筆者の調査によれば，小柴胡湯による間質性肺炎は，B型肝炎・肝硬変ではみられず，全例がC型肝炎・肝硬変（および少数のアルコール性肝炎）の患者であった．C型肝炎ウイルス感染者では種々の自己免疫疾患が発症しやすいことが知られており，免疫学的機序により間質性肺炎準備状態にあるためと思われる．

慢性ウイルス肝炎患者での間質性肺炎発症率は，インターフェロンで約500例に1例に対し，小柴胡湯で約10,000例に1例と推定された．また，その後の報告から，間質性肺炎は黄芩を含む，他の多くの漢方薬でも起きることが明らかとなった．

間質性肺炎の症状は，初期には空咳，労作時息切れ，発熱であるが，進行すると呼吸不全で死亡する場合がある．診断は胸部X線写真やCTによる間質影の確認，血清LDHの増加，KL-6，SP-Dなど間質性肺炎マーカーの増加が根拠となる．

その発症を疑った場合には，漢方薬の服用を直ちに中止し，呼吸不全があれば入院管理とする．呼吸器症状が強い場合や急速に増悪する場合など重症例に対しては，十分な呼吸管理を行いながら，パルス療法を含めた副腎皮質ホルモンによる治療を行う．

● 薬剤性肝障害

漢方薬による薬剤性肝障害は決して稀ではなく，筆者も年に4～5例は経験する．症状は全身倦怠感，発熱，悪心・嘔吐，食欲不振など非特異的であり，瘙痒感や黄疸といった胆汁うっ滞に基づく症状は稀である．実際には定期的血液検査で，無症状のうちにたまたま発見されることが多い．

肝機能検査では肝細胞障害（トランスアミナーゼの増加）と胆管細胞障害（ALP，LDH，γ-GTPの増加）の混合型が多く，まれには劇症肝炎を発症することがある．漢方薬の服薬開始後，肝機能障害が出現するまでの期間は，数ヵ月の経過で徐々に発現してくる場合が多いが，以前に漢方薬を服用していた場合には数日で発現する場合もある．

早期発見のために，黄芩を含む漢方薬を服用している患者では，数ヵ月に1度肝機能検査を行う．ただし，麻黄附子細辛湯や大黄牡丹皮湯による劇症肝炎の報告例もあり，黄芩を含まない漢方薬でも安心できず，すべての漢方薬で注意が必要である．

薬剤性肝障害を認めたら直ちに漢方薬を中止する．肝不全の兆候がみられた場合は入院管理とし，重症の場合は血漿交換や肝移植を含む治療が必要となる．無症状で肝機能障害を発見した場合は，漢方薬を中止し，2～4週間後に肝機能の改善を確認する．

偽アルドステロン症

偽アルドステロン症の原因とされる甘草は，最も多くの漢方薬に配合される漢方生薬である．そのメ

カニズムは後述するようにほぼ明らかにされているが，どのような背景をもった患者が本症を呈するかは不明である．

漢方に批判的な医師や研究者は，漢方薬の危険性を喧伝するために，本症をしばしば問題とするが，体重，浮腫，高血圧，脱力などの兆候に留意していれば，本症を早期発見することは容易である．

本症の症状は，高血圧，浮腫，尿量減少，体重増加，脱力，筋肉痛，こむらがえり，手足のしびれやこわばり，運動麻痺，頭痛，のぼせ，ほてり，肩こり，動悸，嘔気・嘔吐，食欲不振，口渇などである．

また検査所見は，体重増加，高血圧，低カリウム血症，筋力低下，高CPK血症，不整脈，心電図異常などである．尿中へのカリウム排泄は増加し，ナトリウム排泄は減少する．血中のレニンおよびアルドステロンは正常あるいは減少する．

発症者の性比は1：2と女性に多い．ループ利尿薬，インスリン，副腎皮質ホルモン，甲状腺ホルモンなどを服用している患者では，低カリウム血症が生じやすく，重症化しやすいとされる．近年用いられる合剤の降圧薬には利尿薬が含まれているものがあり，注意が必要である．

本症の発症は甘草の含有量に依存せず，1日量1g以下の甘草しか含まない漢方薬での報告例もある．また，甘草を大量に含む漢方薬（甘草湯や芍薬甘草湯など）を長期服用している患者で起きやすいという傾向もない．

服薬開始後本症を発症するまでの期間は，服用後1ヵ月から数ヵ月で徐々に発症してくる場合が多い．したがって，甘草を含む漢方薬を服用している患者では高血圧の発症に常に留意し，早期発見を心がけることが重要である．

発症機序は①〜③と想定されている．①甘草中のグリチルレチン酸が腎尿細管の11β-hydroxysteroid dehydrogenase-2（11β-HSD-2）の活性を抑制し，コルチゾールがコルチゾンに変換されずに増加する．②増加したコルチゾールがミネラルコルチコイド受容体に作用して，カリウムの再取り込みを抑制し，ナトリウムの再取り込みを促進する．③その結果，ナトリウム貯留と低カリウム血症を呈し，高血圧，浮腫，ミオパチーなどが起きる．

本症では漢方薬の服用を中止すれば通常症状は改善する．低カリウム血症による緊急時の対応としては，胃腸障害の少ないカリウム製剤であるアスパラギン酸カリウムの経口投与を行う．さらに嘔気・嘔吐のある患者や脱力の著しい患者では，入院管理とし，緩徐に点滴静注でカリウムを補給する．また，抗アルドステロン薬スピロノラクトンも有用とされる．本症を発症した患者に対しては，当面漢方薬の投与を断念すべきであるが，将来的には，スピロノラクトンを併用した甘草含有漢方薬の投与が可能となるかもしれない．

甘草を含む漢方薬は，医療用漢方製剤147処方中109処方（74％）ときわめて多いため，漢方薬を処方するすべての患者に対し，医師や薬剤師が，本症の初期症状（高血圧，浮腫，体重増加，筋力低下など）を十分説明し，異常があればすぐに主治医に連絡するよう指導することが重要である．

心臓血管系の症状

麻黄や附子など，自律神経系に作用する生薬を含有する漢方薬では，動悸，頻脈，不整脈などの心臓血管系の副作用が発現することがある．特にむち打ち症などで交感神経緊張状態にある患者や，喘息などで交感神経刺激薬やキサンチン誘導体を服用中，あるいは心身症や精神疾患で抗コリン作用のある薬を服用中の患者では，副作用発現のリスクが大きい．また，狭心症，心筋梗塞，不整脈などの心疾患を有するか，その既往のある患者では，副作用に注意する必要がある．

麻黄を含む漢方薬には，風邪などに頻用される葛根湯・小青竜湯・麻黄湯・麻黄附子細辛湯・麻杏甘石湯，関節痛やリウマチに用いる越婢加朮湯・薏苡仁湯・麻杏薏甘湯・五積散，喘息に用いる神秘湯・五虎湯，副鼻腔炎に用いる葛根湯加川芎辛夷，肥満症に用いる防風通聖散などがある．

麻黄中のエフェドリンには，交感神経刺激作用があり，上記の漢方薬により精神症状（不眠，イライラ，精神興奮，頭痛），交感神経亢進症状（動悸，頻脈，不整脈，心不全，発汗過多，排尿困難），消化器症状（悪心・嘔吐，食欲不振），全身症状（脱力感，めまい，立ちくらみ）などの症状が起きる．

附子を含む漢方薬には，関節痛に用いる桂枝加朮附湯・大防風湯・桂枝芍薬知母湯，癌患者に頻用される牛車腎気丸や八味地黄丸，風邪に用いる麻黄附子細辛湯，めまいや下痢に用いる真武湯などがある．さらに既存の漢方エキス製剤に加えて用いられる調剤用の附子末がある．

構成生薬として附子を含む漢方薬では，附子中毒を呈する場合がある．軽症例では舌や口唇のしびれ・動悸など，重症例では胸内苦悶，消化器症状（悪心や嘔吐），全身の痺れや脱力，不整脈によるショック，多彩な心電図異常がみられる．

附子は，現在では原則として加熱処理された附子（修治附子，加工附子，炮附子）などが用いられるようになり，安全性は高くなったが，それでも附子中毒が起きないわけではない．特に癌患者には大量の調剤用附子末が必要な場合があり，慎重に治療を行う必要がある．

腸間膜静脈硬化症

腸間膜静脈硬化症は，1993年に岩下らにより，虚血性腸炎の原因の1つとして報告された（胃と腸 1993；28：927）．本症は，日本を含む東アジア諸国に特異的にみられるが，その報告例はわが国に圧倒的に多く，台湾と香港に若干例の報告がある．原因として山梔子（クチナシの実）を構成生薬として含む漢方薬の長期服用が想定されている．

中年以降の女性に発症者が多いが，その理由は，更年期障害などの治療を目的に，加味逍遙散・黄連解毒湯・防風通聖散など，山梔子を含む漢方薬を長期間服用するためと考えられる．

本症の発症機序として，山梔子に含まれるゲニポシドが，盲腸内で腸内細菌の有するβグルコシダーゼによりゲニピンに加水分解された後に，アミノ酸と結合して青色の化合物となって吸収され，大腸壁および腸間膜静脈壁に沈着して線維化や石灰化をひき起こすことが想定されている．

症状は，虚血性腸炎と同様の，腹痛，下痢，下血が多い．好発部位は，回盲部から横行結腸であり，時にS状結腸や直腸にも及ぶ．画像診断では，腹部単純X線写真やCTで腸管壁や腸間膜に石灰化を認め，内視鏡検査では，腸粘膜は青〜紫調の浮腫状で，血管透見不良，壁の伸展不良，びらんや潰瘍を認める．組織学的には，腸間膜静脈壁の線維化と石灰化，粘膜下層の線維化，粘膜固有層の血管周囲への膠原線維の沈着などが認められている．治療として，無症状患者では原因となった漢方薬を中止して保存的に経過観察するが，炎症や狭窄による症状があり，薬物治療で症状が改善しない場合は，外科的切除を要することがある．

山梔子を含む漢方薬には，黄連解毒湯，加味逍遙散，荊芥連翹湯，五淋散，温清飲，清上防風湯，防風通聖散，竜胆瀉肝湯，柴胡清肝湯，清肺湯，辛夷清肺湯，茵蔯蒿湯，加味帰脾湯，梔子柏皮湯などがある．これらを長期間（3年以上）服用している患者では，早期発見のため，定期的に腹部CTや大腸内視鏡検査を行うことが推奨される．

瞑眩(めんげん)

　きわめて稀ではあるが，漢方薬で患者を治療中，患者が激しい症状を呈した後に治癒していく現象を観察することがある．この現象を「瞑眩(めんげん)」と呼び，古来，「漢方薬による好転反応」とされてきた．その言葉の由来は，儒教の聖典の1つである『書経(しょきょう)』の「若薬弗瞑眩厥疾弗瘳（もし薬瞑眩せざれば，その病癒えず）」である．「万病一毒論」を唱えた江戸時代の漢方の名医吉益東洞は，この言葉を借りて「薬が毒に的中すれば必ず瞑眩を起こして治るが，瞑眩を起こさなければ毒に当たっていないため治らない」と主張した．

　筆者の経験では，このような治癒機転を経て快方に向かう患者は確かに存在するが，発症患者はさほど多いものではなく，筆者が8年間で診た約2,500人の癌患者の中で，5〜6人に過ぎない(File 23 p.108)．瞑眩と考えられた症状は，激しい下痢が多く，他に大量の性器出血，強い眠気などがあった．

　日本薬学会による「薬学用語解説(Web版)」には，「漢方薬の服用中に，本当はその処方が証に合っているにもかかわらず，一時的に下痢・嘔吐・頭痛・めまいなどの症状が悪化する現象．漢方薬の効果によって，からだが抵抗力を回復し，病気を攻撃し始めたために起こると考えられている．このことを知らないと，薬の副作用や病気の急な悪化と間違える．(2007.3.23 掲載)」と解説されている．

　瞑眩の発症機序として，漢方薬の作用点が神経・免疫・内分泌系など，生体システムの中枢にあるため，それらが正常化する過程で再構築(reconstruction)が行われ，一時的な攪乱が起こるためと，筆者は考えている．そのため，食欲・睡眠・排便・排尿・女性の生理などに一過性の変調が起きるのであろう．

　患者の呈する激しい反応が瞑眩であると確信できれば，そのまま服薬を継続するよう患者に指示する．その場合はそのような反応は短期間のうちに終熄し，初診時の患者の愁訴も相前後して改善していく．

　しかし，瞑眩であるという確信が持てず，病気の進行による症状の悪化やアナフィラキシー反応などの可能性が少しでもあれば，ただちに服薬を中止するように患者に指示し，十分な医学的管理の下で，慎重に経過を観察すべきである．

C 重要漢方薬の解説

1 「補剤」とは

　補剤とは，弱った患者を元気にする一群の薬方である(表1)．適応症状は，無気力，冷え，易疲労，全身倦怠感，食欲低下，寝汗，食後の眠気，不眠，微熱，かぜをひきやすいなどである．適応病態は，さまざまな原因による気力・体力の低下，大病後，悪性腫瘍，治療の副作用や後遺症，高齢者，虚弱児，免疫力低下による種々の感染症，栄養障害や血行障害などである．適応疾患は，癌および癌治療の合併症(手術，抗癌薬，放射線治療後の副作用)，MRSA感染症，HIV感染症，肺結核，慢性膀胱炎，褥瘡，慢性皮膚疾患，慢性疲労症候群，抑うつ，認知症などである．

　補剤の代表は，十全大補湯・人参養栄湯・補中益気湯の三大補剤であり，これらはいずれも構成生薬に人参と黄耆を含み，「参耆剤」と呼ばれる．参耆剤には三大補剤以外に，加味帰脾湯，大防風湯，清心蓮子飲，半夏白朮天麻湯などがあり，これらはすべて後世方の薬方である．

　十全大補湯・人参養栄湯・清心蓮子飲・大防風湯は，宋代の公定処方集である『太平恵民和剤局方』(1078年刊)が初出であり，またその他の参耆剤は，補中益気湯が『内外傷弁惑論』(李東垣著，1247年刊)，半夏白朮天麻湯が『脾胃論』(李東垣著，1249年刊)，加味帰脾湯は『済生方』(厳用和著，1253年刊)といずれも元の時代が初出である．

　古方(『傷寒論』・『金匱要略』)の薬方で黄耆を構成生薬として含むものは桂枝加黄耆湯，黄耆建中湯，防已黄耆湯，防已茯苓湯，黄耆桂枝五物湯など8処方，また人参を含むものは小柴胡湯，人参湯，半夏瀉心湯，白虎加人参湯など42処方あるが，不

表1　補剤の特徴1

定義	弱った患者を元気にする薬方	
構成生薬	人参・黄耆・当帰・甘草・朮／茯苓，を含む	
適応症状	無気力，冷え，易疲労，全身倦怠感，食欲不振，寝汗，食後の眠気，不眠，微熱，かぜをひきやすい	
適応病態	さまざまな原因により気力・体力の低下した病態[大病後，悪性腫瘍，高齢者，先天性(虚弱児)，免疫力低下による感染症，栄養障害，血行障害など]	
適応疾患	内科	癌，免疫抑制薬や抗癌薬の副作用，慢性疲労症候群
	外科	術後の体力低下，術後の合併症・後遺症
	放射線科	放射線治療の副作用・後遺症
	感染症科	MRSA感染症，肺結核，HIV感染症，慢性膀胱炎
	皮膚科	褥瘡，帯状疱疹後神経痛，慢性皮膚疾患
	精神科	抑うつ，不眠，認知症

思議なことに人参と黄耆を共に含む薬方はない．

感染症が猖獗を極めた『傷寒論』の時代には，若年で感染症により死亡する人が多かったが，宋・元の時代になると，戦争や飢饉が少なくなり，比較的長寿で過食により消化器系を損ねる患者が増加したため，脾胃を補い元気にする人参・黄耆の組み合わせからなる薬方群が新たに発明される必要があったと思われる．

補剤の構成生薬を並べると，人参・黄耆・当帰・甘草に加えて，利水薬としての朮（白朮／蒼朮）あるいは茯苓，さらに各薬方を特徴づけるアクセントとしてのいくつかの生薬が加わる（表2）．補剤中の利水薬の役割は，『勿誤薬室方函口訣』（浅田宗伯著，1878年刊）に「おおよそ補剤を用いるときは小便通利少なき者多し」とあるように，補剤の適応となる患者では水毒を伴う場合が多いからであろう．

参耆剤は，補中益気湯を代表とし精神不安が前面に出る「補中益気湯類」と，十全大補湯を代表とし皮膚枯燥を呈する「十全大補湯類」とに分けられる．前者は血虚の程度は軽く，発汗し皮膚がしっとりしている「湿った陰虚証」に用いられるのに対して，後者は血虚を伴い皮膚がカサカサ（皮膚枯燥）した「乾いた陰虚証」に用いられる．

癌のような精神ストレスの多い疾患では，「気虚」に有効な補中益気湯の適応となる患者が多い．通常，まず補中益気湯を用い，それが無効の場合は「気血両虚」に有効な十全大補湯に変更し，さらに呼吸器症状があるか重症の場合は人参養栄湯に変更する，というステップアップの考え方が有用である．通常まず補剤のいずれかを投与し，患者の反応を参考にして修正し，最適な補剤を決定する．少数ではあるが，これらの三大補剤が無効で，冷えや全身倦怠感が強い場合，古方の茯苓四逆湯（煎じ薬）が奏効することがある（図1）．

癌患者は，古方（『傷寒論』・『金匱要略』）の薬方のみでは対応できず，宋・元の時代に補剤が開発されて，初めて対応可能になったといえる．

癌証の治療では後世方の補剤が主役であり，古方の薬方は脇役として働く．しかし脇役とはいっても，古方の駆瘀血剤と補腎剤はほとんどの癌患者

表2　補剤的薬方の構成生薬

	薬方	基本生薬	＋	利水薬	＋	アクセントとしての生薬
後世方	十全大補湯	参, 耆, 帰, 甘,		朮, 苓,		地, 桂, 芍, 芎
	人参養栄湯	参, 耆, 帰, 甘,		朮, 苓,		地, 桂, 陳, 芍, 味, 遠
	補中益気湯	参, 耆, 帰, 甘,		朮, ○,		柴, 陳, 升, 姜, 棗
	加味帰脾湯	参, 耆, 帰, 甘,		朮, 苓,		柴, 竜, 酸, 梔, 遠, 棗, 姜, 香
	清暑益気湯	参, 耆, 帰, 甘,		朮, ○,		柏, 門, 陳, 味
	清心蓮子飲	参, 耆, 帰, 甘,		○, 苓,		蓮, 門, 骨, 芩
	大防風湯	参, 耆, 帰, 甘,		朮, ○,		地, 芍, 防, 牛, 杜, 芎, 羌, 乾, 附, 棗
	半夏白朮天麻湯	参, 耆, ○, ○,		朮, 苓,		夏, 陳, 沢, 天, 麹, 乾, 柏, 芽
	六君子湯	参, ○, ○, 甘,		朮, 苓,		姜, 陳, 夏, 棗
古方	人参湯	参, ○, ○, 甘,		朮,		乾
	真武湯	○, ○, ○, ○,		朮, 苓,		芍, 姜, 附
	帰耆建中湯	○, 耆, 帰, 甘,				桂, 姜, 芍, 棗, 飴
	八味地黄丸	○, ○, ○, ○,		○, 苓,		附, 地, 桂, 山, 茱, 牡, 沢

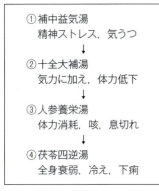

図1 『補剤』の段階的な適用法

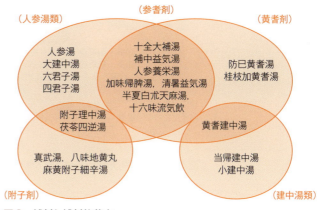

図2 補剤と補剤的薬方

の治療に併用される．そして，癌患者の呈するさまざまな症状を改善するために，古方の柴胡剤，瀉心湯類，建中湯類，人参湯類，附子剤などが必要な場合も多く，『傷寒論』を学ぶことは極めて重要である．

参耆剤以外で，補剤と同様に患者を元気にする作用が期待できる薬方には，人参のみを含むもの（大建中湯，人参湯など），黄耆のみを含むもの（防已黄耆湯，桂枝加黄耆湯など），附子剤（八味地黄丸，真武湯など），建中湯類（小建中湯，当帰建中湯など）があげられる（図2）．

癌患者の治療においては，これらの的確な適用が重要である．

2　補腎剤

補腎剤には，八味地黄丸（八味丸），牛車腎気丸，六味地黄丸（六味丸）がある．

構成生薬で並べると，八味地黄丸に牛膝と車前子を加えたものが牛車腎気丸，八味地黄丸から桂枝と附子を除いたものが六味地黄丸である（図1）．

筆者は癌患者に牛車腎気丸を頻用するが，その理由は，牛膝には血管拡張作用，車前子にはインターフェロン誘導作用が期待できるからである．またエキス製剤では，附子の含有量が八味地黄丸0.5gに対し，牛車腎気丸が1gと多いこともその理由である．六味地黄丸は，小児の場合や副作用のために八味地黄丸や牛車腎気丸が用いられない場合に，やむをえず用いることがある．

腹候はいずれも腹力軟で，臍下不仁，あるいは正中芯，小腹拘急を呈する．脈候は通常，沈・細・弱である（図2）．

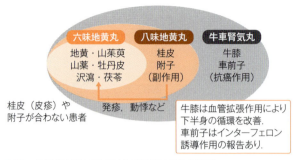

図1 補腎剤(「先天の気」を補う漢方薬)の選択

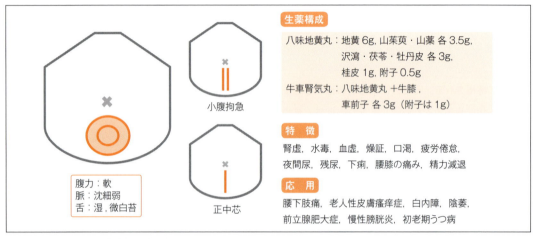

図2 八味地黄丸・牛車腎気丸(太陰の虚)

3 駆瘀血剤

　癌患者のほとんどすべてが，瘀血(血の巡りが悪い状態)の徴候を呈しており(図3)，瘀血は癌の発症あるいは進展に関わっている可能性が高い．駆瘀血剤としては，頻用される桂枝茯苓丸，当帰芍薬散，桃核承気湯の「三大駆瘀血剤」の他に，大黄牡丹皮湯，通導散などがある．それらの構成生薬を図4に示す．これらは，兼用方として用いられることが多いが，主方として用いられることもある．

　桂枝茯苓丸は最も頻用されるが，兼用方として眠前に服用すると熟睡できる場合が多いため，筆者は本薬方を「漢方睡眠薬」と呼んでいる．当帰芍薬散や桃核承気湯を眠前に服用しても，睡眠の質は改善しない．その理由として，桂枝茯苓丸のみが気(桂枝)，血(牡丹皮＋桃仁)，水(茯苓)の3種の流体の巡りをよくする生薬をすべて含むことがあげられる．桂枝茯苓丸を服用後に，睡眠に関わるセロトニンやメラトニンなどの脳内物質が増加することが，近い将来明らかにされるかもしれない．

　桃核承気湯は，癌患者の頑固な便秘を解消する救世主となる場合が多い．患者の反応に応じて調整し，1日0.5～3包で，辛い便秘が劇的に改善する．

　当帰芍薬散は冷え症の女性に頻用されるが，水

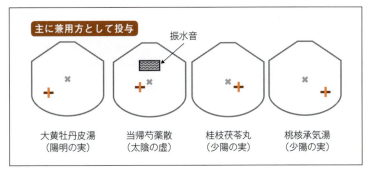

図3 駆瘀血剤の腹候

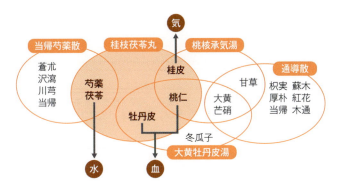

図4 駆瘀血剤の構成生薬

毒を解消する働きが強い．浮腫や舌の歯圧痕などの水毒所見と，腹候（心下振水音）を根拠に選択する．当帰芍薬散で便通が改善することも多い．

大黄牡丹皮湯と通導散の使用経験は少ないが，これらにより時に頑固な便秘が改善することがある．

腹候に基づく重要処方の解説

本項では，癌患者の治療で頻用される漢方薬について解説する．

『傷寒論』，『金匱要略』に収載された古方の薬方の使用頻度が大きいため，その鑑別診断に役立つ腹候パターンを供覧しながら解説する．

柴胡剤（図1）

柴胡剤とは柴胡を主薬とする薬方群である．古方の柴胡剤には，少陽病期の真正面の薬方である小柴胡湯を中心として，それよりも虚証の方向に，柴胡桂枝湯，柴胡桂枝乾姜湯があり，逆に実証の方向に，四逆散，柴胡加竜骨牡蛎湯，大柴胡湯がある．これらの使用頻度はきわめて高いため，各

↑ 大柴胡湯	：	上腹部の強い膨満，便秘
↑ 柴胡加竜骨牡蛎湯	：	動悸，精神症状，熱感
↑ 四逆散	：	手足冷，手掌足底に発汗
ー 小柴胡湯	：	少陽病期の正中の薬方
↓ 柴胡桂枝湯	：	冷えのぼせ，発汗，頭痛
↓ 柴胡桂枝乾姜湯	：	動悸，精神症状，冷え

図1 柴胡剤（古方）

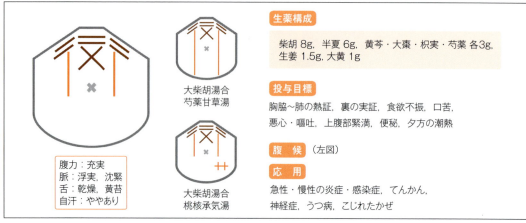

図2 大柴胡湯（少陽の強実）

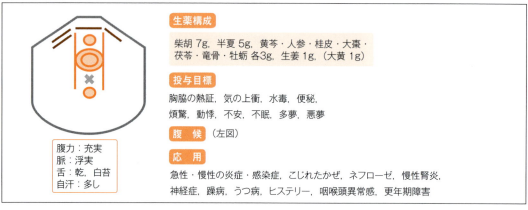

図3 柴胡加竜骨牡蛎湯（少陽の強実）

薬方の特徴と適用条件を十分理解しておく必要がある．

後世方にも柴胡剤は多数あるが，そのうち癌診療で頻用されるものは，補中益気湯，加味逍遙散，加味帰脾湯，抑肝散である．

❶ 大柴胡湯（図2）

大柴胡湯証では，嘔気・便秘・口が苦いなどの症状がある．

腹候では，腹力は充実し，両側の胸脇苦満と心下痞鞕があり，上腹部全体の緊張が高度なため，心下悸や臍上悸は触れない（ただし女性では腹壁が軟らかく，臍上悸を触れることがある）．

脈は強く，浮実または沈緊．舌はヌメッとし，乾燥して黄苔を有することが多い．自汗はあることが多い．芍薬甘草湯証を併存している場合は，上記に加えて両側の腹直筋の全長にわたる異常緊張を認める．

❷ 柴胡加竜骨牡蛎湯（図3）

柴胡加竜骨牡蛎湯証では，動悸・不安・不眠・悪夢・イライラなどの精神症状を呈し，のぼせ顔で，自汗や寝汗が多い．神経症・躁病・うつ病・ヒステリー・咽喉頭異常感・更年期障害などの精神疾患に頻用されるが，慢性の腎疾患にも有効な場合がある．

腹候では，腹力充実，両側の胸脇苦満と心下痞鞕が中等度，腹直筋は上腹部のみ軽度の緊張，心下・臍上の悸が高度．脈は浮実．舌は乾燥気味で，中等度の白苔を認める．

❸ 四逆散（図4）

精神的には抑うつ的で，緊張しやすい性格．精神的問題を有し，精神科，心療内科，皮膚科などを受診している場合が多い．自覚的には手足が冷え，発汗は少ないが手掌・足底に発汗しやすい．

腹候は，腹力中等度，両側の胸脇苦満と腹直筋の全長にわたる異常緊張がある．脈候は沈細やや弱．舌候はやや乾燥し，中等度の白苔を認める．

❹ 小柴胡湯（図5）

発汗傾向はない．

腹候は，腹力中等度，心下痞鞕と両側の胸脇苦満を軽度～中等度に認め，腹直筋緊張は両側の上腹部に軽度に認める．脈候は浮沈間，弦，緊張中等度．舌候は乾湿中等度で微白苔を認める．

小柴胡湯を単独で用いる機会は，比較的少ないが，他の薬方と合方として用いられる場合は多く，五苓散と合方（柴苓湯），半夏厚朴湯と合方（柴朴湯），小陥胸湯と合方（柴陥湯），桂枝茯苓丸と合方

など，応用範囲が広い．小柴胡湯と桂枝加芍薬湯との合方は小児てんかんの特効薬として有名である（相見三郎処方）．

❺ 柴胡桂枝湯（図6）

本薬方の応用範囲は非常に広く，使用頻度はきわめて高い．急性・慢性の炎症・感染症，こじれたかぜ，慢性膵炎，過敏性腸症候群，慢性頭痛，神経症，てんかん，抑うつなどに応用される．自覚的には下肢が冷えてのぼせやすい．発汗傾向があり，特に上半身に汗をかきやすい．

腹候は，腹力やや軟，右側のみに軽度の胸脇苦満と上腹部の腹直筋の軽度緊張を認め，軽度の臍上悸と心下悸を認める．脈候は浮，弦，やや弱．舌候は乾湿中等度で微白苔．

❻ 柴胡桂枝乾姜湯（図7）

本薬方も柴胡桂枝湯と同様に応用範囲は広く，使用頻度は高い．動悸，不眠，不安，抑うつ，更年期障害など精神的問題を有する場合が多い．自覚的には首から上に汗をかきやすく，寝汗をかくことも多い．

腹候は，腹力やや軟，ごく軽度の胸脇苦満（胸脇満微結）があり，心下・臍上・臍下の悸が高度．脈

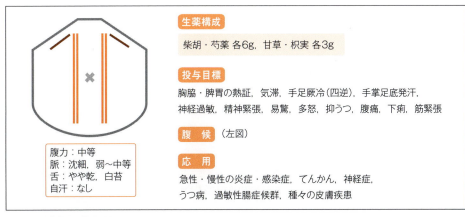

図4 四逆散（少陽の実）

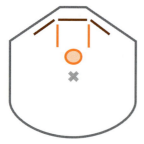

生薬構成

柴胡 8g, 半夏 6g, 生姜 1g, 黄芩・大棗・人参・甘草 各3g

投与目標

胸脇・脾胃・肺の熱証, 食欲不振, 口苦,
悪心・嘔吐, 咳・痰, 往来寒熱, 胸痛, 腹痛

腹候（左図）

腹力：中等
脈：浮沈間, 弦, 中等
舌：乾～湿, 微白苔
自汗：なし

応用

急性・慢性炎症・感染症, こじれたかぜ, 抑うつ, 神経症,
小児てんかん→小柴胡湯合桂枝加芍薬湯

合方による新しい薬方の創造

（柴苓湯, 柴朴湯, 柴陥湯, 小柴胡湯合桂枝茯苓丸, 小柴胡湯合桂枝加芍薬湯）

図5　小柴胡湯（少陽のやや実）

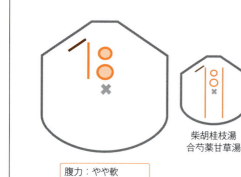

柴胡桂枝湯
合芍薬甘草湯

生薬構成

柴胡 8g, 半夏 4.5g, 甘草 1.5g, 生姜 1g,
黄芩・人参・桂皮・芍薬・大棗 各2.5g

投与目標

胸脇・脾胃の熱証, 気の上衝, 食欲不振,
口苦, 悪心・嘔吐, 往来寒熱

腹候（左図）

腹力：やや軟
脈：浮, 弦, やや弱
舌：乾～湿, 微白苔
自汗：多し

応用

急性・慢性の炎症・感染症, こじれたかぜ, 慢性膵炎,
過敏性腸症候群, 慢性頭痛, 神経症, てんかん, 抑うつ
（良性疾患への使用頻度はきわめて高い）

図6　柴胡桂枝湯（少陽のやや実）

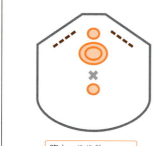

生薬構成

柴胡 8g, 瓜呂根 4g, 甘草 2g, 黄芩・桂皮・牡蛎・乾姜 各3g,

投与目標

胸脇の熱証, 燥証, 易疲労, 気の上衝,
脾胃・肺の水毒, 口苦, 咳痰, 不安, 不眠

腹候（左図）

腹力：やや軟
脈：沈, 細, やや弱
舌：乾～湿, 微白苔
自汗：あり

応用

種々の急性慢性炎症・感染症, 神経症, うつ病, 更年期障害, こじれたかぜ
（良性疾患への使用頻度はきわめて高い）

図7　柴胡桂枝乾姜湯（少陽のやや虚）

は沈細，やや弱．舌はやや乾燥し，微白苔を呈する．

三瀉心湯（図8）

三瀉心湯とは半夏瀉心湯，生姜瀉心湯，甘草瀉心湯の3薬方であり，いずれも心窩部痛，下痢，嘔気の3症状を呈する．いずれの証でも，不眠，不安，いらつきなどの精神症状があるが，発熱はない．これらの薬方は化学療法による下痢に著効することがある．エキス剤で甘草瀉心湯を作るには，半夏瀉心湯に甘草湯を適量加える．生姜瀉心湯では胸やけやゲップが多く，甘草瀉心湯では下痢が頻回である．

腹候は腹力中等度で，心下痞鞕と心下振水音があり，ときに腹直筋の全長にわたる異常緊張を認める．

瀉心湯類（図9）

瀉心湯類には，三黄瀉心湯，附子瀉心湯，黄連

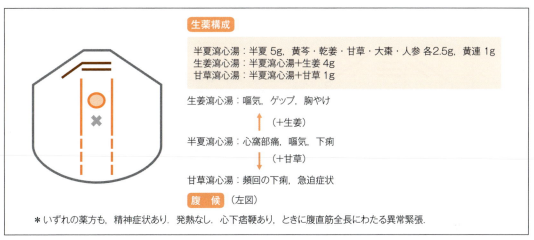

図8 三瀉心湯（少陽のやや実〜虚）

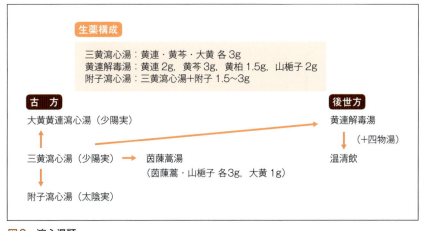

図9 瀉心湯類
＊いずれも心下痞（痞鞕）あり

解毒湯，温清飲（黄連解毒湯＋四物湯）がある．これらは「欲求不満の証」として知られ，当初患者は攻撃的で不機嫌な顔をしている場合が多いが，治療が奏効すると，少しずつ柔和な顔になってくる．三黄瀉心湯，附子瀉心湯の証では便秘があり，脈が強い（図10）．黄連解毒湯，温清飲の証では便秘はない（図11）．三黄瀉心湯と黄連解毒湯の証では熱があり，附子瀉心湯と温清飲の証では冷えがある．いずれの証も，腹候で，心下痞（痞鞕）を高度に呈する．高血圧，脳血管障害，頭頸部の炎症，神経症，躁病，うつ病，ヒステリー，パーキンソン病などに奏効する．

茯苓飲，六君子湯（図12）

心下部の不快感（ディスペプシア）や嘔気に用いられる薬方群である．癌患者では胃や食道の手術後の摂食障害に対して，茯苓飲と補中益気湯を併用する機会が非常に多い．胃癌術後であっても，癌が完全に消滅し，全身倦怠感もなくなっている患者では六君子湯が奏効する場合があるが，「癌証」が残っている場合は無効である．

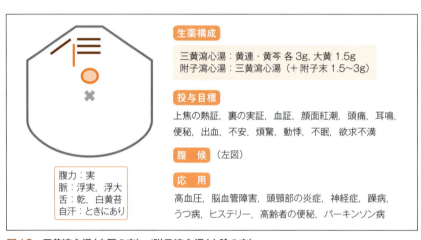

図10 三黄瀉心湯（少陽の実）／附子瀉心湯（太陰の実）

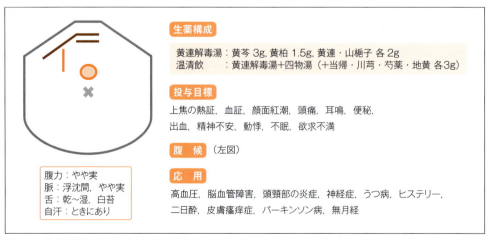

図11 黄連解毒湯（少陽の実）／温清飲（少陽のやや実）

白虎湯類（図13）

白虎湯類には白虎湯，白虎加桂枝湯，白虎加人参湯の3薬方がある．口渇の強い癌患者には白虎加人参湯を用いる．インフルエンザや腸チフスなどの急性熱性疾患では白虎湯，頭痛やのぼせの強い慢性疾患では白虎加桂枝湯を用いる．白虎加人参湯証では，身体のどこかに強い冷えを伴う場合が多く，これを『傷寒論』では「背微悪寒」と記載している．

建中湯類（図14）

建中湯類の「中」とは腹部のことであり，弱った腹部（腸）を元気にする薬方群である．大建中湯，小建中湯，黄耆建中湯，当帰建中湯があり，病位は太陰病の虚である．大建中湯は，人参・乾姜・山椒・膠飴（水飴）を構成生薬とし，本来の目標は，薄い腹壁から透見される腸蠕動亢進であったが，近年癒着による腸閉塞の予防や治療，また高齢者や虚弱な幼小児の便秘に応用される．

他の建中湯はすべて桂枝湯のバリエーションである．

小建中湯は，両側腹直筋の全長にわたる異常緊張を目標として，小児から成人まで広く用いられる（図15）．黄耆建中湯は虚弱児に頻用される．当帰建中湯は唯一膠飴の入らない建中湯であるが，腹

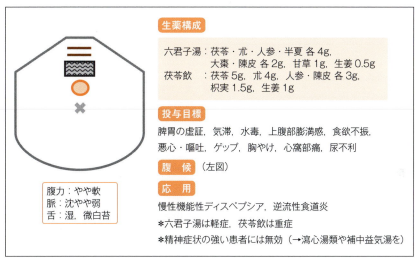

図12　茯苓飲／六君子湯（少陽のやや虚）

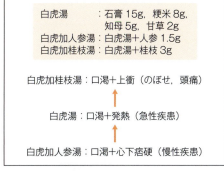

図13　白虎湯類（陽明の実）　　図14　建中湯類（太陰の虚）

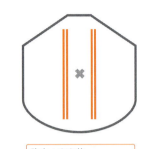

生薬構成
小建中湯　　：芍薬 9g，桂枝・大棗 各 4.5g，甘草 3g，生姜 1g，膠飴 20g
黄耆建中湯：＋黄耆 4.5g（膠飴あり）
当帰建中湯：＋当帰 4.5g（膠飴なし）

投与目標
身体全体がやや虚，虚熱と血虚，疲労倦怠，食欲不振，手足煩熱，腹部膨満，腹痛，下痢，精力減退

腹候（左図）

応用
虚弱児，過敏性腸症候群，神経症，月経困難症，鉄欠乏性貧血

腹力：やや軟
脈　：浮沈間，弦，やや弱
舌　：湿，無苔～微白苔
自汗：ときにあり

図15　小建中湯・黄耆建中湯・当帰建中湯（太陰の虚）

四逆湯　　　：冷え，発熱（主に急性期）
　↓
四逆加人参湯：＋脱水，下痢
　↓
茯苓四逆湯：＋動悸，煩躁（急迫症状）
　↓
通脈四逆湯：　＋循環不全，「虚」の極み

四逆湯　　　：甘草 3g，乾姜 3g，**炮附子 3g**
四逆加人参湯：甘草 3g，乾姜 3g，**炮附子 3g**，人参 3g
茯苓四逆湯　：甘草 3g，乾姜 3g，**炮附子 3g**，人参 3g，茯苓 4g
通脈四逆湯　：甘草 3g，乾姜 6g，**炮附子 3g**

四逆湯類では炮附子は適宜増減する

図16　四逆湯類（少陰～厥陰の虚）

部膨満と下痢を呈する女性や，抗癌薬による下痢や腹痛に，補中益気湯と合方するとしばしば奏効する．

 四逆湯類（図16）

四逆湯類には，四逆湯（甘草＋乾姜＋炮附子），四逆加人参湯（四逆湯＋人参），茯苓四逆湯（四逆湯＋人参＋茯苓），通脈四逆湯（四逆湯の乾姜を倍に増量）がある．いずれも気力・体力が著明に低下した患者に用いられる．

急性疾患では四逆湯が用いられることが多いが，癌患者には通常それ以外の3薬方，特に茯苓四逆湯が頻用される．『傷寒論』の記載からは，意識障害などを呈する死前期の重篤な患者というイメージがあるが，実際の臨床では，三大補剤が無効で，冷え，下痢，動悸などを呈する患者に茯苓四逆湯が有効な場合が多い．

構成生薬の炮附子の量は，1日3gで開始して漸増し，患者毎に適量を決定する．

D 癌患者サポートセミナー

1 抗癌薬や放射線治療による口内炎

　癌の治療に伴って起こる口内炎は，抗癌薬では投与数日後，放射線治療では治療開始後数週で発症することが多い．重症化すると治療の継続が困難となるため，予防を行い，早期から手当てし，重症化を防ぐことが重要である．

【症状】症状は，口腔内の違和感，痛み，しみる感覚，粘膜の発赤や浮腫，潰瘍や出血などであり，口腔〜咽頭のどこにでもでき，摂食や嚥下が障害される．抗癌薬の反復投与，感染の併発，低栄養などの場合は難治となる．

【予防】予防のために，まず口腔粘膜血流低下を避けるために禁煙を指導し，事前に齲歯や歯周病の治療を行うべきである．常在細菌叢を乱す抗菌薬（イソジン®など）によるうがいや，舌を傷つけるような過度のブラッシングは避ける．アズノール®によるうがい，歯磨き，歯垢の除去程度に留めるのがよい．

【治療】外用ステロイド薬（ケナログ®，デキサルチン®，アフタッチ®など）は，一時的な効果しか期待できない．それよりも以下の方法が効果的である．

① 活性酸素を除去する「ムコスタ®うがい」（ムコスタ® 100mgを30mLの湯に溶かし，十分うがいした後にのむ）．
② 味覚障害の改善と組織修復のための亜鉛製剤［プロマック®D（口腔内崩壊錠）を口内で溶かし，一定時間含んだ後にのむ］．
③ 組織修復のためのグルタミンの補給［マーズレン®S（3〜6g/日）をのむ］．
④ 粘膜保護作用を有する総合ビタミン剤（ビタミンB₂，B₆，Cなど．パンビタン® 2gかワッサーV® 1g）をのむ．

＊以上の効果が不十分な場合に，次の手として，以下の治療を試みる．

⑤ 活性酸素を除去する「ザイロック®うがい」（30mLの湯にザイロリック® 100mgを溶かし，十分うがいした後に吐き出す）．
⑥ 好中球の遊走を抑えるコルヒチン（0.5mg/日）をのむ．
⑦ 真菌感染症を伴う場合は外用抗真菌薬（フロリードゲルなど）でうがいする．
⑧ 口内炎による痛みが強ければNSAIDs，局所麻酔薬キシロカイン®ビスカス，麻薬系の鎮痛薬オプソ®やオキノーム®散などを用いる．
⑨ 放射線治療に伴う口内炎に関しては，p.56も併せて参照されたい．

＊漢方薬はときに著効を示すことがあるため，必要に応じて試みる．

⑩ 「半夏瀉心湯うがい」（半夏瀉心湯1包を30mLの湯に溶かし，十分うがいした後にのむ）
⑪ 効果不十分の場合には，［半夏瀉心湯1包＋甘草湯0.5包］あるいは［半夏瀉心湯1包＋桔梗湯0.5包］を，30mLの湯に溶かし，十分うがいした後にのむ．なお，桔梗湯は，甘草と桔梗の2生薬で構成され，激しい咽痛に有効な薬方である．

2 帯状疱疹後神経痛の治療法

帯状疱疹は，若年者や健常者では通常後遺症なく1ヵ月前後で治癒するが，高齢者，癌患者，免疫抑制薬を投与されている患者などでは，水疱の消褪後にピリピリした神経痛が残り，ときに長期間痛みやかゆみが続き，帯状疱疹後神経痛(post herpetic neuralgia：PHN)と呼ばれる．罹患部分は物理的刺激に過敏である．

西洋医学による治療

PHNに対しては，理学療法，鎮痛薬，抗うつ薬，抗痙攣薬，カプサイシン軟膏(保険適用外)などが対症療法として用いられるが，効果は不確実である．抗うつ薬(三環系，SSRI)は，眠気，ふらつき，口渇，便秘，排尿障害などの副作用があるため，高齢者が多い本疾患では使いにくい．

痛みが強い場合，ペインクリニックで神経ブロックが行われることがある．エタノールによる交感神経節破壊術が頻用され，頭頸部や上肢に対しては星状神経節ブロックや第2〜3胸神経ブロック，また第2胸神経以下に対しては当該分節の交感神経節ブロックが行われる．神経ブロックが無効の場合には，ラジオ波によるリゾトミー(脊髄後根切断術)が行われる場合もある．表面的な痛みにはリゾトミーが有効であり，深部の鈍痛には交感神経破壊薬によるブロックが有効とされる．

2010年にリリカ®(プレガバリン)がPHNを含む末梢性神経障害性疼痛に対して薬価収載された．国内の長期投与試験によると，痛みは4週目で約2/3に，34週目以降で約1/2に減少するとされ，著効は得られない．さらにリリカ®には傾眠，転倒，意識消失，視力障害など重大な副作用がある．またオピオイドとの相互作用もあり，癌患者には使いにくい．

漢方による治療

PHNには漢方薬が有効であるが，その漢方医学的な病態認識に関してはいくつかの立場がある．①「寒邪」として附子剤(桂枝加朮附湯，桂枝加苓朮附湯，麻黄附子細辛湯，附子末，茯苓四逆湯)を用いる，②「気虚・血虚」として補剤(十全大補湯や補中益気湯)を用いる，③「瘀血」として駆瘀血剤(桂枝茯苓丸，疎経活血湯)を用いる，④「水毒」として利水剤(柴苓湯，麻杏薏甘湯，五苓散)を用いるなどの立場のほかに，⑤霊芝が有効であったという報告もある．

谷口彰治らは，補中益気湯による帯状疱疹後神経痛の予防と治療の有用性をRCTを行って報告している．小山誠次らは桂麻各半湯加味が有効と報告している．筆者らもPHNを太陽病と考えて治療を行うが，用いる薬方は一律ではない．適切な薬方を選択して投与すると，ほとんどの症例で数日以内に痛みは著明に軽快するが，痛みが完全になくなるまでには長期間を要する症例が多い．

治療薬は，一般の風邪の治療に準じて，自然発汗の有無と，脈の性状から選択する(p.8 図3)．太陽病の薬方では，葛根湯(無汗，脈：浮やや実)，麻黄湯(無汗，脈：浮実または沈緊)，小青竜湯(自汗，脈：沈で緊張中等度)，桂枝麻黄各半湯(自汗，脈：浮大実)，少陰病の漢方では麻黄附子細辛湯(無汗あるいは自汗，脈：沈細弱)などが頻用される．

3 漢方薬の品質保証（漢方薬の物質的定義）

　漢方薬は複数の生薬を規定の比率で混合し，熱水で抽出したものである．その品質はその含有成分を測定することで保証され，これは「漢方薬の物質的定義」といえる．近年，その目的で，三次元高速液体クロマトグラフィー（3D-HPLC）によって，易動度と荷電の2つのファクターで漢方薬を二次元に展開した，三次元の地形図のような図が作成されている．それぞれのピークが1つの化合物に対応しており，これによって含有成分の定量化が可能となる．これには各漢方薬に個有のパターンがあり，漢方薬の指紋(finger print)ともいえる．

　もともとこの測定機器は，米国ボストンのESA社が，環境汚染物質を測定するために開発したものであるが，脳内の神経伝達物質を網羅的に測定するためにも有用であることから，改良が加えられ「ニューロケム」と名付けられた．本装置がわが国で販売され始めた1995年頃，筆者はこれを漢方薬のidentificationに応用できるのではないかと考え，漢方エキス剤メーカーT社の研究所の担当者を伴って，新宿にあった輸入総代理店に見学に行った．ニューロケムはその後同研究所に導入され，漢方エキス製剤の指紋として，漢方薬の英語論文発表には不可欠なものとなった．

　しかし，本機器の有用性はそれだけに留まらない．本機器には自動解析装置が付属しており，一晩に100検体あまりを無人で自動測定することが可能である．服用した患者の血液および尿中の漢方薬の成分に加え，さまざまな神経伝達物質の濃度を，経時的かつ網羅的に測定できる．それにより，漢方薬の作用点とその効果発現のメカニズムを明らかにすることが可能となる．

　筆者は漢方薬の作用点は，神経・免疫・内分泌に関わる生体システムの中枢にあると考えているが，3D-HPLCに時間軸を加えた四次元の座標軸上で体内物質の動きを観察することにより，はじめて漢方医学の全貌が見えてくるであろう．

　また，「漢方薬の副作用」p.25で述べたように，漢方薬でも副作用が起こる．肝機能や腎機能の低下した患者における漢方薬の体内動態は，ぜひとも知っておきたい情報である．

　なお漢方薬の有効成分には，3D-HPLCで分析できない物質も含まれている．それに関しては，ガスクロマトグラフィー，質量分析，吸光度分析，多糖体分析などの装置による測定も必要となる．吸光度分析を全波長で網羅的に行うためには，「フォトダイオードアレイ」が有用である．

　将来，このような高度な最新の分析機器により，漢方薬のidentityを保証してその品質管理に用いるとともに，漢方薬の作用機序を明らかにしたいと考えている．

4 癌患者の栄養サポート

一般に癌患者は食欲不振による栄養摂取量の減少と，癌に伴ってマクロファージや好中球により産生される炎症性サイトカインにより，栄養状態が低下している．多くの患者で漢方薬により食欲が回復するが，その際にどのような飲食物を摂るかが重要となる．本項では，癌患者の栄養サポートの要点を述べる．

栄養状態の評価

癌患者の多くは，蛋白質に加え，ビタミン，亜鉛，鉄，マグネシウムなどが欠乏している．栄養状態評価のための血液検査として，アルブミン，プレアルブミン，亜鉛，鉄，TIBC，リンパ球数などを定期的に測定する．

胃切除術後の患者では，鉄，ビタミンB_{12}，カルシウムの吸収が低下するため，血清ビタミンB_{12}と骨密度の測定も加える．頭頸部癌の放射線治療後の患者では，亜鉛欠乏に加え，甲状腺機能が低下してくる場合が多いため，TSHとFT4の測定を加える．

また，身体組成は身体の栄養状態と免疫力の指標となるため，患者に簡易体組成計を用いて，定期的に体重・筋肉量・脂肪量・水分量をチェックさせ，その変化をグラフとして報告させるのは有用である．握力も筋肉量の指標となる．

西洋医学による食事指導

癌患者に対する食事指導の基本は，高蛋白・低脂肪・低炭水化物食である．患者や家族は果物でもシャーベットでも，何でも食べればよいと考えるが，まず蛋白質をしっかり摂り，脂質や糖質はその後に少量摂るように勧める．植物性蛋白質として大豆(木綿豆腐，ひきわり納豆，湯葉，豆乳)を積極的に摂り，動物性蛋白質としては，ω-3多価不飽和脂肪酸(EPA，DHA)を多く含む青魚(イワシ，サンマ，ニシンなど)，白身の魚(タラ，タイ，ヒラメなど)，鶏肉・鶏卵・チーズを中心として摂り，脂質や糖質はその後に少量摂るようにし，獣肉(牛，豚，羊)は控える．

油はなるべく控えるべきだが，どうしても使いたい場合は，ω-3多価不飽和脂肪酸(αリノレン酸)を多く含む紫蘇油(エゴマ油)，亜麻仁油などを用いる．これらの油は，活性酸素を消去し，癌に伴う炎症を抑える効果があり，抗腫瘍作用も期待できる．

腸内細菌叢が健全になれば，便通がよくなり，免疫力も高まる．大腸内に乳酸菌を増やすためには，砂糖の代わりにオリゴ糖を用い，また納豆キムチ([キムチ+ひきわり納豆+オリゴ糖]をよく混ぜ，一晩冷蔵庫内で発酵させたもの)，あるいは納豆塩麹(キムチの代わりに塩麹を使用して作成)を食べると，大量の植物性乳酸菌が摂取できる．

なお，亜鉛・鉄・カルシウムを食事で補充するのは効率が悪いため，不足している場合には，それぞれ，プロマック®(唯一の経口亜鉛製剤)，フェロミア®(胃酸がなくても吸収される還元鉄)，乳酸カルシウム(胃酸がなくてもイオン化するカルシウム製剤)を投与する．

東洋医学による食事指導

がんは冷えを背景として発症，増殖し，ほとんどの癌患者に潜在的な「冷え」がある．低体温や手足の冷えを訴え，冬季に電気毛布などの温熱器具を使う患者は多い．漢方治療により冷えが改善し，基礎体温が上がってくるとともに，患者の全身状態は改善してくる．

その促進のためには，飲食物の性質を知り，寒冷の性質をもつ飲食物を避け，温熱の性質をもつ飲

食物を努めて摂ることが重要である．

　飲食物の性質を知るためには，「食養」（飲食物による養生法）の考え方が有用である．「食養」とは，明治初年に，薬剤師かつ医師で陸軍少将でもあった石塚左玄によって提唱された，食物を利用して健康になる養生法である．石塚左玄は，「陰陽調和」，「身土不二」，「一物全食」の重要性を主張し，「食育」という言葉を創った．食養はその後，「マクロビオティック」として欧米にも広がり，西洋人の片寄った食生活を是正するための指導原理として注目されている．

　からだを冷す寒冷の性質をもつ飲食物は，夏季やからだが熱い時に美味しく感じる飲食物であり，果物・生野菜・ジュース・麦・酢・牛乳・ヨーグルト・炭酸飲料などである．逆にからだを温める温熱の性質をもつ飲食物は，冬季に収穫されるものや，地中や海底で育つものであり，根生姜，芋，大根，人参，ごぼう，海藻，小魚，貝類などである．

　酒では，麦やブドウから作られるビールやワインはからだを冷し，米や芋から作る日本酒や芋焼酎はからだを温める．酒が好きな癌患者には，後者を少量（日本酒で1合程度）飲むことを勧めるとよい．

　野菜は生野菜ではなく，加熱した温野菜を摂る．果物は原則として避けるべきであるが，加熱したもの（蒸しバナナや焼きリンゴ），あるいはドライフルーツを少量摂るのはよい．

5　しゃっくりの漢方治療

　しゃっくりは横隔膜の痙攣性収縮であり，癌患者では，腹部手術後の癒着や腹部膨満のほか，抗癌薬が原因となることが多い．抗癌薬では，シスプラチン，ビンクリスチン，パクリタキセル，イリノテカンなどで起きる．しゃっくりが長期間続くと日常生活に支障をきたし，睡眠や摂食が障害されて患者は消耗する．さまざまな民間療法的な治療が行われるが，いずれも効果に乏しい．またプリンペラン®，ガスコン®，ギャバロン®，アダラート®，セレネース®，コントミン®などの効果も不確実である．

　一般によく知られている漢方薬として，芍薬甘草湯と柿蒂湯（柿蒂5.0g，丁香1.5g，生姜1.0g）がある．がん研有明病院でも，シスプラチンなどの抗癌薬によるしゃっくりは時々みられるが，その多くに芍薬甘草湯が奏効する．柿蒂湯は薬価未収載であるが，小太郎漢方製薬のOTC（ネオカキックス）が使用できる．

　松田邦夫は『症例による漢方治療の実際』（創元社）で，しゃっくりに有効な漢方薬として，半夏瀉心湯，呉茱萸湯，橘皮竹筎湯，柿蒂湯，小承気湯，調胃承気湯をあげており，馬場辰二が吉田茂首相の食中毒後の頑固なしゃっくりを半夏瀉心湯で治療したエピソードを紹介している．

　矢数道明は『臨床応用漢方処方解説』（創元社）で，老人や虚弱者のしゃっくりには甘草乾姜湯が有効としている．『傷寒論』には甘草乾姜湯の目標として「（誤治のために元気がなくなり），厥し（四肢の冷え），咽中乾き，煩躁吐逆する者」とあり，手術後や抗癌薬による急性のしゃっくりに有効である可能性がある．

6 抗癌薬による末梢神経障害

末梢神経障害を引き起こす抗癌薬として，タキサン系（パクリタキセル・ドセタキセル），プラチナ系（シスプラチン・オキサリプラチンなど），ビンカアルカロイド系（ビンクリスチンなど）があげられ，近年では分子標的薬のベルケイド®も原因となると報告されている．末梢神経障害が用量制限毒性（dose limiting toxicity；DLT）となり，化学療法が予定通りにできない患者は多い．

末梢神経障害を起こす抗癌薬

①パクリタキセル：副作用として，末梢神経障害（65％），関節痛（40％），筋肉痛（36％）など，神経・筋の異常が多い．末梢神経障害（しびれ，麻痺）の発症機序は十分解明されていないが，しばしば痛覚過敏や深部感覚の低下を伴い，患者のQOLは大きく低下する．パクリタキセルによるしびれは下肢に強く，250 mg/m^2 以上の投与量の患者の60％以上に発症し，日常生活に支障をきたす．

②オキサリプラチン：しびれは，寒冷刺激により誘発され，一定量以上のオキサリプラチンが投与された患者が，冷たいものに触れ，あるいは冷房の効いた部屋に入る際に突然発症する場合が多い．症状は，ピリピリした異常感覚が，足から下腿，ときには口唇周囲や肛門部にもみられる．深部感覚も低下し，つまずきやすくなる．予防法として，「グルコン酸カルシウム 1 g ＋ 硫酸マグネシウム 1 g」をDay 1に投与すると，しびれの発症頻度が低下するという報告があるが，エビデンスに乏しい．

③ビンクリスチン：CHOP療法に用いられるビンクリスチンでは上肢のしびれを呈し，指先の細かい作業が困難になることが多い．初期症状は服のボタンがはめられない，ペットボトルのふたが開けられないなどであり，早期発見のため重要である．また症状が強いと歩行困難となることもある．さらに便秘や腹痛など，他の自律神経障害を伴うことも多く，注意が必要である．

西洋医学的な予防と治療

抗癌薬によるしびれに対しては，現代医学的にはビタミンB$_{12}$の投与，温熱療法，マッサージなどが行われるが，効果は不確実であり，「抗癌薬によるしびれに対する有効な治療法はない」と記されている臨床腫瘍学の教科書もある．早期発見と投与中止（あるいは他の抗癌薬への変更）による末梢神経障害の重篤化の回避が重要である．

漢方治療の報告

パクリタキセルによるしびれや痛みに対する漢方治療の報告は少ないが，経験的に漢方薬を用いている臨床医は多い．

症例集積研究として報告されているのは，①「牛車腎気丸＋モービック®」が手指のしびれに有効（伏木弘ら），②「芍薬甘草湯」はしびれに無効だが，痛みは予防できることがある（山本嘉一郎ら），③「芍薬甘草湯」は筋肉痛や関節痛の43％に有効（藤井和之ら），などである．

また近年，オキサリプラチンによる末梢神経障害に対する牛車腎気丸のRCTによる治験が行われたが，その成績は決して満足できるものではなかった．

筆者の治療経験

筆者は，漢方サポート外来開設後数年間，「パクリタキセルによるしびれは漢方治療が奏効する場合が多いが，一方，オキサリプラチンによるしびれは

難治性で，漢方治療に反応しない」と考えていた．実際，当院の消化器化学療法科からオキサリプラチンによる末梢神経障害患者を10人ほど紹介していただいて治療したが，全例が無効であった．

しかしその後，治療法を変更し，「牛車腎気丸＋芍薬甘草湯＋附子末」を組み合わせ，そのうち附子末の量を1日1.5gから6gまで段階的に増量することにより，有効な症例が増えてきた．現在では半数以上の患者で効果がみられるようになっている．しかし，実際には柴胡剤が有効な症例や，駆瘀血剤が有効な症例もあり，治療法を規格化することはできない．奏効率を高めるためには，腹候に基づいた標準的な漢方診療を行う必要がある．

鍼灸治療の応用

抗癌薬による末梢神経障害に対して，鍼灸治療はきわめて有効である（p.21）．特に，背部兪穴群（脾兪・胃兪・腎兪・志室，さらに必要に応じて肝兪・胆兪・膀胱兪）に包括して補法の施鍼をし，電気温鍼器で患者が「熱くなった」というまで強く温補すると，ほとんどすべての患者で，しびれが軽快する．なかには1回の施鍼でしびれが半分以下に軽減したと喜ぶ患者もおり，この鍼灸治療法は今後きわめて有望である．しかし，施鍼には時間を要するため，医師が行うには負担が大きく，今後鍼灸師とのコラボレーションを考える必要がある．

7 咽喉頭異常感と半夏厚朴湯

近年，咽喉頭異常感は胃食道逆流症（gastroesophageal reflux disease：GERD）の症状の1つとされ，咽喉まで胃酸が逆流して起きる，咽喉頭酸逆流症（laryngopharyngeal reflux disease：LPRD）の概念が提唱されている．咽喉頭異常感を訴える患者の6割ほどは，胃酸分泌を強力に抑制するプロトンポンプ阻害薬（PPI）が奏効するとされている．

したがって，咽喉頭異常感を訴える患者に対しては，まず耳鼻咽喉科的診察と上部内視鏡検査を行い，頭頸部および食道の重大な疾患を除外したうえで，PPIを投与し，無効の場合は，漢方薬の単独あるいは併用投与を考慮する．

漢方では咽喉頭異常感を「咽中炙臠」（「咽の中の炙り肉」）と呼び，『金匱要略』には「婦人，咽中に炙臠あるがごとき者は半夏厚朴湯これを主る」と記載され，ストレスで起こる女性の咽喉頭異常感に，半夏厚朴湯が特効薬とされてきた．

半夏厚朴湯の証は几帳面な性格の人が呈しやすいとされるが，腹部膨満もその投与目標の1つであり，咽喉頭異常感症以外に腹部膨満型の過敏性腸症候群にも有効で，［大柴胡湯＋半夏厚朴湯］の形で用いられることが多い．

半夏厚朴湯は女性の咽喉頭異常感には有効であるが，男性の場合は柴胡加竜骨牡蛎湯が有効である場合が多い（星野惠津夫ほか：漢方の臨床，26：3-8，1979）．西洋医学的診断名が同じでも，性の違いにより証が異なる場合がある．「同病異治」の1つのタイプとして参考にしていただきたい．

8 腹部手術後の腹痛と腹部膨満

腹部手術後の腹痛や腹部膨満に対しては，原因を明らかにして，それぞれに応じた治療を行う．原因として，癒着による腸閉塞，胃切除術後の胃からの流出障害（gastric outlet obstruction），逆流性食道炎，腸管狭窄，腹水，放射線腸炎，腸液のうっ滞による小腸内細菌増殖症などがあるが，原因が確定できない場合も多い．

西洋医学的な対処法

消化器癌や婦人科癌の術後の腹痛に対して，西洋医学的に用いられる薬剤は，鎮痙薬（抗コリン薬），NSAIDs，オピオイドなどである．

ブスコパン®，コリオパン®，セスデン®などの鎮痙薬や抗コリン薬が，尿閉，霧視，不整脈などの副作用で投与できない場合は，芍薬甘草湯などの「漢方鎮痙薬」が有用である（p.89）．

NSAIDsを用いる場合は，NSAIDs潰瘍の予防と胃酸関連疾患への対策を目的に，少量のプロトンポンプ阻害薬（タケプロン® 15mgなど）を投与する．あるいは，胃粘膜障害や腎障害の少ないCOX-2選択的阻害薬であるセレコックス®を選択する．

オピオイドはまずコデインを用い，無効であれば，オプソ®液やオキノーム®散などの短時間作用性の経口オピオイドを用いる．

腸閉塞に対しては，胃管ないしイレウス管を用いた口側腸内容排液による減圧，抗コリン薬，サンドスタチン®による腸液分泌の抑制を行う．

漢方薬による対処法

腹部手術後の腹痛や腹部不快感に対して用いられる薬方は多い．症状および腹候を参考にして最適な薬方を選択する．

①腹部疝痛（刺し込むような痛み）に対しては，［実］柴胡桂枝湯，大黄附子湯，［虚実間］芍薬甘草湯，［虚］芍薬甘草附子湯，当帰芍薬散，補中益気湯，附子粳米湯，大建中湯合附子粳米湯，など．

②腹部全体の膨満に対しては，［実］大承気湯，大柴胡湯合半夏厚朴湯，桂枝加芍薬大黄湯，［虚］桂枝加芍薬湯，当帰建中湯，小建中湯，大建中湯，補中益気湯，など．

③上腹部の膨満に対しては，［実］大柴胡湯，大柴胡湯合茯苓飲，三黄瀉心湯，附子瀉心湯，半夏瀉心湯，［虚実間］茯苓飲，［虚］補中益気湯，六君子湯，四君子湯，など．

④癒着による単純性腸閉塞に対しては，大建中湯が有効であり，腸閉塞をくり返す患者に少量を長期間用いると，再発が予防できる．なお，大腸癌や婦人科癌の手術直後から大建中湯を用いると，大腸運動を促進し，排ガスまでの時間を短縮して在院期間の短縮に役立ち，またその後の癒着形成のリスクを減らすことが期待できる．

⑤大建中湯は「蜀椒（山椒），乾姜，人参，膠飴（麦芽糖）」の4生薬で構成され，緊急に短期間用いるのには適するが，長期間の投与には適していない．冷えや腹痛がなくなった患者に大建中湯を投与し続けると，むかつき，食欲不振，体熱感で苦しめる．大建中湯の証が持続し，長期間投与する必要がある場合には，補中益気湯を合方し，「補中益気湯＋大建中湯」の形で用いるのがよい．

9 乳癌のホルモン療法の副作用

エストロゲン受容体陽性の乳癌に対しては，通常ホルモン療法が行われる．わが国における乳癌の発症は閉経期前後の50歳頃がピークであるため，閉経前にホルモン療法を行うことにより，自然の閉経時に較べて，更年期障害様の症状が激烈に現われる．しかもホルモン療法は5年以上の長期になるため，その間の更年期症状の緩和は，QOLの高い療養生活のために重要である．

乳癌のホルモン療法に用いられる薬剤

①閉経前：卵巣でのエストロゲン産生を抑えるLH-RH作動薬ゾラデックス®注．
②閉経後：女性ホルモンが乳癌細胞に働くのを抑えるノルバデックス®．
③閉経前（オプション）：ゾラデックス®注に加え，副腎と脂肪組織で産生される女性ホルモンの働きを抑えるノルバデックス®を追加．
④閉経後：副腎や脂肪組織でアンドロゲンからエストロゲンの生合成を減らし，エストロゲン産生を低下させるアロマターゼ阻害薬（アリミデックス®，アロマシン®，フェマーラ®）．

乳癌のホルモン療法薬の副作用

更年期様症状（ホットフラッシュ，発汗，ほてり，頭痛，肩こり，めまい，不安，抑うつ，関節痛，性欲低下，生理不順，無月経，膣乾燥）が多いが，視力障害，血栓症，間質性肺炎，ショック，アナフィラキシー，皮膚粘膜障害，肝障害など重大な副作用もある．

乳癌のホルモン療法の副作用の治療

これらの副作用により普通の生活が送れない患者や，治療を断念する患者もいるが，証にあった漢方薬を用いると，ほとんどの患者で症状が軽快し，治療が継続できる．本症には，柴胡剤（大柴胡湯，小柴胡湯，柴胡桂枝湯，柴胡桂枝乾姜湯，補中益気湯，加味逍遙散など）と，駆瘀血剤（桂枝茯苓丸，桃核承気湯，当帰芍薬散など）の併用が奏効する．少数ではあるが，瀉心湯類（三黄瀉心湯，黄連解毒湯，附子瀉心湯）と駆瘀血剤の併用が有効な患者もいる．その選択は，症状の特徴に加えて腹候を根拠として行われる．したがって本病態の的確な治療のためには，腹候を正確に決定するための腹診をマスターする必要がある．

乳癌患者への漢方薬の投与の現状

漢方薬が癌の再燃・再発をひき起こすのではないかという懸念が，乳癌専門医から表明されることがある．確かに漢方薬中には多種のフラボノイドが含まれ，その中には女性ホルモン様の作用を有するものがある．これらは「フィトエストロゲン（植物由来のエストロゲン様物質）」と呼ばれ，更年期障害や骨粗鬆症に有効とされる．過去には大豆（イソフラボン）が乳癌を発症・増悪させると考えられていたが，現在では，むしろ大豆および味噌などの大豆製品は乳癌発生を抑制し，ホルモン療法の効果を高めるという考えが主流となっている．

筆者はこのような患者を300名以上漢方薬により治療してきたが，ホルモン療法中に乳癌が再燃・再発した症例は経験していない．実際，当院の乳腺科の医師のうちの数名は，積極的に患者を当科に紹介し，患者から喜ばれている．ホルモン療法に伴う患者の苦痛はただちに軽減すべきであるが，エストロゲン製剤は禁忌であるため，当面漢方薬を投与すべきである．

10 関節痛・自己免疫疾患の漢方治療

『傷寒論』には関節痛に有効な薬方が多数あげられているが，それらは関節リウマチ・自己免疫疾患にも応用可能である．薬方の選択については，痛みの強さに応じて段階的に行うためのマニュアルが『傷寒論』に示されている（図）．

① 最も軽症が「四肢微急し，以って屈伸しがたし（安静時は痛まず，関節を動かすと痛む状態）」で，桂枝加附子湯，桂枝加朮附湯，あるいはそれらの類方である．太陽病の薬方に利水薬（体内の水の流れを改善する生薬）と附子を加えた，葛根加苓朮附湯，麻黄加朮附湯，桂枝二越婢一湯加朮附，越婢加朮附湯などの中から，随伴症状などに基づいて選択する．

② 次の段階が「身体疼煩し，自ら転側すること能わず（安静時にも痛み，寝返りが打てない状態）」で，桂枝附子湯あるいは桂枝附子去桂枝加朮湯を選択する．『傷寒論』の薬方ではないが，中国明時代の『明医指掌』の薏苡仁湯もこのカテゴリーに入り，通常附子末を加えて用いる．

③ さらに痛みが強くなると「骨節煩疼し，屈伸することを得ず，之に近づければ則ち痛み劇し（関節を少し動かし，あるいは他人に触れられただけで痛む状態）」となり，甘草附子湯，芍薬甘草附子湯を用いる．

④ 炎症が長期にわたり，「諸肢節疼痛し，身体尪羸す（強い関節痛のために食事が十分摂取できずに痩せた状態）」となると，桂枝芍薬知母湯の適応となる．

⑤ また，『傷寒論』の薬方ではないが，「痛みは極期を過ぎているが，関節の変形が著明となった患者」には，中国宋時代の『和剤局方』の大防風湯が用いられる．

⑥ 四逆湯証と茯苓四逆湯証は，冷えと下痢などの腹部症状が強く，慢性期に移行した関節リウマチにしばしばみられる．烏頭湯類は激烈な痛みに用いられ，トリカブトの母根である烏頭が主薬である．通常烏頭湯を用いるが，のぼせや頭

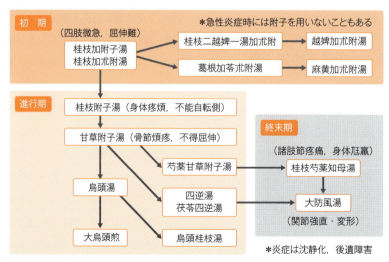

図 関節痛・自己免疫疾患の漢方治療

痛や発汗を伴えば烏頭桂枝湯を用いる．最強の痛みに対しては，烏頭と蜂蜜だけで構成される大烏頭煎を用いられるが，これは麻薬のような薬方である．

⑦これらの薬方は，痛みを主症状とする関節リウマチ患者に対して適用されるが，実は類縁の自己免疫疾患(SLE，強皮症，多発性筋炎，皮膚筋炎，混合性結合組織病など)に対しても，同様の考え方で効果が得られることが多い．この場合，痛みの程度ではなく，症状の特徴と炎症の程度で薬方を選択する．

1例をあげると，筆者が研修医時代の35年前，東大病院に入院していたステロイド依存性のSLEの15歳女性は，小倉重成先生を受診して桂枝二越婢一湯加朮附を投与され，その後ステロイドから離脱できてSLEは治癒し，現在まで再発していない．自己免疫疾患に対する漢方治療は，今後大いに研究されるべきである．

胸部腫瘍術後の創部痛

手術後，長期間続く創部痛は，肺癌，食道癌，縦隔腫瘍など，胸部腫瘍の手術後に多い．その理由は明らかではないが，胸膜や肋間神経などの障害が原因と推定される．術後の創部痛や不快感は，西洋医学的には通常神経痛と考えて，消炎鎮痛薬や精神安定薬，さらに神経伝達を抑制する目的で抗痙攣薬，抗うつ薬，リリカ®などが用いられる．

しかし，漢方治療により創部痛が軽快する患者は多く，主として心身症的病態に奏効する漢方薬を，腹候に基づいて，単独あるいは併用で用いる．すなわち実証であれば三黄瀉心湯，大柴胡湯，小柴胡湯，柴胡加竜骨牡蛎湯，白虎加人参湯，大承気湯など，また虚証であれば，補中益気湯，桂枝加竜骨牡蛎湯，柴胡桂枝乾姜湯などが奏効する場合が多い．この際，兼用方として駆瘀血剤(桂枝茯苓丸，桃核承気湯，当帰芍薬散など)と補腎剤(牛車腎気丸，八味地黄丸など)を併用すると効果が高まる．

『万病回春』の「脇痛門」には，「両脇疼痛するは，脈必ず双弦なり．緊細弦は，多くは怒気なり」とあり，その治療薬として，疎肝飲，柴胡芎帰湯，補中益気湯などの柴胡剤があげられている．

大塚敬節は，『症候による漢方治療の実際』に，「肺癌患者の呼吸困難を伴う胸痛に柴胡疎肝散(柴胡疎肝湯＋梔子，乾姜)を投与し，5ヵ月間苦痛なく質の高い延命ができた症例」を報告している．

矢数道明は『臨床応用漢方処方解説』に，五積散が奏効した「両背部肩甲骨下部から全周性の肋骨に沿った痛みが，寒冷刺激で誘発される症例」，延年半夏湯が奏効した「左季肋下，左乳房下部，左肩背部に痛みのある症例」をあげている．

12 胃切除術後の合併症

　胃切除術後の合併症として，吻合部通過障害，鉄欠乏性貧血，大球性貧血，骨粗鬆症，胆石，ダンピング症候群などがあり，その他に最近では，胃で産生される「グレリン」の分泌低下による食欲不振が注目されている．

鉄欠乏性貧血

　胃切除術後の鉄欠乏性貧血は，食物中の3価の鉄を2価の鉄に還元するために必要な胃酸が減少するためであり，還元鉄製剤（フェロミア®やフェルム®）の経口投与で改善する．この場合，ビタミンCの同時投与は不要である．

大球性貧血

　胃切除術後の大球性貧血はビタミンB_{12}欠乏による．終末回腸からビタミンB_{12}が吸収されるためには，胃の壁細胞が分泌するCastle内因子が必要であるが，広汎な胃切除術後では十分に分泌されないため，ビタミンB_{12}の投与が必要である．以前は間欠的筋注が必須と考えられていたが，実は一部（数％）は腸管から吸収されるため，メチコバール®1.5mg/日程度で補充できる．ビタミンB_{12}欠乏は認知症などの精神症状を誘発するため，その対応は重要である．

骨粗鬆症

　胃切除術後の骨粗鬆症は，胃酸減少による食物中のカルシウムのイオン化障害，および食物の小腸通過時間が短縮するために脂肪吸収障害が起き，脂溶性のビタミンDとKが欠乏した結果，カルシウムの吸収と骨への取り込みが減少し，さらに続発性副甲状腺機能亢進症をきたすために起きる．この状態は，大量の消化酵素（リパクレオン®1.8gなど），乳酸カルシウム（最もイオン化しやすいカルシウム製剤），ビスホスホネート製剤，ビタミンD製剤，ビタミンK製剤の投与により改善する．胃切除術を受けた患者，特に高齢者では，定期的に骨密度を測定すべきである（図）．

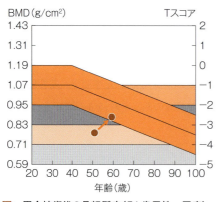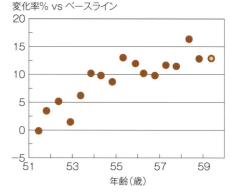

図　胃全摘術後の骨粗鬆症（51歳男性，胃癌）
胃癌による胃全摘術後を受けた3年後に当科初診．ビスホスホネート製剤（ベネット®）を8年間服用し，骨密度は8年間で0.774（51.5歳）から0.874（59.3歳）に増加した．

■ 胆石

胃切除術後の胆石の発生は，術中の迷走神経切断と術後のコレシストキニン（CCK）の分泌減少による胆嚢収縮障害によると考えられており，迷走神経温存手術などが有用であるが，ときには胃切除術中に予防的胆摘術が行われる場合もある．

■ ダンピング症候群

ダンピング症候群は，食後30分以内に起こる早期ダンピングと，食後2〜3時間で起こる後期ダンピングがある．

前者では，小腸内への高浸透圧の飲食物の急激な流入により血管内水分の腸内への移動が起き，腸管拡張，血管内脱水，セロトニンやヒスタミンなどの生体活性物質の産生による，腹部膨満，下痢，嘔気，顔面潮紅，動悸，めまいなどの症状がみられる．

後者は，ブドウ糖の急激な吸収による一過性の高血糖に反応して分泌されたインスリンが，血糖低下後も高値を保つため，低血糖により冷汗，疲労感，めまい，意識消失などをひき起こす．この場合，食後の尿糖陽性と低血糖で診断できる．

早期ダンピング症候群では，少量頻回食が有効であり，後期ダンピングでは，吸収されやすい糖の摂取を控え，食後2時間後にショ糖やブドウ糖入りのあめ玉をなめるなどの指導が有効である．術式では，胃全摘術やBillroth-Ⅰ法やⅡ法に比較して，幽門温存術やRoux-en-Y法では，発症しにくい．

13 癌の治療における祈りの役割

癌患者は，近い将来自分が死ぬかもしれないという厳しい現実に直面し，心理的に落ち込み，不安と恐怖に苛まれている．医師の不用意な余命告知により，状況はさらに悪くなり，患者の自然治癒力（闘病力）は確実に低下する．

筆者はこのような患者に対し，「あなたの主治医の判断は間違っています．あなたが今後どうなるかは，神様しか知らないのです．余命数ヵ月と言われた患者の多くが，漢方治療により何年も元気で生きています．私は最善の治療をしますから，あなたもがんばって下さい」と言って，やるべきことを行いつつ，神仏や先祖に祈ることを勧めている．

医学は工学とは異なる．唯物論に立脚し，自動車整備工場のようになってしまった現代の医学に，分子生物学の立場から警鐘を鳴らしているのが，村上和雄氏である．遺伝子のみですべてが決まるわけではない．瞑想，祈りやライフスタイルの改善によって，特定の遺伝子の発現をコントロールできるという研究もある．

祈りによって病気を治そうとすることは，あながち荒唐無稽なことではない．一心不乱に祈ることで不安が除かれ，自然治癒力が発揮されて病状が好転する患者は多い．祈りは，米国の補完代替医療で最も頻用されている治療法である．明治維新を境に，わが国では医療から宗教が排除されたが，最先端の医療では，宗教パワーをうまく取り入れることも重要である．

14 抗癌生薬「カイジ顆粒」

　筆者は，進行癌患者に対する漢方治療の定番として，通常［(補剤＋牛車腎気丸)×3回，駆瘀血剤×1回］を処方するが，高度進行癌の場合は，カイジ顆粒(9〜20g/日)の併用を推奨している．その理由は，これがわが国で選択できる，臨床的エビデンスの確立された唯一の「抗癌サプリメント」だからである．現在までに300名以上の患者が本剤を漢方薬と併用し，臨床的有用性がみられている．

　わが国では，インターネット，癌のバイブル本，口コミなどを通じて，多数の「癌に効くサプリメント」が広く流通している．しかしそれらのほとんどは，試験管内での若干の実験結果，「患者」の体験，「医師」のコメントが記されているだけで，臨床試験はまったく行われておらず，信頼性に欠ける．

　一方，カイジ顆粒は，30年以上前から，中国の国家的プロジェクトとして，基礎研究に加え，多数の臨床比較試験が行われてきた．以下にその概要を紹介する．

　1978年，中国の青島(チンタオ)で，末期の肝癌患者が，マメ科の落葉高木「槐(えんじゅ)」の老木に寄生するサルノコシカケ科のキノコである「槐耳(カイジ)」(学名：*Trametes robiniophila Murrill*)を煎じて服用したところ，肝癌が消失した．ただちに専門家が調査し，その有効性を確認した．

　1979年，中国衛生部はカイジの抗癌作用の研究を企画した．まず菌糸体培養による人工培養カイジの生産に成功し，その後，8つの医薬研究機関で，100名以上の研究者が研究を開始した．天然カイジと人工培養カイジの〈成分，薬理，毒性〉の基礎・臨床試験を行い，両者の同等性を確認した．

　1992年，中国衛生部新薬審査委員会はカイジ顆粒を「Ⅰ類抗癌生薬」と認証し，1997年，国家的新生薬として生産許可を与えた．2005年，日本漢方創薬(現，日本漢方新薬)が輸入総代理店となり，日本国内で「健康食品」として販売を開始した．

【活性成分】活性成分は，6種類の単糖と18種類のアミノ酸が結合した，分子量約30,000の糖蛋白PS-Tで，糖41.53％とアミノ酸12.93％を含み，その他に約20種の微量元素が含まれる．

【基礎研究】①癌細胞のアポトーシス誘導作用(G1期)，②実験腫瘍マウスによる腫瘍の抑制作用，③マクロファージとNK細胞の活性化による細胞免疫賦活作用，④α，γ-IFNやIL-2などのサイトカイン産生促進作用，⑤癌細胞周囲の新生血管抑制作用，などが報告されている．

【臨床研究】①腫瘍の縮小効果や臨床データの改善効果，②疼痛，食欲不振，全身倦怠感などの症状改善とQOL向上効果，③抗癌薬や放射線治療の副作用の軽減効果，④延命効果などが，種々の癌種に対する多数の臨床試験により示されている．

【使用方法】中国では，①適応疾患は肝癌，肺癌，胃癌，大腸癌，乳癌，②適用方法は健保適用薬として，大学病院，癌センターや癌基幹病院で医師が処方，③投与量は1日60g，である．

　一方わが国では，①健康食品として患者自身が特約輸入総代理店「日本漢方新薬」から通信販売で，あるいは全国の代理店で購入，②服用量は筆者の経験に基づき1日9〜20g程度を推奨，となっている．

15 瞑眩(めんげん)

瞑眩の出典は，中国の古典『書経(しょきょう)』の「薬，瞑眩(めんげん)せずんば，その病癒えず」である．江戸時代の名医・吉益東洞はこの言葉を引いて，「薬方が証にピッタリ合えば必ず治り，瞑眩を起こさなければ病気は治らない」と言ったが，実際には瞑眩を経て治ることは稀であり，筆者は8年間に数例しか経験していない．

「瞑眩」とは，慢性の難治疾患を漢方薬で治療する際，稀にみられる一過性の激しい反応である．山田光胤は「慢性症の時，漢方薬を飲んで予期しない反応が起き，その後急速に症状が改善すること」と述べているが，「予期しない反応」と「慢性疾患の急速な改善」が瞑眩の要点である．

瞑眩の症状として，下痢，嘔吐，発熱，性器出血，意識消失などがあるが，これらは生体システムの中枢(自律神経・免疫・内分泌)に関わる症状である．慢性の難治疾患ではそれらが異常な定常状態にあり，漢方薬服用直後に正常な定常状態に移行する際，その落差が大きい場合に1日〜数日続く反応が瞑眩であると考えられる(図)．

筆者の経験した4例(大腸癌化学療法中の嘔気と食欲低下，胃癌肝転移の帯状疱疹後神経痛，肺癌術後の肋間神経痛，乳癌術後の全身倦怠感)では，File 23 (p.108)のように激しい下痢を呈した患者が3例と多く，1例は大量の不正出血であった．いずれの症例も服薬開始直後から翌日にかけて症状が出現し，数日以内に瞑眩症状が治まるとともに以前の愁訴がほぼ消失した．

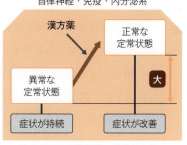

図　瞑眩の発生機序の仮説

16 頭頸部癌の放射線治療による唾液分泌障害

　頭頸部癌の放射線治療を受けた患者の合併症として，唾液腺障害による口腔乾燥，嚥下障害，構語障害，精神障害（抑うつ），甲状腺機能低下，などがある．

　本セミナーでは，①唾液の役割，②現状把握・経過観察のための検査，③西洋医学的な一般的治療と生活指導，④漢方治療，に分けて解説する．

唾液の役割

　唾液のほとんどは三大唾液腺（耳下腺，顎下腺，舌下腺）から分泌され，一部は小唾液腺（口唇腺や口蓋腺）から分泌される．副交感神経と交感神経の二重支配で唾液分泌が制御される．1日分泌量500 mL程度のうち，66％が耳下腺，25％が顎下腺からの分泌である．

　唾液分泌低下により，咀嚼や嚥下が障害され，誤嚥性肺炎や低栄養状態を招く．滑舌の低下と構語障害のため，人とのコミュニケーションが減り，抑うつ状態となる．唾液中のリゾチームやIgAが減少し，口腔浄化機能が低下し，齲歯や歯周病になりやすい．口腔内に細菌やウイルスが定着・増殖し，かぜ，インフルエンザ，咽頭炎，肺炎にかかりやすい．アミラーゼの分泌低下により，糖の消化が低下する．味覚障害により食欲が低下する．

現状把握・経過観察のための検査，問診

- **ガムテスト**：唾液分泌量の評価のために行われ，10分間シュガーレスガムを噛んで唾液を集め，10 mL以上が正常とされる．しかし唾液分泌障害の患者ではガムが噛めないため，拒否されることがある．
- **血清アミラーゼ濃度**：唾液腺アミラーゼは直接測定できないため，総アミラーゼと膵型アミラーゼを測定し，その差で唾液腺アミラーゼを概算する．唾液分泌が改善するのと平行して，唾液腺アミラーゼも増加する．各施設で緊急検査ができることが望ましい．
- **血清亜鉛値**：亜鉛は味蕾に大量に含まれ，不足すると味覚障害が起きる．血清亜鉛値は基準値65〜110 μg/dLであり，日内変動で朝に較べて夕刻は10 μg/dL程度低下する．各施設で緊急検査ができることが望ましい．
- **甲状腺機能**：甲状腺が被曝した場合は，数年後に甲状腺機能が低下し，冷え，便秘，気力低下などを招くことがある．定期的にFT4とTSHを測定し，甲状腺機能が低下すれば，チラーヂン®Sによる治療を考慮する．
- **口腔乾燥の強さ**：起きている時と就眠中にペットボトルの水を何回飲むか，をチェックする．

西洋医学的な一般的治療と生活指導

　医療用では，人工唾液（サリベート®），唾液分泌刺激薬（サラジェン®など）が用いられるが，サラジェン®は副交感神経を刺激するため，虚血性心疾患，喘息，てんかん，パーキンソン病には禁忌であり，発汗と下痢の副作用に注意する．OTCでは，殺菌酵素を含有した口内潤滑剤ジェル（オーラルバランス®）がよく用いられるが，保湿作用の強いヒアルロン酸ナトリウムを基材とした洗口液（絹水®スプレー）の噴霧・塗布・含嗽が有効という報告がある．

　なお，唾液分泌を低下させる抗コリン作用や交感神経刺激作用のある薬剤（向精神薬，抗アレルギー薬，喘息薬，抗頻尿薬など）を中止し，例えば花粉

症の患者には抗ヒスタミン作用のないオノン®を用いるとよい．

就眠中の口呼吸による乾燥を予防するため（室内の加湿，マスク，口唇テープ）が有効なことがある．耳下腺障害がない患者では，耳下腺マッサージが有効であり，また「舌回し運動」や顎関節の運動が有効な場合がある．唾液分泌を減らす精神的な緊張は避け，リラックスすることを進める．

■ 漢方薬の使用

放射線治療による口腔乾燥に用いられる漢方薬として，麦門冬湯，白虎加人参湯，五苓散などがあげられている．

筆者は本症の患者に，はじめ麦門冬湯を単独で投与したが，著効は得られなかった．そこで，麦門冬湯に加えて，腹候などを根拠に決定した患者の体質に応じた漢方薬を併用したところ，唾液分泌が回復する患者が増えてきた．

現在までに100人以上の患者を治療しており，奏効率は70％以上である．併用薬としては補中益気湯，柴胡桂枝乾姜湯などの柴胡剤が有効な患者が多く，白虎加人参湯を併用する患者も多い．

麦門冬湯は，『金匱要略』に「大逆上気，咽喉不利，逆を止め，気を下す，麦門冬湯之を主る」とあるように，百日咳のように真っ赤な顔で咳込む患者に奏効する．一方，放射線による唾液腺および粘膜障害による口腔乾燥は，「咽喉不利」と考えることができる．「自利」とは体内の液体の流れが良好なことであり，唾液の流出が滞っている状態は「不利」といえる．

『症例による漢方治療の実際』（松田邦夫, 創元社）には，麦門冬と百合が主薬である「百合固金湯」（麦門冬6g，百合4g，当帰4g，芍薬3g，貝母3g，玄参3g，桔梗2g，甘草1.5g）により，のどに湿りが出てくる」とし，激しい咽喉痛を呈する咽喉乾燥や嗄声に有効であるとしているが，麦門冬湯が無効な症例には，百合固金湯（煎じ薬）が有効かもしれない．

17　癌になってからの食事と運動

癌患者全体の5年生存率は，日本の57％に対し米国は67％であり，米国のほうが10ポイント高い．その最大の理由は，日本と異なり米国では，癌患者に対する食事や運動などの生活指導が十分行われるからと考えられる．

わが国では，手術，放射線治療，薬物療法の「三大治療法」が癌治療のすべてであり，病院でも地域でも，生活指導などはほとんど行われない．一方米国では，米国対がん協会が年間10億ドルもの事業費を投じ，さまざまな患者支援活動を行っている．

同協会が2012年に出版した"Nutrition and Physical Activity Guidelines for Cancer Survivors"，邦訳『「がん」になってからの食事と運動：米国対がん協会の最新ガイドライン』（2013年，法研）では，癌患者が転移や再発を防ぎ，元気で長く生きるためのコツを，エビデンスに基づいて解説している．

その要点は，①健康的な体重の達成と維持（過体重や肥満の場合は，高カロリーの飲食物を制限し，減量のために運動量を増やす）．②定期的な運動（運動不足を避け，治療後はなるべく早く普通の生活に戻る）．③野菜・果物・全粒穀物の多い食事とし，『がん予防のための栄養と運動に関する米国対

がん協会ガイドライン』(2012年)に従う，というものである．

そのガイドラインの要点は，①生涯を通じた健康的な体重の達成と維持(痩せない程度にできるだけ減量，高カロリーの飲食物を制限)．②定期的な運動(週150分以上の中等度または75分以上の強度の運動の励行，寝そべってテレビを見るなどの非活動的生活の是正)．③植物性食物を主体とする健康食の摂取(ハムやハンバーグなどの加工肉や牛・豚・羊肉の制限，野菜・果物・全粒穀物の増量)，である．

18 しばしば役立つ漢方の口訣(くけつ)

『傷寒論』の薬方は，「望聞問切」により集めた患者情報に基づいて決定するが，『金匱要略』や後世方の薬方では，現代医学的病名や病態を目標に決定できる場合がある．漢方医学の診断は，陰陽虚実という縦糸と，病名や病態という横糸を総合して行われるため，その2通りの診断法を習得する必要がある．

病態から薬方を決定する簡便な方法として，ある薬方の投与目標を一言で表した「キャッチフレーズ」が古来言い伝えられており，これを「口訣(くけつ)」と呼ぶ．その奏効率は6割以上のものから2割以下のものまで幅があるが，名医が長年の経験に基づいて推奨している投与目標であるため，口訣に従って薬方を処方してみる価値はある．「望聞問切」に基づく標準的漢方治療に慣れていない初心者でも，口訣を覚えておくと，とりあえず漢方薬が処方できるため，便利である．

筆者が利用する奏効率の高い口訣として，①「ばね指」に当帰四逆加呉茱萸生姜湯，②「更年期障害のホットフラッシュとその後の寒気(カッカゾクゾク)」に加味逍遙散，③「五十肩」に桂枝加朮附湯，④「雲の上を歩いているような動揺性めまい」に真武湯，⑤「三叉神経痛」に立効散，などがある．また，筆者が見出した，癌診療において有用と考えられ，将来口訣となる可能性のあるものは，本書中に示した．

江戸時代末から明治にかけて活躍した名医浅田宗伯(1815-1894)は，伝承されている中国およびわが国の薬方の口訣を多数集めて『勿誤薬室方函口訣(ふつごやくしつほうかんくけつ)』を著した．そのうち，自ら改良あるいは考案した薬方を，「治<病名>一方」と命名した．以下にいくつかを紹介するが，①と②はエキス製剤として薬価収載されている．
①打撲外傷後の痛みや腫れに「治打撲一方(ちだぼくいっぽう)」
②頭部や顔面の化膿性皮疹に「治頭瘡一方(ちずそういっぽう)」
③気力体力が低下し，眩暈と足の冷えがある人の頭痛に「治頭痛一方(ちずつういっぽう)」
④成人発症のストレスによる喘息に「治喘一方(ちぜんいっぽう)」
⑤冷え症患者のしゃっくりに「治迄逆一方(ちきつぎゃくいっぽう)」
⑥瘀血を伴う浮腫や腹水に「治水腫鼓脹一方(ちすいしゅこちょういっぽう)」
⑦ストレスによる肩背部の筋緊張に「治肩背拘急方(ちけんぱいこうきゅうほう)」

19 生命保険買い取り会社

　わが国では，「生命保険（死亡保険）は自分の死後にはじめて支払われ，生命保険は残される家族のためのものである」と考える人が多い．しかし1980年代の米国では，エイズを発症した人の，「高額の治療費を捻出するために自分の生命保険を利用したい」という願望を受けて，多数の「生命保険買い取り会社」が設立された．それらは現在，米国の高齢者福祉と経財界に大きな影響を及ぼしている．

　一方わが国では，毎月の掛金が支払えないために多くの生命保険が中途解約され，僅かな解約返戻金しか受け取れない人がきわめて多く，年間数十兆円が生命保険会社の利益となっていると報告されている．また，余命6ヵ月以内と診断された患者に死亡保険金の一部を支払うというリビング・ニーズ特約を利用できる患者は限られている．そのような現状を背景に，わが国初の「生命保険買い取り会社」［株式会社リスク・マネジメント研究所］が2004年に設立された．

　具体的には，自分の生命保険金を受け取る権利と今後の掛金の支払い義務を「生命保険買い取り会社」に委譲し，死亡保険金の額から何割かのマージンを引いた金額を入手するシステムである．

　高額の費用を要する先進医療を受けることもできるし，元気なうちに外国旅行などを楽しむことも可能となる．家族への遺産が減るために問題が生じるおそれはあるが，生命保険を自分のために使うという選択肢があってよい．

　わが国は一人あたりの生命保険の掛金が世界最高額といわれるが，この生命保険の活用法を一度考え直すべきであろう．死ぬ前に生命保険を現金化し，自分のために有効利用したい患者には，教えてあげるとよい．

第2章

がん患者の漢方サポートファイル

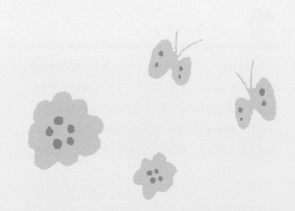

File 01 舌根癌：術後，放射線化学療法後の発声困難，抑うつ，不眠

頭頸部癌

年齢・性	58歳男性
病　名	舌根癌，放射線化学療法・手術後
主訴・症状	大きな声が出せない．抑うつ．全身倦怠感．放射線治療後の口腔内の痛み．両耳難聴．不眠
現病歴	

➡ X－7年10/25，某大学病院で，右頸部のリンパ節転移（原発不明癌）の切除術後，化学療法を受けた．X－2年に再発して舌根癌と診断され，12/4から8週間，放射線化学療法（86Gy）を受け，この間，内視鏡的胃瘻造設（PEG）により栄養サポートを受けた．

➡ X年4/8，対側の舌根部に転移し，再度手術を受けた．以後，完全緩解を維持していたが，再手術後は発声が困難となり，大きな声が出せず，復職はしたものの，仕事は十分にできなかった．出不精で，引っ込み思案となり，気持ちが沈みやすい．全身倦怠感，口腔内の放射線照射後の痛み，両耳の難聴，不眠を訴えた．蕁麻疹と考えられる，皮膚のかゆみと皮膚描記症があった．手術の際，主治医が急用のため，他の医師が術者となったことにクレームをつけ，わだかまりを持っていた．

➡ 10/16，頭頸科から紹介されて当科を受診した．

漢方的問診

➡ 食欲良好．不眠で睡眠薬を服用．普通便4回．夜間尿3回．足の冷えが強く，電気敷毛布を用いて寝る．発汗傾向なし．口渇軽度．唾液分泌障害はない．

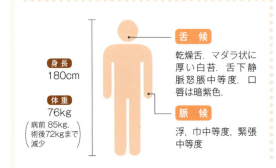

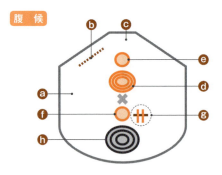

腹候

- ⓐ 腹力：やや軟
- ⓑ 胸脇苦満：右にごく軽度（胸脇満微結）
- ⓒ 心下痞鞕：なし
- ⓓ 臍上悸：高度
- ⓔ 心下悸：軽度
- ⓕ 臍下悸：軽度
- ⓖ 臍傍圧痛：左に中等度
- ⓗ 臍下不仁：高度

舌候
乾燥舌．マダラ状に厚い白苔．舌下静脈怒脹中等度．口唇は暗紫色．

脈候
浮，巾中等度，緊張中等度

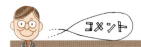

本症例は，舌根癌の手術で，主治医が自ら執刀しなかったことに，わだかまりと不満を抱いており，腹診では典型的な柴胡桂枝乾姜湯証の腹候を呈していた．同湯を服用後に冷えが改善し，大きな声が出せるようになり，精神的に落ち着いてきた．しかし3ヵ月後に体熱感が続き，疲れやすいと患者が訴えたため，証が変わったと考え，柴胡桂枝乾姜湯から補中益気湯に変更したところ，数日で動悸と不整脈が出現した．それにより証が変わっていないことが確認でき，元の処方に戻した．

治療経過

病歴では抑うつや不眠などメンタルな問題のある患者であり，典型的な柴胡桂枝乾姜湯証の腹候を呈し，桂枝茯苓丸証と牛車腎気丸証を伴っていた．

第1診 ▶ X年10/16

- 柴胡桂枝乾姜湯　1包 ⎫
- 桂枝茯苓丸　　　1包 ⎬ ×3回　　毎食前
- 牛車腎気丸　　　2包　×1回　　眠前

- マイスリー® 10mg

第2診 ▶ X年11/6

服薬開始後3日目から身体が温まり，体調がよくなった．声がとても出しやすくなった．気持ちが前向きになり，積極的になってきた．皮膚のかゆみがなくなり，熟睡できるようになった．

- 同処方
- 同処方

第3診 ▶ X年12/4

気分はよい．耳鳴は不変．かゆみなし．声帯がよく動くようになった気がする．

- 同処方
- 同処方

第4診 ▶ X+1年1/8

冷えは著明に改善した．早朝に体熱感があり，疲れやすい．1日数回の排便のうち，1回は下痢．証が変ったと考えて，柴胡桂枝乾姜湯を補中益気湯に変更した．

- 補中益気湯　1包 ⎫
- 桂枝茯苓丸　1包 ⎬ ×3回　　毎食前
- 牛車腎気丸　2包　×1回　　眠前

- 同処方

第5診 ▶ X+1年1/26

X+1年1/13，電話で「仕事中に胸がドキドキし，脈がとぶようになり，デパス®をのんで会社の医務室で休んでいた」と連絡があったため，補中益気湯の服用を中止するよう指示した．再度受診後，補中益気湯から以前の柴胡桂枝乾姜湯に戻し，以後動悸することはなくなった．

- 柴胡桂枝乾姜湯　1包 ⎫
- 桂枝茯苓丸　　　1包 ⎬ ×3回　　毎食前
- 牛車腎気丸　　　2包　×1回　　眠前

- 同処方

Column　柴胡桂枝乾姜湯と補中益気湯

日常の漢方診療において，柴胡桂枝乾姜湯は柴胡桂枝湯と並び，最も頻用される漢方薬であるが，癌の診療においては使用頻度が少ない．癌患者に対して用いられる柴胡剤としては，補中益気湯が圧倒的に多い．補中益気湯と柴胡桂枝乾姜湯は，ともに不眠・不安・いらいら・抑うつなどを呈する患者に適用されるため，その鑑別は重要である．

柴胡桂枝乾姜湯証では，怒り・不満・クレームなどの感情が表出され，腹候では「臍上・心下・臍下の悸」が著明で，心下痞鞕はなく，ごく軽度の胸脇苦満（胸脇満微結）がある．一方，補中益気湯証では，感情の表出は乏しく，腹候では臍上悸は軽度で，心下痞鞕と右側の軽度の胸脇苦満を認める．

しかし，実際には鑑別困難なことも多く，その場合にはとりあえずどちらかを投与し，患者の反応を参考にして決定するのがよい．

頭頸部癌

File 02 頸部原発不明癌：放射線治療後の口腔乾燥

年齢・性	65歳男性
病　名	原発不明の頸部扁平上皮癌，頸部リンパ節転移，放射線治療後
主訴・症状	唾液分泌障害による口腔乾燥，味覚低下，構語障害，肩こり
現病歴	

→ X－1年9/14，東北地方の某病院で，原発不明扁平上皮癌の左頸部リンパ節転移と診断された．

→ X－1年10/12，左頸部根治的リンパ節廓清術を受けた．節外浸潤を伴う中分化扁平上皮癌．pN2a．

→ X－1年11/8〜12/20，S-1併用（粘膜の炎症強く3回で中止）で放射線治療（60Gy）を受けた．

→ X年7/4，がん研有明病院頭頸科をセカンドオピニオンで受診した．

→ この間，薬剤師の弟から半夏厚朴湯3包，麦門冬湯1包，補中益気湯1包，十全大補湯1包，六君子湯1包，紅豆杉エキス12錠をもらってのんでいた．

→ X年7/29，頭頸科から紹介されて受診．唾液が出ない，味覚低下，舌がもつれて会話ができない，肩がこる，などの症状がある．

漢方的問診

→ 食欲低下．だるさは軽度．睡眠良好．普通便2回．夜間尿3回．冷えはない．口渇強く1日2Lの冷水を飲む．発汗傾向なし．

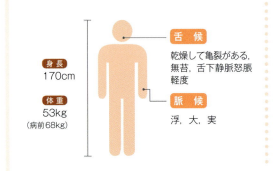

身長 170cm
体重 53kg（病前68kg）

舌候: 乾燥して亀裂がある．無苔．舌下静脈怒脹軽度

脈候: 浮，大，実

腹候

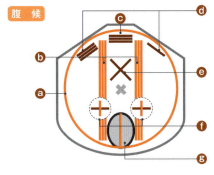

ⓐ 腹力：やや実．軽度膨満し，打診で鼓音
ⓑ 腹直筋緊張：全長にわたり高度
ⓒ 心下痞鞕：高度
ⓓ 胸脇苦満：右に高度，左に軽度
ⓔ 心下振水音：なし
ⓕ 臍傍圧痛：両側に軽度
ⓖ 臍下不仁：軽度，正中芯を伴う

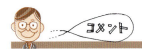

　本患者は，原発不明の頸部扁平上皮癌のリンパ節転移に対する放射線治療後に唾液分泌障害が出現し，味覚障害，構語障害，肩こりなどを訴えた．漢方的診断では明らかに実証であり，口渇が強く，心下痞鞕が強いことから，放射線による唾液腺障害に対する定番の麦門冬湯に白虎加人参湯を加えて治療した．その結果，口腔乾燥をはじめ，さまざまな症状が軽快し，血清唾液腺型アミラーゼ（総アミラーゼ−膵型アミラーゼ）は徐々に回復した．

　頭頸部の放射線治療の後遺症として甲状腺機能低下が起きるが，本患者も照射後3年で，甲状腺機能が低下し，補充療法で改善した．

治療経過

体重は病前に較べて15kg減ったが，脈候と腹候から患者は実証であると判断された．口渇が強いことから，白虎加人参湯と麦門冬湯の併用とした．また夜間頻尿と臍下不仁から，兼用方として眠前に牛車腎気丸を2包投与した．味覚障害があり，血清亜鉛：61μg/dL（基準値65〜120μg/dL）と低いため，亜鉛製剤を併用した．

第1診 ▶ X年7/29

- 白虎加人参湯　1包　×3回　毎食前
- 麦門冬湯　1包
- 牛車腎気丸　2包　×1回　眠前

- プロマック®D　2錠，バンビタン®　2g

第3診 ▶ X年11/25

体重は55kgと2kg増えた．甘みは感じる．話すのが楽になった．肩こりはなくなった．口腔乾燥は不変．夜間尿は2回に減った．唾液分泌を促進する目的でサラジェン®を試みた．

- 同処方

- プロマック®D　2錠，バンビタン®　2g，サラジェン®　3錠

第4診 ▶ X+1年3/23

体重は58kgに増えた．サラジェン®は無効のため，中止した．食欲，睡眠，便通は良好．ABAB法で補剤を併用した．

- 白虎加人参湯　1包　×2回　朝夕食前
- 麦門冬湯　1包
- 十全大補湯　1包　×2回　昼食前・眠前
- 牛車腎気丸　1包

- プロマック®D　2錠，バンビタン®　2g

第7診 ▶ X+2年7/25

体重は63kgと10kg増え，唾液腺型アミラーゼ［(総アミラーゼ)−(膵型アミラーゼ)］は増加し，唾液分泌も改善した（図1）．

- 同処方

- 同処方

第9診 ▶ X+3年3/24

甲状腺機能が低下したため，チラーヂン®S 50μg/日を投与した（図2）．4ヵ月後，甲状腺機能は正常となった．

- 同処方

- プロマック®D　2錠，バンビタン®　2g，チラーヂン®S　50μg

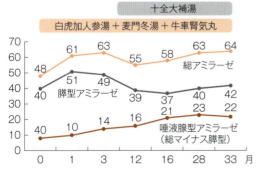

図1　頭頸部癌放射線治療後，唾液腺アミラーゼ

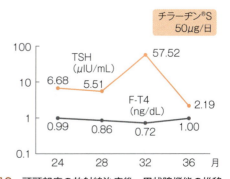

図2　頭頸部癌の放射線治療後，甲状腺機能の推移

File 03 舌癌：放射線治療後・術後の口腔乾燥

年齢・性	49歳女性
病　名	舌癌放射線治療後，再発に対する手術後
主訴・症状	口腔乾燥，便通異常（下痢・便秘・腹痛）

現病歴

- X－10年，舌癌（T3N0）に対し，放射線治療40Gyを受けた．
- X－9年，胃癌と胆石のため胃亜全摘術と胆摘術を受けた．
- X－8年，舌癌が再発し，舌の1/3を切除した．
- 以後，口腔乾燥のために夜間睡眠中息苦しくなり，しばしば目ざめる．口の乾きは早朝に強い．胃液が咽まで逆流し，内視鏡検査で食道裂孔ヘルニアと胃食道逆流症と診断された．サラジェン®をのんだが，よだれのように唾液がでて発汗も大量となったため中止した．常にペットボトルの水で口を潤している．アレルギー性鼻炎に対し，エバステル®を服用．
- X年8/11，頭頸科から紹介されて当科を受診した．

漢方的問診

→ 食欲と睡眠は良好．冷えはやや強く，冬期は湯たんぽを使用．便通は3日に1回で，緊張時や冷えた時は下痢する．夜間尿1回．口は乾燥し，飲水量1L．発汗普通．生理は25日型で3日で終わり，生理痛は軽い．

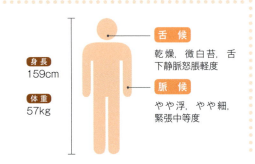

身長 159cm
体重 57kg

舌候：乾燥，微白苔，舌下静脈怒脹軽度
脈候：やや浮，やや細，緊張中等度

腹候

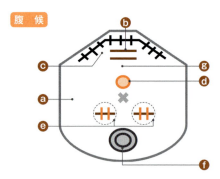

- ⓐ 腹力：やや軟
- ⓑ 心下痞鞕：中等度
- ⓒ 胸脇苦満：なし
- ⓓ 臍上悸：軽度
- ⓔ 臍傍圧痛：中等度
- ⓕ 臍下不仁：中等度
- ⓖ 心下振水音：なし

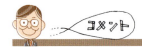

本症例は，舌癌に対する放射線治療の10年後，再発した舌癌の部分切除術後に，口腔乾燥を訴えた．

頭頸部の放射線治療による口腔乾燥症には，副交感神経刺激薬のサラジェン®やサリグレン®が用いられるが，下痢や発汗過多など副作用が問題となる．

一方，漢方治療の有効性は高い．その基本薬方は麦門冬湯であり，それに加えて四診（特に腹診）で決定される漢方薬を併用すると効果が高まる．

漢方治療により，患者の多くは口腔乾燥症状のみならず，気力や体力も回復し，元気になる（p.58）．

治療経過

アレルギー性鼻炎に対して，口腔乾燥を引き起こす可能性のあるエバステル®を中止し，抗ヒスタミン作用や抗コリン作用のないオノン®に変更した．

第1診 ▶ X年8/11

- 麦門冬湯　　1包　×3　　　　毎食前
- 桂枝茯苓丸　1包　×3　　　　毎食前
- 牛車腎気丸　2包　×1　　　　眠前

- オノン®　2cap

第2診 ▶ X年9/8

服薬開始後数日で唾液分泌が増え，口腔乾燥は軽快し，飲水量が減った．睡眠中口が渇き，時々目が覚める．

- 同処方
- 同処方

第3診 ▶ X年11/10

口の中に唾液がたまり，ペットボトルが不要となった．睡眠中に口が乾き目が覚めるのは1回に減った．便通はよくなり，下痢と便秘をくり返すことがなくなった．

- 同処方
- 同処方

第5診 ▶ X+1年4/6

口腔乾燥は夜は若干残るが，昼は感じなくなった．

- 同処方
- 同処方

第10診 ▶ X+2年8/28

ペットボトルで口を潤すことはなくなった．体調はいいが，軽度の更年期障害がある．

- 同処方
- 同処方

> **Column　漢方薬による便秘の治療**
>
> 　便秘を訴える癌患者は多い．原因は，癌や手術による腸管狭窄，腹水，抗癌薬や抗コリン作用を有する薬，過度の安静，甲状腺機能低下症などさまざまである．原則として原因を明らかにして，それに応じた治療を行うが，原因不明の場合や通常の下剤が無効の場合には，漢方治療が有用である．
> 　下剤的漢方薬には，兼用方として用いられるものと，主方として用いられるものとがある．
> 　兼用方は，通常1日1回，眠剤や昼の食間に投与される．癌患者の多くは瘀血を伴うため，まず桃核承気湯を用い，投与量を増減して1日0.5～3包の間で調整する．桃核承気湯で下痢や腹痛が起きれば，大黄甘草湯，調胃承気湯，麻子仁丸，通導散，当帰芍薬散などの薬方を試みる．
> 　主方として用いるものには，大柴胡湯，三黄瀉心湯，附子瀉心湯，防風通聖散，大承気湯，桂枝加芍薬大黄湯，大建中湯などがある．それらの投与目標を整理し，記憶しておくとよい．

File 04 舌癌：放射線治療後の口腔乾燥

年齢・性	70歳女性
病名	舌癌，放射線治療後
主訴・症状	口腔乾燥，構語障害，耳鳴り，手足の冷え，下腿と上腕のかゆみ，強い肩こり
現病歴	

→ X－7年4/27，舌癌Ⅳ期（T4N1M0）で手術（気管切開，舌亜全摘，下顎辺縁切除，下顎正中離断再固定，喉頭収縮筋切除，喉頭挙上，pN3）施行後，化学療法を受けた（シスプラチン＋5-FU）×4日間．

→ X－5年5月，舌癌が再発し，放射線治療（18Gy）を受けたが，その後に口腔乾燥，唾液粘稠化，構語障害，耳鳴，手足の冷え，下腿と上腕のかゆみ，肩こりが出現した．

→ X－2年7月～X－1年3月，十全大補湯を処方されたが，症状は改善しなかった．

→ 食事摂取が不十分なため，エンシュア・リキッド®を1日500mL服用していた．

→ X年6/9，口腔乾燥の治療を目的に，歯科から紹介されて受診した．

漢方的問診

→ 食欲不振．眠りが浅い．手足が冷える．便秘気味で兎糞便．夜間尿1回．口渇はないが，口腔乾燥が強い．自汗普通．肩こりが強く，とてもつらい．

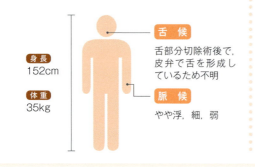

舌候：舌部分切除術後で，皮弁で舌を形成しているため不明

脈候：やや浮，細，弱

身長 152cm
体重 35kg

腹候

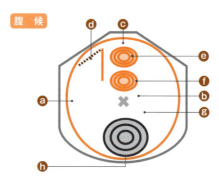

- ⓐ 腹力：軟
- ⓑ 腹部：膨満し，打診で鼓音
- ⓒ 心下痞鞕：なし
- ⓓ 胸脇苦満：右にごく軽度
- ⓔ 心下悸：高度
- ⓕ 臍上悸：高度
- ⓖ 臍傍圧痛：なし
- ⓗ 臍下不仁：高度

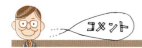

本症例は，[麦門冬湯＋柴胡桂枝乾姜湯]を主方，八味地黄丸を兼用方として投与した結果，口腔乾燥は速やかに改善し，肩こり，耳鳴り，便秘，食欲不振も改善した．放射線治療による口腔乾燥に対しては，麦門冬湯をベースとし，腹候などで決定した証に応じた漢方薬を併用するのが定番である．しかし，本症例では，柴胡桂枝乾姜湯により肝機能障害が起きたために，同湯を中止し，肝機能は正常化した（図）．黄芩を構成生薬として含む漢方薬（柴胡剤や瀉心湯類など）を投与中の患者では，ときに肝機能障害がみられるため，定期的に肝機能をチェックする必要がある（p.25参照）．

第2章　がん患者の漢方サポートファイル

その後の経過：本患者は，X＋1年6月から補中益気湯を服用し，現在まで7年以上舌癌は無再発でお元気である．病気になる以前にメンバーであったママさんコーラスの会で，再び歌っている．

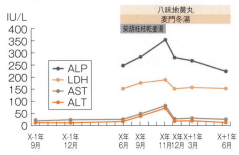

図　肝機能の推移

治療経過

放射線治療による唾液分泌障害の特効薬である麦門冬湯に加え，腹候に従って柴胡桂枝乾姜湯を投与し，兼用方として陰虚証の口腔乾燥に有効な八味地黄丸を用いた．

第1診 ▶ X年6/9

- 柴胡桂枝乾姜湯　1包　　｝×2回　朝夕食前
- 麦門冬湯　　　　1包
- 八味地黄丸　　　2包　×1回　　眠前

- エンシュア・リキッド®　500mL

第2診 ▶ X年6/25

口腔乾燥はやや改善し，構語がやや明瞭となり，話す言葉が聞き取りやすくなった．肩こりが軽快した．

- 同処方
- 同処方

第3診 ▶ X年9/3

体重は35.8kgに増えた．手足が温まり，足がだるくなくなった．耳鳴りが軽快した．構語がさらにはっきりしてきた．早朝覚醒がなくなった．兎糞便が普通便になった．

- 同処方
- 同処方

第5診 ▶ X年11/17

口内は潤い，固いご飯が食べられる．しかし，肝障害がみられ（AST：81（IU/L），ALT：72（IU/L）），右季肋部痛も出現したため，柴胡桂枝乾姜湯を中止した．

- 麦門冬湯　　1包　×2回　　朝夕食前
- 八味地黄丸　2包　×1回　　眠前

- 同処方

第6診 ▶ X年12/21

肝機能は正常に戻った．唾液は出る．右季肋部痛はなくなり，身体が楽に動く．

- 同処方
- 同処方

第9診 ▶ X＋1年6/28

体重は36.5kgに増えた．患者が免疫力を高めて舌癌の再発を防ぎたいと希望したため，肝機能障害を起こすおそれの少ない補剤である補中益気湯を加えた．

- 補中益気湯　1包　｝×2回　朝夕食前
- 麦門冬湯　　1包
- 八味地黄丸　2包　×1回　　眠前

- 同処方

第30診 ▶ X＋7年6/9

初診から7年経過し，舌癌は再発せず，患者は喜寿を迎えた．処方は第9診に同じ．

File 05 中咽頭癌：放射線治療後の口腔乾燥

年齢・性	56歳女性
病名	中咽頭癌，放射線治療後
主訴・症状	口腔乾燥，構語障害，歯周病，齲歯，抑うつ
現病歴	

→ X－2年8/16，がん研有明病院頭頸科初診．中咽頭癌（右扁桃癌）Ⅳa期（T1N2bM0）の診断．

→ X－2年8月～10月，放射線治療（60Gy）を受けた後，口腔乾燥が出現し，夜中に数回起きてペットボトルで水を飲むようになった．食事中や話をする時にも，ペットボトルが欠かせない．歯周病と齲歯が常にある．気が滅入り，何もする気が起きない．

→ X－2年12月～X－1年8月，化学療法［（CDDP＋5-FU）×4回］を3コース受けた．

→ この間，X－1年2月～10月，十全大補湯を1日3包投与されたが，口腔乾燥は改善しなかった．

→ X年7/7，歯科から当科に紹介され，受診した．

漢方的問診

→ 食欲不振．眠りが浅い．便通は兎糞便で時々下痢する．からだが冷えると夜間頻尿が起きる．口渇はないが，口腔乾燥が強い．発汗傾向なし．

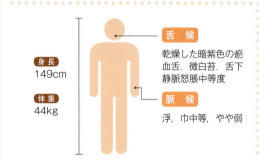

舌候　乾燥した暗紫色の瘀血舌．微白苔．舌下静脈怒脹中等度

脈候　浮，巾中等，やや弱

身長 149cm
体重 44kg

腹候

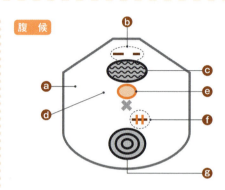

- ⓐ 腹力：やや軟
- ⓑ 心下痞：中等度だが，心下痞鞕はない
- ⓒ 心下振水音：高度
- ⓓ 腹直筋緊張：なし
- ⓔ 臍上悸：軽度
- ⓕ 臍傍圧痛：左に中等度
- ⓖ 臍下不仁：高度

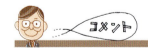

　本症例は，［麦門冬湯＋桂枝茯苓丸］を主方とし，牛車腎気丸を兼用方として投与したところ，口腔乾燥は3週間ほどで速やかに改善し，便通や食欲も良好となった．治療開始後3ヵ月で口腔乾燥はほぼ治癒し，代わって便秘とめまい感が出現したため，証が変化したと判断し，中咽頭癌の再発抑制も期待して，［十全大補湯＋当帰芍薬散］を主方，牛車腎気丸を兼用方とする治療に変更したところ，便秘とめまいは改善した．

　その後の経過：同処方を6年間継続投与し，中咽頭癌の再発はみられていない．十全大補湯は腫瘍免疫の賦活に，また当帰芍薬散はめまいと便秘にそれぞれ有用であったと考えられる．陰虚証の患者の便秘には当帰芍薬散が奏効する場合がある．

第2章 がん患者の漢方サポートファイル

治療経過

放射線治療による唾液分泌障害の特効薬である麦門冬湯に加え，腹候で決定された桂枝茯苓丸を投与した．兼用方として八味地黄丸よりも冷えや夜間頻尿に効果の大きい牛車腎気丸を用いた．

第1診 ▶ X年7/7

- 麦門冬湯　1包　⎱×3回　毎食前
- 桂枝茯苓丸　1包　⎰
- 牛車腎気丸　2包　×1回　眠前

- 酸化マグネシウム　0.5g　×3

第2診 ▶ X年7/28

口腔乾燥は改善し，水なしでポテトチップスが食べられるようになった．唾液が少し口の中に溜まるようになった．快便となり，皮膚のシミが薄くなった．

- 同処方

- 同処方

第3診 ▶ X年9/8

口腔乾燥はさらに改善し，水なしでパンが食べられるようになった．話をする時はまだ水が必要だが，夜中に起きてペットボトルで水を飲まなくてすむようになった．うつ状態は改善し，気力が出てきて家の中の掃除をする気になった．体重は3kg増加して47kgになった．

- 同処方

- 同処方

第4診 ▶ X年11/9

口腔乾燥は改善したが，めまいと便秘がある．患者が癌に対する免疫力を高める漢方治療を希望したため，再度漢方医学的診断を行った．補剤として，十全大補湯を選択し，腹候に従ってめまいと便秘に頻用される当帰芍薬散を合わせて主方とした．

舌候　乾湿中等度，白苔中等度，舌下静脈怒脹軽度
脈候　浮，弦，やや弱．
腹候

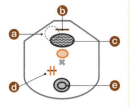

- ⓐ 腹力：やや軟
- ⓑ 心下痞鞕：軽度
- ⓒ 心下振水音：中等度
- ⓓ 臍傍圧痛：右に中等度
- ⓔ 臍下不仁：中等度

- 十全大補湯　1包　⎱×3回　毎食前
- 当帰芍薬散　1包　⎰
- 牛車腎気丸　2包　×1回　眠前

- 同処方

第5診 ▶ X年12/14

便通はよくなり，めまいもなくなった．

- 同処方

- 同処方

Column　めまいの漢方治療

漢方医学的に，めまいは気・血・水の異常（水毒・瘀血・気逆）で起きるとされ，これらを改善する薬方が有効である．古方では，水毒を治す苓桂朮甘湯（立ちくらみ）・真武湯（ふらつき）・当帰芍薬散・五苓散，瘀血を治す駆瘀血剤・柴胡剤・瀉心湯類，気逆を治す桂枝湯類や竜骨牡蛎剤が頻用される．また後世方では，水毒を治す半夏白朮天麻湯や瘀血を治す釣藤散が用いられる．

食道癌

File 06 食道癌・下咽頭癌：術後，胆嚢摘出術後の摂食障害による全身衰弱

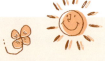

年齢・性	70歳男性
病　名	胃潰瘍術後，食道癌と下咽頭癌の術後，胆石術後
主訴・症状	下痢，全身衰弱
現病歴	

➡ X－34年，胃潰瘍で胃亜全摘を受けた．

➡ X－3年1月，食道癌および下咽頭癌で，喉頭全摘・永久気管孔造設術，食道亜全摘・残胃全摘・空腸間置術を受けた．失声状態であったが，電動人工喉頭で会話できた．術後下痢するようになった．

➡ X－3年6～7月，左傍気管リンパ節転移に対し，放射線治療（70Gy）を受けた．

➡ X年4月，総胆管結石・胆石・慢性胆嚢炎の診断で手術を受けた．術後は食べたものがそのままの形で排泄され，牛乳を飲むと白色の，緑色野菜を食べると緑色の下痢便がみられた．体重は術前の65kgから45kgまで減少した．ビタミンB_{12}：56pg/mL，亜鉛：47μg/dL，鉄：12μg/dL，といずれも著明に低下していた．甲状腺機能低下症と不眠症あり．ロキソニン®，チラーヂン®S，ベリチーム®，ラックビー®，レンドルミン®Dを服用していた．X年5/18，紹介されて受診した．

漢方的問診

➡ 不眠で睡眠薬を服用．食物がつかえて十分食べられない．手足が冷え，冬は電気あんかを使用．下痢便2回．夜間尿2回．口は乾くがあまり水を飲まない．汗かきだが，左傍気管部に放射線治療を受けてからは，左半身に発汗せず，右半身のみに汗をかく．

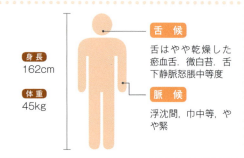

身長 162cm
体重 45kg

舌候
舌はやや乾燥した瘀血舌．微白苔．舌下静脈怒脹中等度

脈候
浮沈間，巾中等，やや緊

腹候

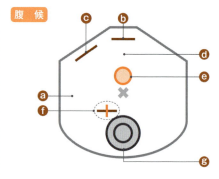

- ⓐ 腹力：中等度
- ⓑ 心下痞鞕：軽度
- ⓒ 胸脇苦満：右に軽度
- ⓓ 心下振水音：なし
- ⓔ 臍上悸：軽度
- ⓕ 臍傍圧痛：右に軽度
- ⓖ 臍下不仁：中等度

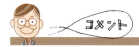

　本症例は，頭頸部と消化器の手術をくり返した後に，下痢が続き衰弱していた．胃全摘，間置空腸の屈曲による摂食障害，ダンピング症候群，胆摘後の脂肪吸収障害など，さまざまな機序による吸収不良症候群を呈していた．体重は20kg減少し，鉄，ビタミンB_{12}，亜鉛などが欠乏していた．不足する栄養素を補充すると同時に，漢方医学的に患者の元気を回復させる補中益気湯と牛車腎気丸を投与した．その後さらに茯苓飲を加え，摂食障害は改善した．

治療経過

ベリチームを3gから9g/日に増量した．鉄，亜鉛製剤を投与し，ビタミンB₁₂を筋注で補充した(図)．消化管の働きを改善し精神安定作用の強い補中益気湯を主方，牛車腎気丸を兼用方として治療開始した．

第1診 ▶ X年5/18

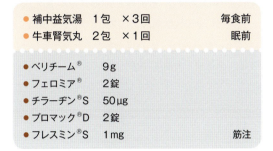

第2診 ▶ X年6/8

元気そうな顔つきになった．食後の不消化下痢便はなくなった．毎食後と排便後に疲労感がある．

- 同処方
- 同処方

第3診 ▶ X年8/3

疲労感がなくなり，とても元気になった．からだの冷える飲食物で下痢するため，冷たいもの，果物，生野菜，ジュース，酢の物，牛乳，炭酸飲料は摂らなくなった．

- 同処方
- 同処方

第4診 ▶ X年9/28

術後透視で，縦隔内の間置空腸が直角に屈曲していたため，上部消化管の蠕動を促進する茯苓飲を追加した．

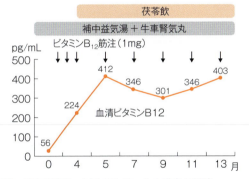

- 同処方

第7診 ▶ X+1年4/19

食物がつかえる以外は好調．周囲から元気になったと言われる．からだを冷やす飲食物を避けると下痢しない．

- 同処方
- 同処方

図　胃全摘術後，ビタミンB₁₂血中濃度の推移

Column　胃全摘術後のビタミンB₁₂欠乏症

ビタミンB₁₂は，胃体部の壁細胞が分泌するCastle内因子と結合した後に，終末回腸から吸収される．そのため，胃全摘術後には，終末回腸からビタミンB₁₂は吸収されず，フレスミン®などによる注射投与が必要とされていた．しかし近年，経口的に投与されたビタミンB₁₂の1〜2%は内因子と結合せず，受動的に吸収されることが複数の臨床試験で確認され，その推奨投与量は1.0〜2.0mg/日とされる．ビタミンB₁₂の欠乏は，大球性貧血のみならず，いらいら，抑うつ，せん妄，錯乱，パラノイア，運動失調，認知症などの精神神経障害を引き起こす．特に高齢者では，ビタミンB₁₂の肝内貯蔵量が少ないため，早期に欠乏しやすく，血中濃度をモニターしながら補充する必要がある．

File 07 食道癌：放射線化学療法後，ペプチドワクチン治験中の体調不良

消化器癌

年齢・性	60歳男性
病　名	食道癌，放射線化学療法後，ペプチドワクチン治験中
主訴・症状	嚥下痛，めまい，だるさ，便秘，立ちくらみ，不眠

現病歴

- X年4/18，食道癌の診断．X年5/12，某大学病院消化器外科に入院し，放射線治療（60Gy）に加え，化学療法（シスプラチン＋5-FU）×2コースを受けた．退院後に他の大学病院でペプチドワクチン療法を8回受けた．
- 嚥下痛，めまい，だるさ，便秘，立ちくらみ，不眠がある．最近まで大酒家（焼酎2合）であり，若い頃はヘビースモーカー（タバコ40歳まで30本/日）であった．マイスリー®，タケプロン®を内服中．
- X年10/2，主治医から紹介されて受診した．

漢方的問診

- 食欲普通．不眠で睡眠薬服用．便秘で下剤服用．夜間尿1回，冷えなし，発汗傾向なし，口渇なし．

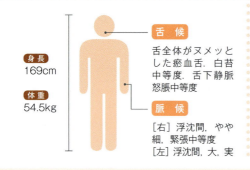

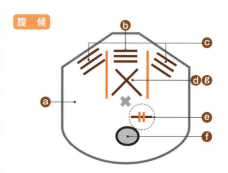

- ⓐ 腹力：やや実
- ⓑ 心下痞鞕：高度
- ⓒ 胸脇苦満：両側に高度
- ⓓ 臍上悸：なし
- ⓔ 臍傍圧痛：左に中等度
- ⓕ 臍下不仁：軽度
- ⓖ 心下振水音：なし

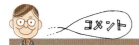

　本症例は，食道癌の放射線化学療法後の，ペプチドワクチンの治験患者である．当初，症状と腹候に基づいて，体質に対する治療薬としてA［大柴胡湯＋桂枝茯苓丸］を，また補剤としてB［十全大補湯＋牛車腎気丸］を選択し，ABAB法で治療したところ，食欲がでて元気になった．しかし半年後から易疲労，食欲不振などが出現した．腹候から証が変わったと判断し，体質に対する漢方薬をA［四逆散＋桂枝茯苓丸］に，また補剤をB［補中益気湯＋牛車腎気丸］に変更し，新たなABAB法で投与した結果，再び症状は改善した．

　その後，患者は咽頭癌を2回発症したが，いずれも内視鏡的に切除しえた．X＋2年7/29から，［補中益気湯1包＋牛車腎気丸1包］のみとした．

　現在までペプチドワクチンを110回投与され，エントリー症例中全国最多である．

治療経過

腹候からA［大柴胡湯＋桂枝茯苓丸］，癌証に対してB［十全大補湯＋牛車腎気丸］をABAB法で投与した．

第1診 ▶ X年10/2

- 大柴胡湯　1包　　｝×2回　朝夕食前
- 桂枝茯苓丸　1包
- 十全大補湯　1包　｝×2回　昼食前・眠前
- 牛車腎気丸　1包

- タケプロン® 15mg，マイスリー®

第3診 ▶ X＋1年1/9

食欲，睡眠良好となり体重は2kg増えたが，嚥下痛，喉の違和感，頸部の凝りが続くため，プロトンポンプ阻害薬を増量した．

- 同処方

- タケプロン® 30mg，マイスリー®

第5診 ▶ X＋1年6/12

易疲労，食欲不振，便秘が出現，体重は50kgに減った．皮膚は湿潤してきたため，補剤を補中益気湯とした．

- 大柴胡湯　1包　　｝×2回　朝夕食前
- 桂枝茯苓丸　1包
- 補中益気湯　1包　｝×2回　昼食前・眠前
- 牛車腎気丸　1包

- 同処方

第6診 ▶ X＋1年7/17

便通は改善したが，嚥下痛，立ちくらみ，食欲不振が続く．手足は冷たい．再度腹候を診直すと，両腹直筋全長の異常緊張を認め，四逆散証に変わったと判断し，転方した．

- 四逆散　　　1包　｝×2回　朝夕食前
- 桂枝茯苓丸　1包
- 補中益気湯　1包　｝×2回　昼食前・眠前
- 牛車腎気丸　1包

- 同処方

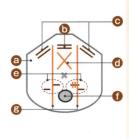

腹候
ⓐ 腹力：やや実　ⓑ 心下痞鞕：中等度　ⓒ 胸脇苦満：両側に中等度　ⓓ 臍上悸・心下振水音：なし　ⓔ 臍傍圧痛：左に中等度，右に軽度　ⓕ 臍下不仁：軽度　ⓖ 腹直筋緊張：全長にわたり軽度

第7診 ▶ X＋1年8/27

大柴胡湯を四逆散に変更してからは食欲がでて，だるさも軽快した．体重は51kgに回復した．

- 同処方

- 同処方

第11診 ▶ X＋2年7/29

その後表在型咽頭癌を2回発症したため，免疫力の強化を図る目的で，漢方薬は［補剤＋補腎剤］のみに変更した．

- 補中益気湯　1包　｝×3回　毎食前
- 牛車腎気丸　1包

- 同処方

第24診 ▶ X＋5年3/7

甲状腺機能低下症（FT4：0.65ng/mL，TSH：184μIU/mL）を呈したため，チラーヂン®S50μg/日の投与を開始した．

File 08 食道癌：術後の多発転移と呼吸不全

年齢・性	49歳男性
病 名	食道癌術後，頸部リンパ節・肺転移，癌性リンパ管症
主訴・症状	呼吸困難，咳，黄色痰，食欲不振
現病歴	

→ X−4年2/12，某市中病院で低分化型下部食道癌と診断され，手術を受けた（食道〜胃噴門部切除，脾摘，間置空腸再建．T1bN0M0，ⅠA期，根治度A）．その後1年間UFTを服用した．

→ X−3年8/18，頸部リンパ節転移廓清後，頸部〜後縦隔に放射線治療（49.7Gy）＋化学療法（シスプラチン＋5-FU）．X−2年9月，左肺下葉に転移し，肺葉切除術後，化学療法（タキソテール®＋シスプラチン＋5-FU）を1年間施行．X年2月，胸膜播種による左胸水貯留のため，再度同じ抗癌薬を投与したが，X年4月，肺転移が増悪し，［シスプラチン＋エトポシド］に変更した．

→ X年5/28，左癌性リンパ管症でPaO_2：59 Torrと低下．S-1に変更し，オキシコンチン®とリン酸コデインを投与されるも，咳と黄色痰が多く，呼吸困難が続くため，酸素吸入しながら当科を受診した．

漢方的問診

→ 食欲はまったくない．眠りが浅く，夜間何度も目が覚める．オキシコンチン®とリン酸コデインにより便秘．全身に浮腫がある．

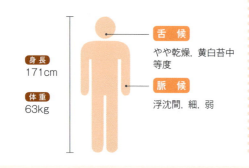

身長 171cm
体重 63kg

舌候：やや乾燥，黄白苔中等度
脈候：浮沈間，細，弱

腹候

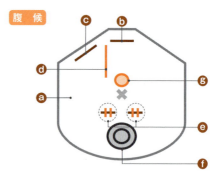

ⓐ 腹力：中等度
ⓑ 心下痞鞕：軽度
ⓒ 胸脇苦満：右に軽度
ⓓ 腹直筋緊張：右上腹部に軽度
ⓔ 臍傍圧痛：両側中等度
ⓕ 臍下不仁：中等度
ⓖ 臍上悸：軽度

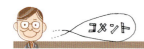

本症例は，終末期の食道癌肺転移患者であったが，［人参養栄湯＋牛車腎気丸］により「価値ある延命」が可能となった．漢方薬服用後，短時日のうちに体内の過剰な水分が排出され，体重減少と呼吸不全の改善がみられた．その結果酸素吸入が不要となり，家族との2度の海外旅行を楽しめた．

人参養栄湯は，構成生薬に五味子や遠志（おんじ）など肺に作用する生薬を含み，呼吸器症状の強い癌患者に第1選択となる．通常牛車腎気丸と併用するが，十全大補湯と同様に気血両虚に対する薬方であり，全身倦怠感や血虚による「皮膚枯燥（ひふこそう）」に加え，咳・痰・息切れなどの呼吸器症状を目標に投与する．

治療経過

呼吸器症状のある進行癌患者であり，腹候も考慮して主方を[人参養栄湯＋牛車腎気丸]，兼用方を桂枝茯苓丸2包とした．

第1診 ▶ X年6/14

- 人参養栄湯　1包　　　　×3回　　毎食前
- 牛車腎気丸　1包
- 桂枝茯苓丸　2包　×1回　　　　　眠前

- S-1　100mg
- オキシコンチン®　40mg，オキノーム®散　5mg 頓用

第2診 ▶ X年6/28

尿量が増えて浮腫が改善し，体重は6kg減り57kgとなり，労作が楽になった．黄色痰は1日3回に激減し，咳もなくなった．食欲がでて摂食可能になった．オキシコンチン®を減量でき，便秘は改善した．

- 同処方
- 同処方（オキシコンチン®　20mg）

第3診 ▶ X年7/20

酸素吸入不要となり，家族4人でハワイに1週間旅行できた．夜間5時間続けて眠れる．血液データで炎症と栄養は改善．食欲がでて，体重は59.5kgとやや増加．かぜ症状があるため，麻黄附子細辛湯を投与した．

- 同処方
- 麻黄附子細辛湯　1包　×3回　　毎食前
- 同処方

第4診 ▶ X年8/23

母親・妻と共に，中東ドバイに1週間の旅行を楽しむことができた．7時間続けて眠れる．かぜをひきやすく，麻黄附子細辛湯をしばしば服用．

- 同処方
- 同処方（オキシコンチン®　40mg）

第5診 ▶ X年9/20

S-1による顆粒球減少と38.9℃の発熱，CRP：22.3mg/dLのため，10日間入院．

- 同処方
- 同処方（オキシコンチン®　60mg）

第6診 ▶ X年10/4

癌に伴うPTHrP産生による高カルシウム血症が出現（血清補正Ca：12.4mg/dL，PTHrP：3.7pM/L）．紹介元の市中病院に入院し，X年11/24，死亡した．

- 人参養栄湯　1包　×3回　　　　毎食前
- 牛車腎気丸　2包　×1回　　　　眠前
- 同処方

Column　癌患者の呼吸不全に人参養栄湯

人参養栄湯は『和剤局方』所載の補剤であり，十全大補湯から川芎を除き，遠志・陳皮・五味子を加え，気血両補に精神安定・鎮咳去痰の作用が加わった方剤である．矢数道明は，「呼吸器・消化器共に犯され，加うるに積労，虚損，陰陽衰弱，五臓気尽くとて諸病の困憊の極，津液枯渇し，栄養衰え，貧血あるいは悪液質を呈して疲労甚だしき者に用いて体力を補う剤である」（『漢方後世要方解説』）と記している．筆者は，肺癌や消化器癌などの肺転移で呼吸器症状を呈する患者には，[人参養栄湯＋牛車腎気丸]を第1選択としているが，手応えを感じることが多い．

File 09 高度進行胃癌：総力戦で5年生存

年齢・性	72歳男性
病　名	胃癌，胃全摘術後
主訴・症状	食欲不振，体重減少，全身倦怠感，嘔気・嘔吐，下痢，前胸部のつかえ
現病歴	

→ X年5月，噴門部の3型進行胃癌と診断され，シスプラチンとS-1による術前化学療法を4週間受けた後，7/13，胃全摘術を受けた．後腹膜リンパ節が累々と腫れており，術後，食欲不振が続き，2ヵ月半の入院の後，10/1退院となった．

→ 入院時の体重66kgが退院時には50kgに減少した．

→ 2ヵ月後に腫瘍マーカーが増加したため，12/8から4日間S-1を投与．嘔気・嘔吐，下痢，前胸部のつかえ感が出現し，食欲不振とふらつきが続き，体重は45kgまで減少したため，12/12，緊急入院．補液を行い，ベリチーム®，アヘンチンキ，ロペミン®，ウルソ®などを投与したが，症状は改善せず．12/15，消化器外科から紹介されて受診した．

漢方的問診

→ 食欲はまったくない，全身倦怠感が強い．下肢が冷え，電気あんかを使用．便通は1日6～8回下痢便．夜間尿は頻回で1時間毎．自汗なし．口渇やや強い．

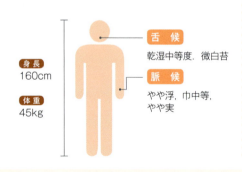

舌候：乾湿中等度．微白苔
脈候：やや浮，巾中等，やや実
身長 160cm
体重 45kg

腹候

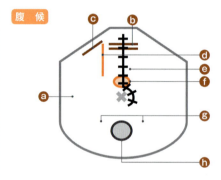

- ⓐ 腹力：中等度
- ⓑ 心下痞硬：中等度
- ⓒ 胸脇苦満：右に軽度
- ⓓ 腹直筋緊張：右上腹部に軽度
- ⓔ 心下振水音：不明
- ⓕ 臍上悸：軽度
- ⓖ 臍傍圧痛：なし
- ⓗ 臍下不仁：軽度

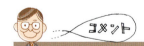

　本症例は，胃癌に対する胃全摘術後で，食欲不振，体重減少，嘔気・嘔吐，下痢，冷え，全身倦怠感があった．このような場合はまず補剤が必要であり，自律神経機能を改善する作用の強い補中益気湯と，胃の排出運動を促進する茯苓飲の併用が奏効する場合が多い．茯苓飲は，『金匱要略』に「心胸中に停痰・宿水あり，自ら水を吐出して後，心胸間虚し，気満し食す能わざる者を治す」とあり，胃下垂や胃酸過多症の患者に有効なことが多い．本症例のような胃切除術後患者には，補中益気湯との併用が奏効する．

　その後の経過：本症例は，漢方サポート外来を初診してから5年余り後に胃癌が進行して死亡したが，その間，化学療法の副作用が漢方薬で軽減し，「価値ある延命」が可能となった（図）．

第2章　がん患者の漢方サポートファイル

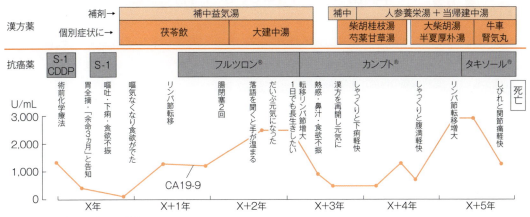

図　進行胃癌術後の癌との共存

治療経過

進行癌に対する定番の漢方処方として，十全大補湯と牛車腎気丸を投与した．

第1診 ▶ X年12/15

- 十全大補湯　1包　×3回　　　毎食前
- 牛車腎気丸　2包　×1回　　　眠前

- なし

第2診 ▶ X+1年12/27

夜間尿は2時間に1回に半減し，胸のつかえがなくなったが，下痢と嘔気は続くため，補中益気湯に変更した．胆汁酸による下痢を想定し，胆汁吸着薬を併用した．

- 補中益気湯　1包　×3回　　　毎食前
- 牛車腎気丸　2包　×1回　　　眠前

- コレバイン® 3g, パンクレアチン 6g

第3診 ▶ X+1年1/19

嘔気と下痢が改善したため，X年12/31退院した．退院後も食物摂取量が少なく，体力が回復せず，散歩もできない．体重が43kgに減少．補中益気湯に上部消化管運動を改善する茯苓飲を併用した．

- 補中益気湯　1包 ┐
- 茯苓飲　　　1包 ┘×3回　　毎食前
- 牛車腎気丸　2包　×1回　　　眠前

- 同処方

第4診 ▶ X+1年2/9

食欲は回復し，体重は44.7kgに増加した．食前食後の苦い腸液の逆流と食後の下痢が続く．

- 同処方

- パンクレアチン® 6g, コレバイン® 3g, トランコロン® 6錠

第6診 ▶ X+1年4/6

漢方薬を3日間中断したところ，嘔気が増悪し，泥状便3回となった．服薬を再開後，食欲は回復した．

- 同処方

- 同処方

第9診 ▶ X+1年9/8

X+1年9月，左鎖骨上のVirchowリンパ節転移が出現．フルツロン®を投与後，転移巣は縮小した．

- 同処方

- パンクレアチン® 3g, トランコロン® 6錠, フルツロン® 600mg

第11診 ▶ X+1年12/15

体重は50.4kgまで回復し，嘔気や下痢はなくなり，以後長期的に漢方サポートを行った（図）．

File 10 　胃癌：S-1による下痢と嘔気

年齢・性	72歳男性
病　名	進行胃癌の術後，化学療法中
主訴・症状	下痢，嘔気，食欲不振

現病歴

→ X年8/17，進行胃癌[T4（SE）N1 M1（腹水細胞診陽性），Ⅳ期]に対し，幽門側胃亜全摘術を受けた．

→ 術後9/21から，シスプラチンとS-1による化学療法を受けたが，腎障害（Cr：1.8）と下痢のため，10/26からシスプラチンを中止し，S-1（80mg/日）単剤投与とした．1日4回の水様下痢と口内炎，味覚障害があり，時々嘔気がある．

→ S-1と漢方薬による併用療法を希望し，紹介されて受診した．

漢方的問診

→ 嘔気のため食欲不振．不眠でユーロジン®を服用．水様下痢便4回あり，ゴロゴロという腹鳴を伴う．夜間尿2回．冷えはない．下痢のため口渇あり．水をよく飲む．発汗は普通．

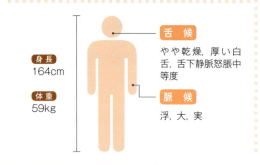

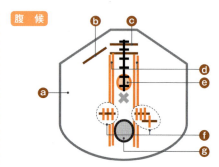

腹候

- ⓐ 腹力：やや実
- ⓑ 胸脇苦満：右に軽度
- ⓒ 心下痞鞕：中等度
- ⓓ 腹直筋緊張：全長にわたり中等度
- ⓔ 臍上悸：軽度
- ⓕ 臍傍圧痛：高度
- ⓖ 臍下不仁：軽度

舌候：やや乾燥，厚い白舌，舌下静脈怒脹中等度

脈候：浮，大，実

身長 164cm　体重 59kg

コメント

　本症例は，進行胃癌の術後に補助化学療法を行ったが，シスプラチンで腎障害，S-1で腹鳴と下痢の副作用があり，前者は投与中止，後者は服用困難であった．半夏瀉心湯をトランコロン®やロペミン®と併用投与したところ，腹鳴や下痢はなくなり，S-1単剤による化学療法を3年近く継続することが可能となった．この間，画像検査や腫瘍マーカー検査で再発の徴候はみられていない．

　近年，消化器癌の化学療法は大きく進歩したが，その副作用に苦しむ患者や治療を継続できない患者は少なくない．半夏瀉心湯はイリノテカンによる下痢に対して有効な場合が多いが，本症例のようなS-1による下痢にも有効なことがある．進行癌では，「抗癌薬の切れ目が命の切れ目」といわれるが，漢方薬の服用により副作用が軽減し，抗癌薬を何年も継続投与できている患者は少なくない．

治療経過

下痢と嘔気と口内炎があり，腹候から，[半夏瀉心湯＋桂枝茯苓丸]を主方，牛車腎気丸を兼用方とした．味覚障害に対して亜鉛製剤を併用した．

第1診 ▶ X年11/17

- 半夏瀉心湯　1包 ×3回　毎食前
- 桂枝茯苓丸　1包
- 牛車腎気丸　1包　×1回　眠前

- S-1　80mg，プレタール®，ユーロジン®，ロペミン®，トランコロン®，プロマック®，バンビタン®

第2診 ▶ X+1年2/6

紹介医でS-1を投与継続中だが，下痢はなくなり，便は固まった．免疫力を高める治療を，ABAB法によって開始した．鉄欠乏性貧血，逆流性食道炎も治療開始．

- 半夏瀉心湯　1包 ×2回　朝夕食前
- 桂枝茯苓丸　1包
- 十全大補湯　1包 ×2回　昼食前・眠前
- 牛車腎気丸　1包

- 同処方，フェロミア®，タケプロン®

第4診 ▶ X+1年4/9

体重55.5kg．ロペミン®1.5mgで便通良好．S-1の副作用である鼻汁と流涙と味覚異常があるが，下痢が改善したためS-1を100mgに増量した．

- 同処方
- 同処方（S-1は100mgに増量）

第6診 ▶ X+1年10/15

体重は57kgに増加．味覚は回復し，口内炎もなくなった．

- 同処方
- 同処方（S-1 100mgを隔日服用に減量）

第12診 ▶ X+3年3/3

体重は56kgで安定．体調はよく，腫瘍マーカーやCTで再発の兆候はない．検査データは，Hb：9.5→11.7g/dL，アルブミン：3.8→4.0g/dL，リンパ球数：920→1400/μLと改善した．

- 同処方
- 同処方

Column　抗癌薬による下痢の治療

副作用として下痢を起こしやすい抗癌薬には，イリノテカン，ドキソルビシン，S-1などのテガフール製剤に加え，グリベック®などの分子標的薬がある．抗癌薬投与直後の一過性のコリン作動性下痢には，ブスコパンなどの抗コリン薬が奏効する．投与数日後に起きる遅発性下痢は消化管の粘膜障害が原因であり，西洋医学的には乳酸菌製剤，ロペミン®，抗コリン薬，アヘンチンキなどで対症療法を行うが，漢方薬では半夏瀉心湯か柴胡桂枝湯のいずれかに芍薬甘草湯を併用すると奏効することが多い．File 10のように，抗癌薬投与後数日間下痢に対する漢方薬を投与し，その他の時期は体力維持のため補剤を投与する．

イリノテカンによる下痢に対する半夏瀉心湯の作用機序は，一部が解明されている．イリノテカンは，肝で代謝されて活性体SN38に変化して抗腫瘍作用を示すが，さらにグルクロン酸抱合されて非活性体SN38Gとなって胆汁中に移行し，腸管内へ放出される．腸内細菌の有するβグルクロニダーゼによってSN38Gが脱抱合されると，腸管内に出現したSN38が粘膜障害を起こし，下痢が誘発される．半夏瀉心湯や柴胡桂枝湯に含まれる黄芩の成分のバイカリンがβグルクロニダーゼを阻害し，SN38の出現を抑制するため下痢しなくなる．

File 11　胃癌：全摘術後の腸液逆流と便秘

年齢・性	66歳女性
病　名	胃癌，胃全摘術後
主訴・症状	口腔内への腸液逆流による舌痛
現病歴	

→ X－1年9/29，胃体上部小弯の3型進行胃癌の診断で，胃全摘術（胆嚢脾臓合併切除，D3廓清）を受けた．術後食欲不振が続き，体重は病前の56 kgから52 kgに減少し，10/23に退院した．

→ 退院後も，苦い腸液が逆流して舌にべったり付き，舌が荒れ，しびれて痛むため，1日中飴をなめていた．腰から下がしびれて冷たい，項背部の筋緊張がある．食欲がなく，体重は43 kgまで減った．

→ X年5/30からフオイパン®，ビタメジン®，ユベラ®，6/27からタケプロン®を投与されるも効果なく，含嗽用ハチアズレ®も無効であった．7/10，消化器外科から紹介されて受診した．

漢方的問診

→ 食欲旺盛．不眠で時々睡眠薬を服用．腰以下の冷えと踝以下のしびれがあり，冬は湯たんぽ使用．3日に1回普通便．夜間尿なし．時に冷や汗をかく．口渇なし．狭い所では息苦しくなり，長くいられない．

腹候

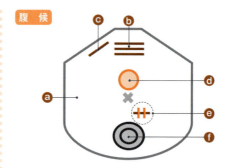

- ⓐ 腹力：やや実
- ⓑ 心下痞硬：高度
- ⓒ 胸脇苦満：右に軽度
- ⓓ 臍上悸：軽度
- ⓔ 臍傍圧痛：左に中等度
- ⓕ 臍下不仁：中等度

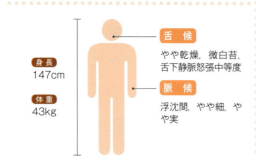

身長 147 cm
体重 43 kg

舌候：やや乾燥，微白苔，舌下静脈怒張中等度
脈候：浮沈間，やや細，やや実

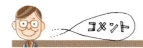

　本症例は［補中益気湯＋茯苓飲］や苓姜朮甘湯の証ではなかった．実証で冷え（寒実）があったのに虚証と誤認した「誤治」であった．初診時の舌候・脈候・腹力から実証であると考え，冷え，便秘，閉所での空気飢餓感などの自覚症状と，腹候（心下痞硬，右胸脇苦満，臍上悸）から附子瀉心湯を選択すべきであった．

　附子瀉心湯は『傷寒論』所載の「太陰病の実」に属する漢方薬であり，「心下痞，而してかえって悪寒し，汗出づる者」に適用され，冷え，便秘，精神症状，口苦，味覚異常などを呈する患者に対する第1選択薬である．附子瀉心湯は黄連を含み，黄連湯，黄連解毒湯，温清飲などと同様に舌の不快感などの口腔内愁訴にも奏効する．

　本症例は胃癌の術後で癌は存在せず，「癌証」ではなかったため補剤の適応ではなかった．

治療経過

胃全摘術後の上部消化管内容物の停滞によって起きた腸液（胆汁と膵液）の逆流による症状と考え，上部消化管運動を促進させる［補中益気湯＋茯苓飲］を主方とし，腹候から牛車腎気丸を兼用方とした．

第1診 ▶ X年7/10

- 補中益気湯　1包 ┐
- 茯苓飲　　　1包 ┘ ×3回　　毎食前
- 牛車腎気丸　2包　×1回　　眠前

- ハルシオン® 0.125mg ×1

第3診 ▶ X年11/6

舌のしびれと痛み，胆汁の逆流は改善したが，腰以下の冷えと足首以下のしびれは不変で，指先もピリピリ痛む．茯苓飲を腰から下の強い冷えに奏効する苓姜朮甘湯に変更した．

- 補中益気湯　1包 ┐
- 苓姜朮甘湯　1包 ┘ ×3回　　毎食前
- 桂枝茯苓丸　1包　×1回　　眠前

- 同処方

第4診 ▶ X年11/20

苓姜朮甘湯に変更後，肘以下と膝以下にジンジンしたしびれが起きたため，服用を中止した．閉所恐怖などの精神症状を伴い，冷え症で実証かつ便秘があるため，腹候に基づいて主方を附子瀉心湯（三黄瀉心湯＋附子末）に変更した．

- 三黄瀉心湯　1包 ┐
- 附子末　　　1g   ┘ ×3回　　毎食前
- 桂枝茯苓丸　1包　×1回　　昼食後
- 牛車腎気丸　2包　×1回　　眠前

- 同処方

第5診 ▶ X年12/7

気分がよくなり，上下肢のしびれは軽快し，思わず笑みがこぼれるほどとなった．しかし，舌痛，舌苔，舌の苦味が続き，便通が3日に1回のため，兼用方を桂枝茯苓丸から桃核承気湯に変更した．精神緊張が強いため，「ケセラセラの薬」で筋弛緩作用も期待できるセルシン®を併用した．

- 三黄瀉心湯　1包 ┐
- 附子末　　　1g   ┘ ×3回　　毎食前
- 桃核承気湯　1包　×1回　　昼食後
- 牛車腎気丸　2包　×1回　　眠前

- ハルシオン® 0.25mg ×1
- セルシン®　 2mg ×3　　毎食後

第6診 ▶ X年12/28

非常に気分がよくなり，上下肢のしびれは消失し，舌痛・舌苔・苦味もなくなった．便通も毎日となった．以前は買い物に行けなかったのが，どこへでも行けるようになった．体重は52kgまで回復した．

- 同処方

- 同処方

> **Column　癌がなくなれば癌証ではない**
>
> 癌患者の漢方治療において，まず考えるべきことは，患者が担癌状態にあるか否かである．癌患者は「癌証」ともいうべき特殊な状態にあるが，治療後に完全緩解（CR）となった患者では，体内に癌は遺残していないと考えられる．その場合，「癌証」に対する補剤は不要であり，標準的な四診によって決定される漢方薬を投与すべきである．ホルモン療法中の乳癌患者や放射線治療による口腔乾燥を呈する患者でも同様であり，必ずしも補剤を必要としない．補剤を投与しても状態が改善しない患者では，その可能性を考えるべきである．

File 12 残胃癌：術後の適応障害による抑うつ

年齢・性	74歳男性
病　名	残胃癌，胃全摘術後の後腹膜リンパ節転移，化学療法後
主訴・症状	抑うつ，腹痛，食欲不振
現病歴	

→ X－35年，胃癌で幽門側胃亜全摘術を受けた．

→ X－3年4/23，残胃癌と診断され，残胃全摘術を受けた．

→ X－1年12月，腫瘍マーカーが増加し，腹部超音波検査とCTで，後腹膜リンパ節転移を認めた．

→ X年1/12，化学療法を受けるために入院したところ，抑うつ状態となった．退院後は自宅で，笑わず，しゃべらず，テレビも新聞も見ず，外出せず，部屋でじっとしていた．経口抗癌薬（S-1）は，めまい，口腔内出血，口角炎のため，3コースで中止した．

→ X年8/25，後腹膜リンパ節転移による腫瘤が急速に増大し，担当医から緩和医療を勧められた．

→ 9/2，長女が通院中の近医精神科を受診した．「適応障害」と診断され，向精神薬ではなく補中益気湯を投与された．すると，その翌日から患者の顔色がよくなり，久しぶりに外出して散髪に出かけたり，鼻歌を歌ったりしはじめた．

→ 9/16，漢方薬の顕著な効果に驚いた精神科医から紹介されて受診した．

→ 初診時の血液検査では，CEA：191 ng/mL，CA 19-9：190 U/mLといずれも高値．腹部超音波検査では，肝転移はなく，腹部大動脈周囲の転移リンパ節が一塊となり，上腹部に径12cmの腫瘤を形成していた．ビオスリー®，マグラックス®，ロヒプノール®，モービック®を服用中．

漢方的問診

→ 補中益気湯を服用後に食欲はやや回復し，お粥を食べている．不眠でロヒプノール®を服用．便通1日1回．たまに嘔吐と下痢．夜間尿1～2回．冷え症で，就眠中は電気毛布使用．汗をかきやすい．口渇なし．

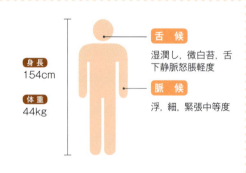

身長 154cm
体重 44kg

舌候
湿潤し，微白苔，舌下静脈怒脹軽度

脈候
浮，細，緊張中等度

腹候

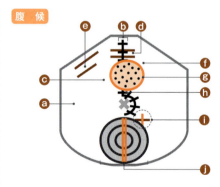

- ⓐ 腹力：やや軟
- ⓑ 上腹部正中に手術創
- ⓒ 腹直筋緊張：なし
- ⓓ 心下痞鞕：軽度
- ⓔ 胸脇苦満：右に中等度
- ⓕ 心下振水音：なし
- ⓖ 上腹部に手拳大の硬い腫瘤
- ⓗ 臍上悸：なし
- ⓘ 臍傍圧痛：左に軽度
- ⓙ 臍下不仁：高度．正中芯を伴う

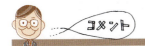

本症例は高度進行胃癌患者で，化学療法導入のための入院後，適応障害により抑うつ状態となり，まるで「生ける屍」のようになっていた．たまたま筆者の著書（『漢方で劇的に変わるがん治療』明治書院刊）を読んでいた精神科医が，試みに補中益気湯を投与したところ，劇的な症状の改善をみたため，驚いて紹介してきた．

その後は補中益気湯を主方，牛車腎気丸を兼用方として用いたところ，患者の状態はさらに改善し，痛みがなくなり，腫瘍マーカーも著明に減少した．

第2診で患者の気虚が改善したと判断し，補中益気湯を十全大補湯に変更した．しかし残念なことに，2ヵ月後に誤嚥性肺炎で死亡した．

なお，「カイジ顆粒」については，p.56を参照．

治療経過

紹介元で処方された補中益気湯を継続し，さらに腎虚に対して牛車腎気丸を投与．状態が厳しいと考え，中国政府認定の抗癌生薬「カイジ顆粒」を勧めた．

第1診 ▶ X年9/16

- 補中益気湯　1包　×3回　　　　毎食前
- 牛車腎気丸　1包　×1回　　　　眠前
- カイジ顆粒　3g　×3回　　　　毎食前

- メチコバール® 1mg，ビオスリー®，マグラックス®，ロヒプノール®，モービック®

第2診 ▶ X年12/9

漢方薬とカイジ顆粒を服用後，非常に元気になった．普通のご飯が食べられるようになり，体重は3kg増え，47kgになった．腹痛はなくなり，モービック®は不要となった．夜間尿はなくなった．CEAは，3ヵ月後119 ng/mLに減少した．補剤は「気血両虚」に用いられる十全大補湯に変更した．

- 十全大補湯　1包　×3回　　　　毎食前
- 牛車腎気丸　1包　×1回　　　　眠前
- カイジ顆粒　3g　×3回　　　　毎食前

- メチコバール® 1mg，ビオスリー®，マグラックス®，ロヒプノール®

Column　補剤の朮は白朮か蒼朮か

補中益気湯と十全大補湯のエキス製剤の構成生薬は，朮の種類がメーカーにより異なり，ツムラとジェーピーエスの2社は蒼朮を，その他のメーカーは白朮を用いている．人参養栄湯の朮は，すべてのメーカーが白朮である．蒼朮はホソバオケラ，白朮はオケラであり，それぞれの生薬の薬効は異なる．中医学の薬能は，蒼朮は「瀉・燥・散・発汗」，白朮は「補・燥・収・止汗」とかなり異なるが，現代医学的薬効は，蒼朮は「健胃，利尿，鎮痛，鎮静，強壮，去風湿，血糖降下」，白朮は「健胃，利尿，鎮痛，鎮静，強壮，解熱，益気，整腸」とほぼ同様である．しかし，含有される化合物は異なる．補益する力は蒼朮より白朮のほうが強く，健脾（食欲の回復）に適しているとされる．しかし筆者は蒼朮を含む製剤を用い，本書の多数の症例で示すように，その有用性は確認している．癌患者に用いる補剤中の朮としてどちらを用いるべきかは，今後検討する必要がある．

File 13 早期胃癌：内視鏡切除術後の激痛

年齢・性	70歳女性
病　名	早期胃癌，内視鏡的粘膜下剥離術（ESD）後
主訴・症状	上腹部の激痛

現病歴

→ 家系に胃癌が多いため，毎年胃内視鏡検査を受けていた．

→ X年1月の上部消化管内視鏡検査で，胃前庭部小彎の表在型胃癌と診断された．

→ 2/21，内視鏡治療を目的に入院．同日，ESDを受けた．術中～術後の経過は順調であった．

→ しかし，ESD施行当日夜から心窩部の激痛を訴え，2/21に2回，2/22に4回，2/23に4回，ペンタジン®（15mg）を静注投与する必要があった．2/22の深夜には胃がよじれるように痛み，「この痛みはいつまで続くのでしょうか」と不安が表明された．ペンタジン®により腹痛は軽減するが，3時間ほどで再び痛みが起き，苦痛が強かった．2/23の20時，主治医から病棟への往診依頼があった．

漢方的問診

→ 冷えなし，便通異常なし．口渇なし．

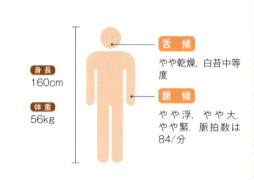

身長 160cm
体重 56kg

舌候 やや乾燥，白苔中等度

脈候 やや浮，やや大，やや緊．脈拍数は84/分

腹候

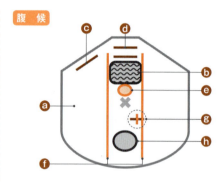

筋性防御や反跳圧痛などの腹膜刺激兆候はない．
ⓐ 腹力：やや実
ⓑ 心下振水音：中等度
ⓒ 胸脇苦満：右に軽度
ⓓ 心下痞鞕：中等度
ⓔ 臍上悸：軽度
ⓕ 腹直筋緊張：全長にわたり軽度
ⓖ 臍傍圧痛：左に軽度
ⓗ 臍下不仁：軽度

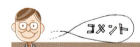

　本症例は，早期胃癌に対してESDを受けた日の夕刻から，2日以上強い上腹部痛が続き，非麻薬系鎮痛薬ペンタジン®の頻回の静注投与が必要であった．ESD後にこのような激しい腹痛を長時間訴える患者はまれであるが，本症例は，以前からしばしばこむら返りがあり，芍薬甘草湯が著効を示していたという既往があった．今回もESD後の穿孔や穿通による痛みではなく，こむら返りに類似する腹壁あるいは消化管の筋肉の攣縮による痛みと想定して芍薬甘草湯を投与し，著効が得られた．

　芍薬甘草湯証の腹候は本症例のように腹直筋の全長にわたる緊張が特徴的である．

第2章　がん患者の漢方サポートファイル

治療経過

腹候からは六君子湯または補中益気湯と芍薬甘草湯の合方の証と考えられたが，内視鏡的治療後に急に起きた激しい上腹部痛であることから，急迫症状と考え，「先急後緩」の原則に従って，急性の有痛性疾患に用いられる芍薬甘草湯を単独投与した．

第1診 ▶ x年2/23

- 芍薬甘草湯　2包　×1回　　　　　頓服
  ↓
- 芍薬甘草湯　1包　×4回　　毎食前・眠前

なし

第2診 ▶ x年2/25

2/23の21時に芍薬甘草湯2包を服用させたところ，腹痛は消失し，朝まで熟睡できた．2/24は1日4回芍薬甘草湯を服用させたところ，その後に痛みはなく，2/25の午前中に退院することができた．

- 芍薬甘草湯　1包　×3回　　　　毎食前

なし

> **Column　芍薬甘草湯は痛みの特効薬**
>
> 　芍薬甘草湯は，芍薬と甘草の2生薬からなる単純な構成の薬方であるが，種々の有痛性疾患に劇的効果を示す．その健保適用は「急激に起こる筋肉の痙攣を伴う疼痛」であるが，実際には，横紋筋や平滑筋が原因となるさまざまな痛みに有効な，守備範囲の広い重要薬方である．附子末を加えて「芍薬甘草附子湯」として腰痛症や関節リウマチなど慢性の疼痛性疾患に用いることも多い．
>
> 　適応となる病態は，こむら返り，しゃっくり，腰痛，肩こり，生理痛，眼瞼痙攣，抗癌薬によるしびれや麻痺・関節痛・筋肉痛，腹部手術後の腹痛や腹部膨満，消化管の攣縮による食道・胃・腸に由来する痛みや痙攣性便秘，胆石や尿路結石による疝痛，肋間神経痛や坐骨神経痛などである．さらに消化管の蠕動運動抑制作用を利用して，内視鏡による検査や治療，造影検査の前処置としても応用される．
>
> 　芍薬甘草湯の腹候は，両側腹直筋の全長にわたる異常緊張であるが，急性疾患ではこの徴候は必ずしも必須ではなく，症状に基づいて投与しても有効である．
>
> 　芍薬と甘草の2生薬を含む薬方には，婦人科疾患に用いる温経湯・芎帰膠艾湯・当帰建中湯・当帰四逆湯，消化器疾患に用いる桂枝加芍薬湯・小建中湯・四逆散など，腹痛に奏効するものが多い．

File 14　胃癌：術後長期間続くしゃっくり

年齢・性	75歳男性
病名	胃癌術後，輸血後C型慢性肝炎，肝細胞癌
主訴・症状	胃癌術後のしゃっくり
現病歴	

→ 25年前に胃癌で胃亜全摘術を受けた際の輸血によりC型肝炎に罹患．その後の経過観察中，肝右葉S7に肝細胞癌を発症．X－3年6/14，肝部分切除術を受け，その後経皮的エタノール注入療法（PEIT）を反復していた．

→ 胃癌術後からあったしゃっくりが増悪したため，X年11/4，肝胆膵内科から紹介されて受診した．

→ しゃっくりは常にあるが，夏期には比較的少なく，寒い季節に頻発する．以前に芍薬甘草湯や柿蒂湯を試みたが無効だった．

漢方的問診

→ 食欲と睡眠は普通．足の冷えが強く，冬季は電気あんかを使用．便通は1日3回普通便．夜間尿5～6回．自汗なし．口渇なし．

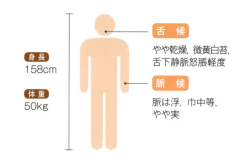

身長 158cm
体重 50kg

舌候　やや乾燥，微黄白苔，舌下静脈怒脹軽度

脈候　脈は浮，巾中等，やや実

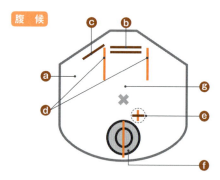

腹候
- ⓐ 腹力：やや軟
- ⓑ 心下痞鞕：中等度
- ⓒ 胸脇苦満：右に軽度
- ⓓ 腹直筋緊張：両上腹部に軽度
- ⓔ 臍傍圧痛：左に軽度
- ⓕ 臍下不仁：中等度．正中芯を伴う
- ⓖ 心下振水音：なし

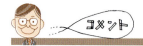

　本症例は，25年前の胃癌手術と3年前の肝癌手術による肝周囲の著明な癒着がしゃっくりの原因だったと考えられる．

　そのため，X＋1年7/26に，肝癌が再発し肝部分切除術を受けた際，肝周囲の癒着が強く，術中に大量の出血をきたし，第10病日に多臓器不全で死亡した．

　本症例には，しゃっくりの特効薬である芍薬甘草湯や柿蒂湯は無効であった．定番の漢方薬が無効の場合は，基本に立ち返り，「望聞問切」で集めた患者情報に基づいて処方を決定する．

　本症例では，しゃっくりは寒い季節に増悪する傾向があり，夜間頻尿を伴い，「腎虚」による症状と考えられ，補腎剤である牛車腎気丸が著効した．

第2章 がん患者の漢方サポートファイル

治療経過

以前無効であった芍薬甘草湯や柿蒂湯は選択肢からはずし，夜間頻尿が多いことと腹候を根拠に牛車腎気丸を主方とした．

第1診 ▶ X年10/20

- 牛車腎気丸　1包　×3回　　　毎食前
- 桂枝茯苓丸　1包　×1回　　　眠前

なし

第2診 ▶ X年10/31

漢方薬の服用5日目から，それまで常にあったしゃっくりが，時々出ない時があるようになった．足の冷えは軽度改善したが，夜間頻尿は不変で，ときに動悸があった．

- 同処方

なし

第3診 ▶ X年11/28

しゃっくりは半分程度に減った．冷えが軽快し晩秋でもゴルフができるようになった．しかし，くるぶしの冷えが続くため，牛車腎気丸に附子末を加えた．

- 牛車腎気丸　1包　｜×3回　毎食前
- 附子末　　　1g　｜
- 桂枝茯苓丸　1包　×1回　　　眠前

なし

第4診 ▶ X年12/26

食欲がでて，体重は54kgに増えた．しゃっくりはさらに減った．足の冷えは改善したが，依然として電気あんかを使っている．皮膚は乾燥してかゆみがあり，ゲップがでる．ビールでなく燗酒を飲むよう指導した．

- 同処方

なし

Column　胃癌術後の嘔気や食欲不振に茯苓飲

茯苓飲は『金匱要略』所載の漢方薬であり，その効能として，「心胸中に停痰宿水あり，自ら水を吐出して後，心胸間は虚し，気満し食す能わざる者を治す．痰気を消し能く食せしむ．」と記載されている．胃切除術後早期の患者の嘔気や食欲不振に，茯苓飲と補中益気湯の併用が著効する場合が多い．茯苓飲は「水毒」の兆候である「胃内停水」（胃排出の低下）を強力に改善し，吻合部の浮腫状狭窄による通過障害の改善も期待できる．

グレリンの動態を修飾する六君子湯の有用性が近年喧伝されているが，胃癌術後の患者に対しては，六君子湯よりも茯苓飲（＋補中益気湯）を用いるべきである．茯苓飲には六君子湯に較べ，柑橘系では陳皮の量が多く，枳実も添加されて胃の排出運動をより強く促進し，さらに利水薬の茯苓の量も多く，より強力に水毒を除くためである．

File 15 　胃癌：術後の身体温度感覚の異常

年齢・性	75歳男性
病　名	胃癌，幽門温存胃部分切除術後，過敏性腸症候群
主訴・症状	背部の熱感と胸腹部の冷え．両側胸部に糊がついたような不快感
現病歴	

→ X－2年4/13，早期食道癌を内視鏡的粘膜切除術（EMR）で，また胃体中部の径10mmの低分化早期胃癌を粘膜下剥離術（ESD）で切除した．食道癌は完全切除されたが，胃癌術後の病理診断では，未分化癌，深達度SM2，垂直断端に癌遺残，リンパ管内の癌細胞陽性のため，追加切除の適応ありとされた．6/19，腹腔鏡下幽門温存胃部分切除術（LAPPG）と胆石胆嚢炎に対する胆嚢摘除術を受けた．

→ X－2年7月，ゲップ，胸やけ，心窩部痛があり，パリエット®，マルファ®配合内服液，フオイパン®，ガナトン®を投与されたが，食欲不振のため体重が11kg減少し，X年6/30，外科から紹介された．

漢方的問診

→ 食欲不振，下痢（1日5回）と便秘（2日に1回）の繰り返し．夜間尿1回．口渇が強く，冷水を1日に2L飲む．背部中央から足底部まで背面が熱く，逆に前胸部から腹部まで前面がスースー冷える．両側の側胸部に糊がついているような不快感がある．立ちくらみと背部のかゆみがある．両側の耳鳴りと高度の難聴（右50dB，左90dB）がある．

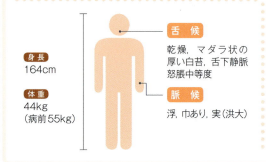

身長 164cm
体重 44kg（病前55kg）

舌候：乾燥，マダラ状の厚い白苔，舌下静脈怒脹中等度
脈候：浮，巾あり，実（洪大）

腹候

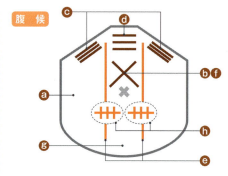

ⓐ 腹力：充実
ⓑ 心下振水音：なし
ⓒ 胸脇苦満：高度
ⓓ 心下痞鞕：高度で上腹部の緊張が強い
ⓔ 腹直筋緊張：全長にわたり軽度
ⓕ 臍上悸：なし
ⓖ 臍下不仁：なし
ⓗ 臍傍圧痛：高度

赤ら顔で，前胸部に細絡が目立つ．

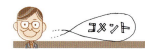

　本症例は，胃癌術後に強い口渇による冷水の多飲，下痢・便秘のくり返し，身体背面の熱感と身体前面の冷感を訴えた．白虎加人参湯証の特徴は，口渇が強く多量の冷水を飲み，脈と腹は充実し，心下痞鞕を認めることである．

　本症例では胸腹部の冷えに加え，側胸部の糊がついているような不快感を訴えたが，これは『傷寒論』の条文「腹満して身重く，以て転側し難く，口不仁（味覚障害）にして面に垢つく」に示されている白虎加人参湯の投与目標の1つである（p.93）．

第2章 がん患者の漢方サポートファイル

治療経過

痩せてはいるが，実証で瘀血が強いため，腹候に従って[大柴胡湯＋桂枝茯苓丸]を主方とした．臍下不仁はなかったが，腎虚はあるはずと考え，眠前に牛車腎気丸を投与した．

第1診 ▶ X年6/30

- 大柴胡湯　1包 ┐
- 桂枝茯苓丸　1包 ┘ ×3回　　毎食前
- 牛車腎気丸　1包　×1回　　眠前

なし

第2診 ▶ X年7/14

症状は改善せず．口渇が強く，冷水を2L飲む．再度の腹診にて左の胸脇苦満を認めなかったため，大柴胡湯を白虎加人参湯に変更した．

- 白虎加人参湯　1包 ┐
- 桂枝茯苓丸　1包 ┘ ×3回　　毎食前
- 牛車腎気丸　1包　×1回　　眠前

なし

第3診 ▶ X年8/4

食欲が出て，体重は47kgに増加した．背部の熱感と側胸部に糊がついているような不快感は不変だが，身体前面のスースーする冷えは感じなくなった．

- 同処方

なし

第4診 ▶ X年9/8

背部の熱感は腰の高さ以下となり，側胸部に糊がついているような異常感覚はなくなった．腰部以下に発汗し，夜間下着を3回替える．便通は1日1回普通便となった．胸やけを訴えるため，プロトンポンプ阻害薬を再開し，不眠に対しデパス®を眠前に追加した．

- 同処方

- タケプロン®　15mg　×1　　朝食前
- デパス®　0.5mg　×1　　眠前

第5診 ▶ X年10/23

背部の熱感は臀部以下に限局した．夜間下着を替えるのは2回に減った．「昔は大酒のみで，酔っては暴れ，妻に迷惑をかけた．来月の結婚記念日には，妻と一緒にシャンパンが飲みたい」と言う．

- 同処方

- 同処方

Column　白虎加人参湯の投与目標

白虎加人参湯は陽明病期の重要な薬方である．白虎湯類のうち，白虎湯は激しい急性熱性疾患に，また白虎加桂枝湯は慢性の頭痛やのぼせに有用である．白虎加人参湯は癌患者にもしばしば適用され，投与目標は，激しい口渇があり多量の冷水を飲む，体熱感と多汗がある，腹候で心下痞鞕を呈することであるが，身体のどこかに強い冷えを訴えることが多い．『傷寒論』の本薬方の条文には「背微悪寒」とあるが，藤平健によれば，微は「幽微（ゆうび）」の微で，微かにではなく「そこはかとなく，非常に冷える」という意味であり，夏でもカイロを用いる患者もいる．また「背」とされているが，冷たく感じる部位は，胸腹部，腰部，臀部，手足などさまざまである．

File 16 　胃癌：術後増悪した体感幻覚

年齢・性	72歳女性
病　名	胃癌術後
主訴・症状	右背部の激痛，ドロドロした液体が身体の中を流れる感覚
現病歴	

→ X－45年から，多忙時に時々過換気発作があった．

→ X－10年から，毎朝10～12時になると，右背部の激痛が起きるとともに，ドロドロした液体が腹部と背部から湧き上がり，皮膚の裏側をググッと流れ，口からあふれ出すような感覚が起きた．睡眠中に息苦しくなり，身体が熱くなって，大量の冷汗をかく．

→ X－8年から，某大学病院精神科に通院．抗うつ薬で痙攣が起きたため，デパス®のみを服用していた．

→ X－1年4/9，胃癌と診断されて腹腔鏡手術で胃の大半を切除され，体重は52kgから41kgまで減少した．術後に症状が増悪し，対応に苦慮した消化器外科医から，X年1/19当科に紹介され受診した．

漢方的問診

→ 食欲あり．寝つきが悪く眠りが浅い．足が冷たく，就眠中は湯タンポを使用．便通は1日1回だが便秘気味．夜間尿0～1回．口渇なし．夜間に身体が熱くなり，痛みのために冷汗をかく．手足の先は冷たい．

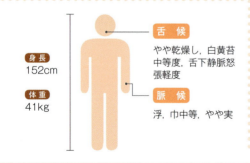

身長 152cm
体重 41kg

舌候　やや乾燥し，白黄苔中等度，舌下静脈怒張軽度

脈候　浮，巾中等，やや実

腹候

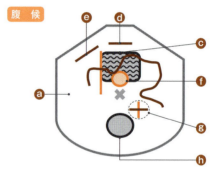

- ⓐ 腹力：軟弱
- ⓑ 腸の蠕動が腹壁を介して目視できる
- ⓒ 心下振水音：中等度
- ⓓ 心下痞鞕：軽度
- ⓔ 胸脇苦満：右に軽度
- ⓕ 臍上悸：軽度
- ⓖ 臍傍圧痛：左に軽度
- ⓗ 臍下不仁：軽度

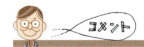

　本症例は，胃癌発病の10年前から，右背部の激痛と身体の中をドロドロした液体が流れるような異常感覚があったが，症状は胃癌の術後に増悪した．

　漢方薬を服用後に，痛みと身体の異常感覚は著明に改善し，精神的にも安定して活動的になった．このような「体感幻覚」は統合失調症の部分症状とみなされることが多いが，大学病院の精神科医は統合失調症とは考えていなかったようである．

　体感幻覚は西洋医学的には難治であるが，漢方では比較的容易に対応できることが多い（p.95）．なお本症例では，眠前の桂枝茯苓丸が良眠をもたらしたと考えられる．

治療経過

腹候は大建中湯証を示唆したが，問診から精神的心理的な問題が明らかであったため，［補中益気湯＋牛車腎気丸］を主方とし，不眠と軽度の瘀血があることから，桂枝茯苓丸を兼用方とした．

第1診 ▶ X年1/19

- 補中益気湯　1包　｝×3回　毎食前
- 牛車腎気丸　1包
- 桂枝茯苓丸　1包　×1回　眠前

- デパス®0.5mg　3錠

第2診 ▶ X年2/2

右背部の激痛と咽喉部の痛みは軽快し，夜間の冷汗はなくなり，眠れるようになった．しかし，ドロドロした液体が流れるような感覚は続いた．

- 同処方
- 同処方

第3診 ▶ X年2/23

右背部の激痛は鈍痛に変わり，食事の支度ができるようになった．便通は快便となった．ドロドロした液体が皮膚の裏を流れるような感覚は残る．

- 同処方
- 同処方

第5診 ▶ X年3/22

ドロドロした液体は右下腹部にとどまり，口まで上がってくるような感覚はなくなった．夜間熟睡でき，新聞を読む気になってきた．胃切除術後でビタミンB_{12}が222pg/mLと低値であったため，筋注投与を開始した．

- 同処方
- 同処方
- ビタミンB_{12}　1mg　筋注

Column　体感幻覚

実体がないのに現実のように感じる幻覚のうち，身体に感じる幻覚を「体感幻覚（セネストパチー）」と呼ぶ．症状は，蟻走感，ピリピリ感，チクチク感などが多い．部位は口腔内に多く，陰部，肛門周囲，頸部，下肢などにも起こる．原因として，統合失調症，うつ病，老年期精神病，薬剤性精神障害，コカイン中毒などがあるが，体感幻覚以外はまったく正常な患者もいる．治療には，ルボックス®やパキシル®などの抗うつ薬が用いられるが，難治例も多い．

漢方薬では，防已黄耆湯が奏効した「足の下から虫が這い上がりムズムズする」と訴えるうつ病の初老女性の報告（矢数道明：日東医誌, 11：6, 1961），同湯が奏効した「脚に庭の木が刺さっている」と訴え水毒を呈する妄想型統合失調症の中年女性の報告（松橋俊夫：漢方による精神科治療．p.128, 金剛出版, 1988），黄耆桂枝五物湯が奏効した皮膚の蟻走感の報告（小林豊：第53回日本東洋医学会学術総会, 2002）などがある．

File 17 胃癌：幽門温存胃部分切除術後の食欲不振と体重減少

年齢・性	60歳男性
病名	胃癌，幽門温存胃部分切除術後
主訴・症状	術後長期続く食欲不振，体重減少（24kg），ゲップ，食後のつかえ感
現病歴	

→ X－2年3月，胃体中部小弯の早期胃癌（Ⅱa＋Ⅱc型）と診断され，7/25，腹腔鏡下幽門温存胃部分切除術（LAPPG）を受けた．食欲不振のため体重は術前76kgが，2ヵ月後62kgに減少．パリエット®，エクセラーゼ®，ガスモチン®，ナウゼリン®，ドグマチール®などを服用したが無効であった．

→ X－1年1/19から，[補中益気湯1包＋茯苓飲1包]×3回を服用するも無効．3/6，上部内視鏡検査で，胃内に多量の食物残渣とgrade Cの逆流性食道炎．4/15，同所見で，幽門輪のバルーン拡張術施行．11/4，同所見で再度バルーン拡張術．grade Aの逆流性食道炎．12/8，外科医は再手術を検討した．X年7/19，上部内視鏡検査で同所見．六君子湯や茯苓飲も無効．7/19から[ガスモチン®＋フオイパン®]を投与するも無効．咽喉頭異常感はないが，食物が上部食道付近につかえる．

→ 8/30，体重が52kgまで減少したため．消化器外科から紹介されて受診した．

漢方的問診

→ 食後のゲップとつかえ感が強く，摂食量が増えない．食欲不振による体重減少は著明だが，全身倦怠感はない．便通は2日に1回と便秘気味．冷え，夜間尿，口渇なし．自汗はないが，手掌と足底に発汗がある．

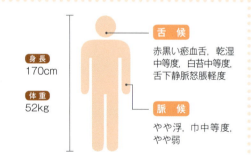

舌候 赤黒い瘀血舌，乾湿中等度，白苔中等度，舌下静脈怒脹軽度

脈候 やや浮，巾中等度，やや弱

身長 170cm
体重 52kg

腹候

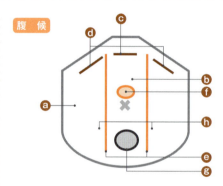

- ⓐ 腹力：やや実
- ⓑ 心下振水音：なし
- ⓒ 心下痞鞕：軽度
- ⓓ 胸脇苦満：両側に中等度
- ⓔ 腹直筋緊張：全長にわたり軽度
- ⓕ 臍上悸：軽度
- ⓖ 臍下不仁：軽度
- ⓗ 臍傍圧痛：なし

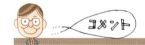

　本症例は，早期胃癌の術後2年半で体重が24kg減り，胃癌術後の摂食障害に定番の[補中益気湯＋茯苓飲]は無効であった．再手術もやむなしと考えた外科医から正式に紹介された後に，漢方的診断を行い，腹候に従って実証として治療し，最終的に大柴胡湯と茯苓飲合半夏厚朴湯の合方を投与した結果，症状が改善した．

　なお夜間頻尿に対しては，通常男性に有効な牛車腎気丸は無効で，女性に有効な清心蓮子飲が奏効したが，どことなく女性的な患者であった．

治療経過

手掌足底に発汗があることと腹候パターンから，主方として四逆散を選択し，胃排出を促進する目的で茯苓飲を併用した．また便秘と赤黒い瘀血舌から桃核承気湯を兼用方とした．

第1診 ▶ X年8/30

- 四逆散　　1包　　×3回　　毎食前
- 茯苓飲　　1包
- 桃核承気湯　1包　×1回　　眠前

- パリエット®，ガスモチン®，フオイパン®

第2診 ▶ X年9/27

ゲップは減り，食欲はやや改善し，つかえ感は食後30分で治まるようになったが，軟便になった．

- 同処方

- 同処方

第4診 ▶ X+1年1/24

体重52kgと不変．食欲不振と体重減少が続くため，再度漢方医学的診断を行い，下記の腹候から処方を変更した．

舌候　赤黒い瘀血舌
腹候
ⓐ 心下痞鞕：高度　ⓑ 胸
脇苦満：高度　ⓒ 腹直筋
緊張：全長にわたり軽度
ⓓ 臍上悸：なし　ⓔ 臍傍
圧痛：両側に軽度　ⓕ 臍
下不仁：軽度

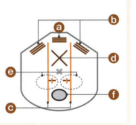

- <u>大柴胡湯</u>　1包　　×3回　　毎食前
- 茯苓飲　　1包
- 桃核承気湯　1包　×1回　　眠前

- 同処方

第5診 ▶ X+1年2/14

体重53kg．ゲップは軽快し，つかえ感はかなり改善した．茯苓飲を茯苓飲合半夏厚朴湯に変更した．便通は1日1回普通便．夜間頻尿(2～3回)が出現．

- 大柴胡湯　　　　　1包　　×3回　　毎食前
- 茯苓飲合半夏厚朴湯　1包
- 桃核承気湯　　1包　×1回　　朝食前
- 牛車腎気丸　　1包　×1回　　眠前

- パリエット®，ガナトン®，ドグマチール®

第6診 ▶ X+1年3/13

食物が食道につかえる感じはするが，以前とは雲泥の差．

- 同処方

- 同処方

第7診 ▶ X+1年5/15

体重は56kgに増加．食事をしない時は，つかえ感もむかつきもまったくない．便通1回，夜間頻尿2回が続くため，牛車腎気丸を清心蓮子飲に変更した．

- 大柴胡湯　　　　　1包　　×3回　　毎食前
- 茯苓飲合半夏厚朴湯　1包
- 桃核承気湯　　1包　×1回　　朝食前
- 清心蓮子飲　　1包　×1回　　眠前

- 同処方

第8診 ▶ X+1年7/17

体重は59kgに増加し，夜間頻尿は1回に減り，熟睡できるようになった．食後のつかえ感，むかつき，ゲップはなくなった．X+1年7/29の上部内視鏡検査では，胃内に食物残渣は認めず，逆流性食道炎も治癒していた．

- 同処方

- 同処方

File 18　胃癌：術後の大建中湯による摂食障害

年齢・性	71歳男性
病　名	胃癌，腹腔鏡下胃全摘術後
主訴・症状	食後の腹痛と嘔気，便秘，食欲不振，体重減少（24kg）
現病歴	

→ X－1年1/7，胃癌の診断で，腹腔鏡下胃全摘術を受けた（T2N1M0 P_0H_0，Ⅱ期）．術後はしばしば食後に腹部全体の激痛と嘔気のため，横臥するようになった．全身脱力感，歩行時のふらつき，足が地に着かず散歩ができない，食物がのどにつかえるなどの症状がある．食欲はあるが，食後の強い嘔気と腹痛のため，食べられない．食後の腹痛に対し，鎮痛薬をしばしば服用する．大建中湯6包/日に加え，ガナトン®，デパス®，ドグマチール®，プルゼニド®，レンドルミン®を服用していた．

→ 術後1年半で，体重が24kgも減ったため，X年7/6，消化器外科から紹介されて受診した．

漢方的問診

→ 食後の嘔気と腹部膨満のため，食欲不振著明．不眠（寝つきが悪く，眠りが浅い）のため睡眠薬を常用．冷え症で，電気毛布を使用．便通は数日に1回だが，いきむことができず，下剤で出している．夜間尿1回．口渇や発汗傾向はない．

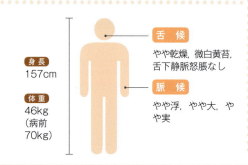

身長 157cm
体重 46kg（病前70kg）

舌候：やや乾燥，微白黄苔，舌下静脈怒脹なし
脈候：やや浮，やや大，やや実

腹候

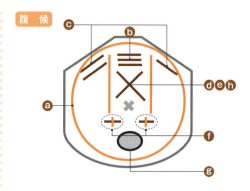

ⓐ 腹力：やや実．上腹部は緊満し，打診で鼓音
ⓑ 心下痞鞕：高度
ⓒ 胸脇苦満：右に中等度，左に軽度
ⓓ 心下悸：なし
ⓔ 臍上悸：なし
ⓕ 臍傍圧痛：両側に軽度
ⓖ 臍下不仁：軽度
ⓗ 心下振水音：なし

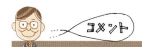

　本症例は，胃癌に対する胃全摘術後に，食後の腹痛と嘔気のため食事摂取できず，著明なる痩を呈していた．その原因は，外科医が術後に投与していた大建中湯であった．

　まず大建中湯を中止し，「併病」を想定して，腹候と自覚症状からA［大柴胡湯＋半夏厚朴湯］を，極度の気力と体力の低下に対しB［補中益気湯＋牛車腎気丸］を交互に投与した（ABAB法）．その結果，食事が摂取できるようになり，元気を回復した（p.18）．しかし，2ヵ月後に大柴胡湯による肝機能障害が起きたため，大柴胡湯を中止し，4ヵ月ほどで肝機能は改善した（図，p.54）．

　なお，ビタミンB_{12}の欠乏症は胃全摘除術後の合併症として重要であり，以前は筋注投与すべきとされたが，近年は経口投与でも可とされている．

治療経過

大建中湯は，胃の蠕動運動を抑制し，食欲不振をひき起こすため中止した．腹候からA［大柴胡湯＋半夏厚朴湯］，また著明な体重減少により虚状が強いため，補剤で消化管の運動改善作用のあるB［補中益気湯＋牛車腎気丸］を交互に投与した（ABAB法）．さらに，便秘に大黄甘草湯を投与した．

第1診 ▶ X年7/6

- 大柴胡湯 1包 ×2回 朝夕食前
- 半夏厚朴湯 1包
- 補中益気湯 1包 ×2回 昼食前・眠前
- 牛車腎気丸 1包
- 大黄甘草湯 1包 ×1回 夕食後

- ガナトン®，デパス®，ドグマチール®，フェロミア®，プルゼニド®，レンドルミン®

第2診 ▶ X年8/3

食後の嘔気と腹部の激痛は軽快し，横臥することはなくなり，鎮痛薬は不要となった．息苦しさが改善し，食事摂取量が増えた．新薬はすべて中止し，ビタミンB₁₂は207pg/mLと低値であったため，以後間欠的に筋注で投与した．

- 同処方

- フレスミン®S 1mg 筋注

第3診 ▶ X年9/7

体重は47kgに増えた．食物がのどにつかえることはなくなったが，食後にだるくなり，横臥する．大柴胡湯による肝機能障害を認めたため，大柴胡湯を中止し，補剤（補中益気湯）を増やした（図）．

- 補中益気湯 1包 ×3回 毎食前
- 半夏厚朴湯 1包
- 牛車腎気丸 2包 ×1回 眠前
- 大黄甘草湯 1包

- プルゼニド® 2錠

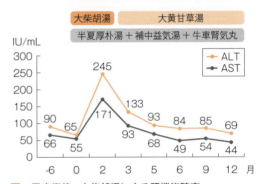

図　胃癌術後，大柴胡湯による肝機能障害

第6診 ▶ X+1年1/14

大柴胡湯を中止後，肝機能は徐々に改善した（図）．体重は50kgまで回復した．補中益気湯を服用後は，食後の腹部の激痛は一度も起きなかった．毎日1時間半運動している．自転車にも乗れるようになった．

- 同処方

- プルゼニド® 2錠
- フレスミン®S 1mg 筋注

File 19 胃癌肝転移：漢方薬と細胞免疫療法による癌との共存

胃癌

年齢・性	68歳男性
病　名	切除不能進行胃癌，多発肝転移，化学療法中
主訴・症状	全身倦怠感，発疹，かゆみ
現病歴	

→ X−1年12月初旬，某大学病院で，胃体上部の巨大なBorrmann 3型未分化進行胃癌の多発肝転移と診断された．12/18からS-1を内服開始．X年5/22，CTで肝転移巣が増大し，CEA：31.9ng/mLと増加したため，S-1は無効と判断され，タキソテール®に変更された．この間，プロポリス，天仙液，核酸ドリンク，玄米食，銀河水など，さまざまなサプリメントを試みていた．

→ X年6/15，当科に紹介され受診した．初診時，全身倦怠感，発疹，かゆみあり．腹部超音波検査では最大径6cmまでの多発肝転移を認めた．

漢方的問診

→ 食欲旺盛．睡眠良好．冷えなし．普通便5回．夜間尿1回．口渇なし．発汗傾向なし．

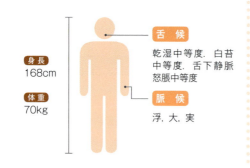

舌候：乾湿中等度．白苔中等度．舌下静脈怒脹中等度
脈候：浮，大，実
身長168cm　体重70kg

腹候

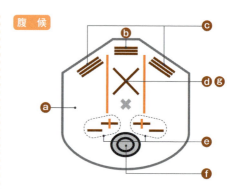

ⓐ 腹力：充実
ⓑ 心下痞鞕：高度
ⓒ 胸脇苦満：両側に高度
ⓓ 臍上悸：なし
ⓔ 臍傍圧痛：両側に中等度
ⓕ 臍下不仁：中等度
ⓖ 心下振水音：なし

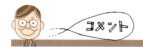
コメント

　本症例は，多発肝転移を伴う切除不能進行胃癌患者であり，大学病院で化学療法を受けながら当科受診後，患者の希望で細胞免疫療法と漢方治療を併用し，癌との共存をめざした．

　当初，補剤として十全大補湯を選択したが，腹候と脈候からさらに大柴胡湯証に瘀血と腎虚が併存していると判断し，A［大柴胡湯＋桂枝茯苓丸］，B［牛車腎気丸＋十全大補湯］をABAB法で交互に投与した．

　その後，呼吸器症状が出現したため，第3診から補剤を人参養栄湯に変更し，咳は軽快した．シスプラチンを投与後，しゃっくりが出現し，食欲がやや低下したため，補剤の比率を増した．

　腫瘍マーカー（CEA）はコンスタントに増加して癌は確実に進行していたが，患者はきわめて体調がよく，死の直前まで癌と共存していた．

治療経過

患者の希望に応じ，当初漢方治療は行わず，細胞免疫療法のクリニックを紹介した．X年7/3から月1回，樹状細胞免疫療法を受けた．

第1診 ▶ X年6/15

なし

- 大学病院で，化学療法（タキソテール®）を継続．

第2診 ▶ X年7/10

CEA：73ng/mL．患者の希望で漢方薬の投与を開始した．腹候からA［大柴胡湯＋桂枝茯苓丸］，癌証に対してB［十全大補湯1包＋牛車腎気丸］を選び，「ABAB法」で交互に投与した．

- 大柴胡湯　1包 ｝×2回　朝夕食前
- 桂枝茯苓丸　1包
- 十全大補湯　1包 ｝×2回　昼食前・眠前
- 牛車腎気丸　1包

- 同処方

第3診 ▶ X年8/7

CEA：120ng/mL．皮膚のかゆみとだるさはなくなった．患者は元気にジムに通って運動し，ゴルフもしている．時々咳込むため，補剤を人参養栄湯に変更した．

- 大柴胡湯　1包 ｝×2回　朝夕食前
- 桂枝茯苓丸　1包
- 人参養栄湯　1包 ｝×2回　昼食前・眠前
- 牛車腎気丸　1包

- 同処方

第4診 ▶ X年9/11

CEA：209ng/mL．X年9/7からシスプラチンとS-1を投与後，しゃっくりと咳が出現し，食欲がやや低下したため，補剤を増量して［BBBA法］に変更した．

- 大柴胡湯　1包 ｝×1回　昼食前
- 桂枝茯苓丸　1包
- 人参養栄湯　1包 ｝×3回　朝夕食前・眠前
- 牛車腎気丸　1包

- X年9/7から大学病院で，化学療法を［シスプラチン＋S-1］に変更．

第6診 ▶ X年12/4

CEA：379ng/mL．2コース6回の免疫療法後，咳はなくなり，癌患者であることを忘れるほど元気になった．ジムに通いゴルフをしている．内視鏡検査で胃癌の周堤は平坦化したが，肝転移巣は癒合して増大した．

- 同処方

- 同処方

その後の経過

X年12月中旬に黄疸が出現し，X＋1年1/7に大学病院に入院後死亡したが，闘病中のQOLは漢方を中心とする総力戦で維持できたと考えられる．

Column　癌に対する考え方と医療の役割

健康な時は考えてもみないが，いざ癌にかかると，人は残された時間がいかに短く貴重であるかに初めて気づく．交通事故・心筋梗塞・クモ膜下出血などと比べて，死ぬまでに時間的余裕があるという点で，癌ははるかに好ましい病気である．しかし，残された時間を有意義に過ごすには，さまざまな症状が緩和され，心と身体が自由になる必要がある．これは，西洋医学の三大治療法と緩和医療に，東アジア4千年の叡智である漢方をうまく組み合わせれば，多くの場合実現可能となる．

File 20 S状結腸癌膀胱浸潤：術後の便秘・腹部膨満・摂食障害

大腸癌

年齢・性	50歳女性
病　名	S状結腸癌膀胱浸潤の術後
主訴・症状	便秘・腹部膨満・食物摂取不能（3ヵ月間退院できず）
現病歴	

→ X-1年から下腹部痛があったが，近医を受診し，婦人科，泌尿器科的に異常なかったため，心療内科に受診を勧められた．

→ X年6月，下腹部の腫瘤に気づき，他院で精査を受け，S状結腸癌の膀胱浸潤と診断された．

→ 当院外科に紹介され，X年7/23，腹腔鏡下S状結腸切除術，子宮・両側付属器切除，膀胱部分切除，小腸を用いた膀胱形成術を受けた．術後，大建中湯を投与されるも，7/29にイレウスを発症し，以後イレウス管挿入をくり返すも改善なく，8/20小腸部分切除とイレウス解除術を受けた．

→ 9/4から六君子湯を服用し，9/11から摂食開始となるも，腹部膨満のため摂食できなかった．

→ 9/18，患者が希望し，病棟に往診した．お茶，水，重湯などを飲むと，上腹部が張って吐き，ガスモチン®や六君子湯を服用すると，上腹部が絞られるように痛む．

漢方的問診

→ だるさが強い．食欲はない．眠りが浅い．便秘気味で少量頻回の排便．夜間尿なし．冷え症で冬は電気毛布を用いる．口渇・発汗なし．

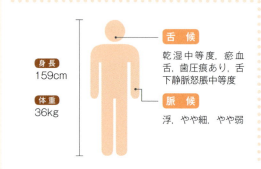

舌候　乾湿中等度，瘀血舌，歯圧痕あり，舌下静脈怒脹中等度

脈候　浮，やや細，やや弱

身長 159cm
体重 36kg

腹候

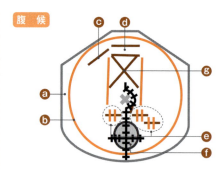

- ⓐ 腹力：やや実
- ⓑ 腹部：膨満し，打診で鼓音
- ⓒ 胸脇苦満：右に軽度
- ⓓ 心下痞鞭：中等度
- ⓔ 臍傍圧痛：両側に中等度（左＞右）
- ⓕ 臍下不仁：軽度
- ⓖ 心下振水音・心下悸：なし

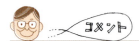

　本症例は，高度進行大腸癌の術後に腸閉塞をくり返し，食後の嘔吐のために食物が摂取できず，長期入院を余儀なくされていた．六君子湯やガスモチンなどの胃運動促進薬は，無効であった．

　『金匱要略』の大黄甘草湯の条文「食しおわりて即ち吐す者は，大黄甘草湯之を主る」に従い，腹候から強い瘀血の存在が明らかだったため，下剤的駆瘀血剤である桃核承気湯を投与したところ，嘔気がおさまり，摂食可能となった．

　本症例は桃核承気湯を眠前1包から開始し，3包まで増量して快便となったが，その至適投与量は症例により異なるため，個別に決める必要がある．

第2章 がん患者の漢方サポートファイル

治療経過

ガスモチン®と六君子湯の中止を指示した．腹部単純X線写真で胃から大腸までガスが貯留していたため，腸管の運動低下と拡張により，胃の排出が阻害されていると考え，大建中湯加附子で下部腸管の蠕動運動を刺激し，桃核承気湯で排便を促した．

第1診 ▶ X年9/17

- 大建中湯　　2包　 ⎫
- 附子末　　　1g　 ⎬ ×3回　　毎食前
- 桃核承気湯　1包　×1回　　　眠前

- エクセラーゼ®，ガスコン®，マイスリー®

第2診 ▶ X年9/24

食後の腹痛はなくなり，2日に1回排便があるようになり，腸管ガスは著明に減少した．桃核承気湯を2包に増やし，機能性ディスペプシアに有効なアコファイド®と胃酸分泌を抑制するタケプロン®を追加した．

- 大建中湯　　2包　 ⎫
- 附子末　　　1g　 ⎬ ×3回　　毎食前
- 桃核承気湯　2包　×1回　　　眠前

- 同処方，アコファイド®，タケプロン®

第5診 ▶ X年11/14

入院3ヵ月後の10/23に退院した．体重37.7kg．桃核承気湯を3包に増やした．

- 大建中湯　　2包　 ⎫
- 附子末　　　1g　 ⎬ ×3回　　毎食前
- 桃核承気湯　3包　×1回　　　眠前

- 同処方

第6診 ▶ X+1年2/6

下痢便が2〜3回あり，身体がだるく，冷えが続く．主方は［補中益気湯＋大建中湯＋附子末］に変更し，附子を増量した．

- 補中益気湯　1包　 ⎫
- 大建中湯　　1包　 ⎬ ×3回　　毎食前
- 附子末　　　1.5g ⎭
- 桃核承気湯　3包　×1回　　　眠前

- 同処方

第7診 ▶ X+1年4/24

だるさはかなり改善し，便通は1日1回の有形便となり，体重は39kgに増加した．

- 同処方

- 同処方

Column　「南風北窓」（なんぷうほくそう）：嘔気・嘔吐・食欲不振に下剤的漢方薬

中国・明代末に『温疫論』（おんえきろん）を著した呉有性（ごゆうせい）は，「南風（なんぷう）を得んと欲すれば，先ず北窓（ほくそう）を開く」の喩（たと）えで，嘔気・嘔吐・食欲不振は下剤で治すとした．消化管は口から肛門までの一本道であり，便秘になれば口側に食残渣が停滞し，腹満・逆流・嘔吐が起きる．

近年，摂食障害の高齢者に胃瘻による経管栄養が頻用されるが，患者の多くは寝たきりで便秘を伴うため，逆流による誤嚥性肺炎が頻発する．下剤的漢方薬（大柴胡湯，三黄瀉心湯，桃核承気湯，半夏厚朴湯，麻子仁丸など）を選んで用いれば，このトラブルは回避できる場合が多い．

File 21 直腸癌：放射線化学療法後の便失禁

年齢・性	73歳男性
病　名	直腸癌内視鏡治療後，放射線化学療法後
主訴・症状	放射線化学療法後の排便異常
現病歴	

- X-3年3月，某大学病院消化器内科で大腸内視鏡検査を受け，中部直腸の長径5cmの早期直腸癌（I＋IIa＋IIc）と診断され，内視鏡的粘膜切除術（EMR）を受けた．病理診断では，高分化腺癌で，広汎な粘膜下浸潤と血管内浸潤があり，水平断端に癌陽性であった．
- X-3年9月，PETにより局所再発の可能性ありとされ，紹介されて当院を受診．以後4ヵ月間放射線治療（50.4Gy）＋化学療法（フルツロン®×6週間）を受けた．その後，便線が細く，1日2～3回の下痢便となり，便意が起きてから排便があるまでの時間が短く，しばしば通勤途中で便失禁があった．
- X年1月，消化器内科受診．セレキノン®，トランコロン®，ポリフル®を投与されたが，粘液性の下痢が起きたため，以後服薬を中止した．2/19，消化器内科から紹介されて受診した．

漢方的問診
- 食欲はあるが，食べるとすぐに満腹になる．眠りが浅い．冷えはない．便通は1日3回毎食後，軟便～下痢便で，便線は細い．夜間尿2回．自汗や口渇はない．

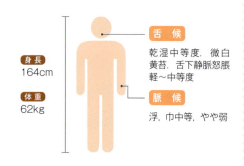

舌候　乾湿中等度．微白黄苔．舌下静脈怒脹軽～中等度

脈候　浮，巾中等，やや弱

身長 164cm / 体重 62kg

腹候

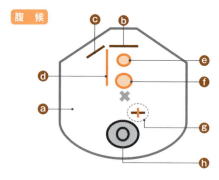

- ⓐ 腹力：やや軟
- ⓑ 心下痞鞕：軽度
- ⓒ 胸脇苦満：右に軽度
- ⓓ 腹直筋緊張：右上部に軽度
- ⓔ 心下悸：軽度
- ⓕ 臍上悸：軽度
- ⓖ 臍傍圧痛：左に軽度
- ⓗ 臍下不仁：中等度

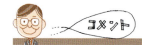

本症例は，直腸癌の放射線治療後，2年以上にわたり頻回の排便があり，しばしば便失禁がみられた．過敏性腸症候群に用いられるセレキノン®，トランコロン®，ポリフル®などは無効であった．

通常の下痢型過敏性腸症候群であれば，新薬ではイリボー®，漢方薬では柴胡桂枝湯，四逆散，桂枝加芍薬湯などが奏効することが多いが，このような消化器癌の放射線治療後の消化管の運動機能障害には，補中益気湯が有効な場合が多い．

補中益気湯は「気虚」の特効薬であり，西洋医学的に解釈すると，自律神経機能を正常化させて便通異常を改善する漢方薬である．

治療経過

直腸癌の放射線化学療法後の便通異常であり，定番の補中益気湯を主方とし，腹候から牛車腎気丸を兼用方として投与した．

第1診 ▶ X年2/19

- 補中益気湯　1包　×3回　　　毎食前
- 牛車腎気丸　1包　×1回　　　眠前

なし

第2診 ▶ X年3/19

服薬開始後，食欲がでて食事摂取量が増え，便は太くなり，快便になった．

- 同処方

なし

第3診 ▶ X年6/11

便通は非常に好調で，朝と午後に普通便がある．睡眠がよくなり，夜間尿は1回に減った．

- 同処方

なし

第7診 ▶ X+1年3/17

便通，食欲，睡眠は良好で，太い便がでるようになった．

- 同処方

なし

第9診 ▶ X+1年9/29

とても好調となり，「放射線治療後の辛い状態からようやく抜け出した気がする」と言われる．治療終了とした．

Column　肝癌の治療は戦国時代

近年，原発性肝癌に対する治療は，外科的切除，肝動脈化学塞栓術(TACE)，エタノール注入療法(PEIT)，ラジオ波焼灼術(RFA)，高密度焦点式超音波治療法(HIFU)，全身化学療法(ソラフェニブ)，血管内治療などさまざまな治療が，標準治療・適応外治療・先進医療・自由診療の診療区分の中で行われ，さながら戦国時代の様相を呈している．しかし実際には，施術者の技量と経験が異なるため，それぞれの適応と限界は一律に決められない．

例えばRFAの場合，その適応は一般には「径3cm以下の原発性肝癌で3個以内」とされるが，順天堂医院の椎名秀一朗教授は，「転移性肝癌，径3cm以上，3個以上」の患者にもRFAを適用する場合がある．癌医療に携わる医師は，常に最新の情報を集め，最善の治療法を患者に提供する責務がある．

File 22 大腸癌腹膜播種：化学療法後の歩行障害

年齢・性	52歳女性
病 名	上行結腸癌術後，腹膜播種，化学療法後
主訴・症状	抗癌薬による手足のしびれによる歩行障害
現 病 歴	

→ X−1年7/22，某大学病院で低分化型上行結腸癌(tub2＞por)と診断され，回盲部切除術を受け，大網に播種を認めた(SE, ly1, v2, pN1, M0．Ⅳ期)．術後に余命は半年から1年と告知された．その後，他の大学病院に紹介されて化学療法(UFT＋ユーゼル®＋オキサリプラチン)を受けたが，3コース終了後に腫瘍マーカーが増加し，PET-CTで腹膜播種を認め，治療無効と判断された．

→ X年2/5からXELOX＋ベバシズマブ(オキサリプラチン/ゼローダ®＋アバスチン®)を投与後，腹膜播種は消失し，腫瘍マーカーは[CEA：7.0，CA19-9：699]から[CEA：2.2，CA19-9：14]に低下した．

→ 7/1から某東洋医学研究所を受診し，十全大補湯加霊芝を投与され，3ヵ月間服用した．

→ 10/21，当科に紹介され受診した．オキサリプラチンによる手足のしびれのため歩行障害がある．味覚がやや低下している．起床時に手指の関節痛があり，指を曲げにくい．

漢方的問診

→ 食欲普通．全身倦怠感軽度．睡眠良好．普通便1回．夜間尿1回．冷え症だが温熱器具は使用しない．口渇なし．発汗傾向なし．

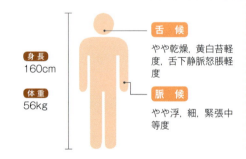

身長 160cm
体重 56kg

舌候：やや乾燥，黄白苔軽度，舌下静脈怒脹軽度

脈候：やや浮，細，緊張中等度

腹候

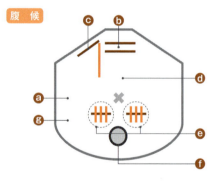

- ⓐ 腹力：中等度
- ⓑ 心下痞鞕：中等度
- ⓒ 胸脇苦満：右に軽度
- ⓓ 心下振水音：なし
- ⓔ 臍傍圧痛：両側に高度
- ⓕ 臍下不仁：軽度
- ⓖ 皮膚：湿潤

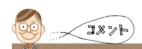

本症例は，進行大腸癌で腹膜播種があり，厳しい予後を告げられていたが，2度目の化学療法が著効し，完全寛解の状態となった．その後，当科で漢方治療を継続し，3年以上再発はみられていない．

近年，大腸癌の化学療法は大きく進歩したが，腹膜播種を伴う進行大腸癌の治療目的は，現時点では治癒ではなく延命である．一方，漢方薬を用いると患者の全身状態が改善し，癌が治癒する可能性があり，患者を絶望させず，癌を克服しようとする気力を持ち続けさせることができる．

治療経過

皮膚は湿潤しており，だるさも軽度であることから補剤として補中益気湯を選び，瘀血が強いため桂枝茯苓丸を併用．手足のしびれに兼用方として牛車腎気丸を眠前に投与．味覚低下に対し，亜鉛製剤を投与した．

第1診 ▶ X年10/21

- 補中益気湯　1包　}×3回　毎食前
- 桂枝茯苓丸　1包
- 牛車腎気丸　2包　×1回　眠前

- プロマック®D　2錠

第3診 ▶ X+1年1/13

しびれによる歩行障害が改善し，普通に歩けるようになった．体調がよくなり，体力は回復した．

- 同処方
- 同処方

第9診 ▶ X+2年3/26

体重60kg．職場復帰したが，疲れない．腫瘍マーカーは増加せず．腹部CTで再発なし．味覚が回復したため，亜鉛製剤を中止した．

- 同処方
- なし

第11診 ▶ X+2年12/27

体重62kg．しびれは軽度．歩行障害なし．好調．

- 同処方
- なし

第15診 ▶ X+3年12/26

体重63kg．好調でお元気．胸腹部CTで転移再発なく，CEAとCA19-9の再増加なし．

- 同処方
- なし

Column　腹部膨満の漢方治療

腹部膨満は腸管内ガス貯留の場合と腹水の場合があるが，腹部超音波検査で鑑別は容易である．

西洋医学的治療では，ガス貯留の場合には，消化管運動促進薬(prokinetics)，難吸収性抗菌薬カナマイシン，消泡薬ガスコン®が奏効することがある．

腹水による腹部膨満では，濾出液の場合は肝硬変や低蛋白血症の改善をめざし，浸出液の場合は癌の抑制をめざすが，いずれであってもKM-CARTの適用を考慮する(p.165)．

一方，漢方医学的治療では，緊満の強さで実満と虚満に分け，実満には承気湯類(大承気湯，小承気湯，厚朴三物湯，厚朴七物湯)，大柴胡湯合半夏厚朴湯，防風通聖散などを用い，虚満には桂枝加芍薬湯，小建中湯，当帰建中湯，厚朴生姜半夏甘草人参湯などを用いる．

腹水に対しては，五苓散，茵蔯五苓散，柴苓湯，茯苓四逆湯などを用いる．和田東郭の『導水瑣言』には分消湯や「鯉魚湯（鯉を煮たスープ）」など，さまざまな漢方薬があげられているが，それらの有用性の検討は今後の課題である．

File 23 直腸癌：化学療法による副作用が，漢方薬で「瞑眩」を起こして改善

大腸癌

年齢・性	55歳女性
病　名	直腸癌術後，化学療法中
主訴・症状	嘔気，食欲不振，乗り物酔いのようなめまい感
現病歴	

→ X－1年10/27，直腸癌の診断で腹腔鏡下低位前方切除，両側付属器切除術を受けた．リンパ節転移N（7/21），左卵巣転移，腹水細胞診陽性であり，N2H0P0M1，Ⅳ期と診断された．

→ X－1年12月，XELOX＋ベバシズマブ（オキサリプラチン／ゼローダ®＋アバスチン®）を開始．抗癌薬投与後，下痢10回，嘔気，食欲不振，乗り物酔いのようなめまい感，指先のひび割れが出現．

→ X年2/7に3回目の化学療法後，副作用軽減目的に，2/14，消化器外科から紹介されて受診した．

漢方的問診

→ 身体がだるい．食欲はあるが，味覚が低下し，味が濃くないと食べられない．少量ずつ数回排便し，たまに肛門痛がある．不眠でアモバン®を服用．35℃台の低体温で，冷え症のため電気あんかとカイロを使って寝る．夜間尿1～6回．汗はかかない．

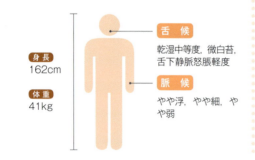

身長 162cm
体重 41kg

舌候：乾湿中等度，微白苔，舌下静脈怒脹軽度
脈候：やや浮，やや細，やや弱

腹候

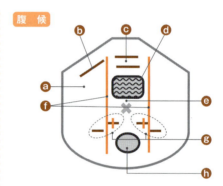

- ⓐ 腹力：やや実
- ⓑ 胸脇苦満：右に軽度
- ⓒ 心下痞鞕：中等度
- ⓓ 心下振水音：中等度
- ⓔ 臍上悸：なし
- ⓕ 腹直筋緊張：両側全長にわたり軽度
- ⓖ 臍傍圧痛：両側に軽度
- ⓗ 臍下不仁：軽度

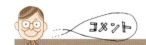

　近年大腸癌の化学療法の成績は改善したが，副作用のために治療を断念せざるをえない患者は多い．本症例は，抗癌薬の副作用を軽減する目的で漢方治療を行った．漢方薬を服用した直後に頻回の下痢がみられ，患者は不安になって電話で問い合わせてきた．下痢はあったが腹痛はなく，抗癌薬による嘔気や舌の違和感がなくなり，食欲もでた．

　このような反応は漢方治療中に稀に観察される「瞑眩」であると判断される．瞑眩とは，慢性の難治疾患を漢方治療する際に，治癒過程で稀にみられる好転反応とされている（p.30, 57）．

第2章　がん患者の漢方サポートファイル

治療経過

　抗癌薬による下痢，嘔気があり，半夏瀉心湯との鑑別が問題となったが，だるさが強く，めまいと不眠があることから補中益気湯を選択し，心下振水音と強い冷えから当帰芍薬散加附子を兼用方とした．

第1診 ▶ X年2/14

- 補中益気湯　1包　×3回　　　　　毎食前
- 当帰芍薬散　2包 ⎫
- 附子末　　　2g ⎭×1回　　　　　眠前

- 抗癌薬（オキサリプラチン，ゼローダ®，アバスチン®）

第2診　電話再診 ▶ X年2/15，午後3時

　患者から，調剤した薬剤師を介して連絡．「昨日夕食前に補中益気湯を服用し食後に数回下痢があった．本日も下痢が続き，毎食後下痢するが，腹痛はなく，抗癌薬によるむかつきと舌のざらつきはなくなった．食欲がでて，本日昼はスイトンが食べられた」とのことから，下痢は「瞑眩（めんげん）」によるものと判断し，服薬続行を指示した．

第3診 ▶ X年2/24

　2/15の夜には下痢しなくなり，舌もざらつかなくなって空腹感がでてきた．めまい感もなくなった．

- 同処方

- 同処方

第4診 ▶ X年3/17

　オキサリプラチン投与後に軽度のむかつきや食欲不振があるが我慢でき，下痢は3回に減った．体温は36.4℃に上昇したため，附子末を減量．ゼローダ®による指先のひび割れに紫雲膏を処方．精神緊張があるため，セルシン®を眠前に追加した．

- 補中益気湯　1包　×3回　　　　　毎食前
- 当帰芍薬散　2包 ⎫
- 附子末　　　1g ⎭×1回　　　　　眠前
- 紫雲膏　　　30g　　　　　　　指先に塗布

- 同処方
- セルシン®　5mg×1　　　　　　　　眠前

第5診 ▶ X年5/12

　食事量が増え，赤飯も食べられるようになった．セルシン®をのんでからは緊張しなくなり，散歩や森林浴ができ，友人と雑談できるようになった．紫雲膏で指先のひび割れが改善した．時に便秘し兎糞便となる．便秘時に麻子仁丸を頓用として処方した．

- 補中益気湯　1包　×3回　　　　　毎食前
- 当帰芍薬散　2包 ⎫
- 附子末　　　1g ⎭×1回　　　　　眠前
- 麻子仁丸　　2包　　　　　　便秘時　頓用

- 同処方

第11診 ▶ X+1年6/28

　体重43kg．抗癌薬はアバスチン®のみ投与中．CTで再発なし．手足のしびれがあるため，牛車腎気丸と附子末を追加．

- 補中益気湯　1包 ⎫
- 牛車腎気丸　1包 ⎬×3回　　　　　毎食前
- 附子末　　　1g ⎭
- 当帰芍薬散　2包 ⎫
- 附子末　　　1g ⎭×1　　　　　　眠前

- 同処方（抗癌薬はアバスチン®のみ）

第18診 ▶ X+2年10/10

　体重は45kgに増えた．味覚異常，むかつき，下痢はなく食欲あり．腫瘍マーカー，CTで再発の徴候なし．

- 同処方
- 紫雲膏　　　50g　　　　　　　指先に塗布

- 同処方

File 24 大腸憩室：術後の小腸内細菌増殖症

年齢・性	73歳男性
病　名	大腸憩室術後，小腸部分切除術後
主訴・症状	腸閉塞のくり返し
現病歴	

→ X−1年5月，腹痛と発熱を主訴に，某大学病院受診．大腸憩室炎と診断され，結腸部分切除術を受けた．術後3ヵ月間食事が摂取できず，再手術を勧められたが，拒否して他院を受診．その後も下痢と嘔吐が続き，癒着性イレウスによる入退院を繰り返し，体重は67kgから48kgまで減少した．

→ X−1年11/29，当院消化器内科を受診し，即日入院となった．イレウス管を挿入し，経過観察．X年1/17，小腸結核が疑われ開腹術を受けたが，癒着による狭窄であった．退院時体重45kg．

→ 退院後しばらくは好調だったが，X年2月下旬に酸化マグネシウムを服用した後，下痢と腹部膨満が出現して摂食不能となり，体重は40kgまで減った．

→ X年3/1，消化器内科から紹介されて受診した．

漢方的問診

→ 食欲不振．不眠で睡眠薬使用．便秘気味で便がスッキリ出ない．夜間尿1回．手足の冷えは軽度．口渇や発汗傾向はない．

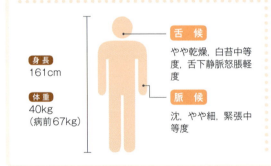

舌候：やや乾燥，白苔中等度，舌下静脈怒脹軽度

脈候：沈，やや細，緊張中等度

身長 161cm
体重 40kg（病前67kg）

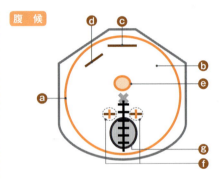

- ⓐ 腹力：やや軟，全体に膨満し，腹壁は薄い
- ⓑ 振水音：腹部全体に高度
- ⓒ 心下痞鞕：軽度
- ⓓ 胸脇苦満：右に軽度
- ⓔ 臍上悸：軽度
- ⓕ 臍傍圧痛：軽度
- ⓖ 臍下不仁：軽度

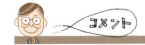

本症例は，大腸憩室炎術後の癒着性イレウス患者である．初診時より常に腹部膨満があり，小腸から大腸に大量のガスが貯留しており，小腸内細菌増殖症（bacterial overgrowth：BOG）が想定された（p.111）．BOGの治療の基本は，難吸収性の抗菌薬であるカナマイシンの経口投与である．

本症例では，下部消化管の運動異常に［補中益気湯＋大建中湯］を投与し，食欲は回復したが，8ヵ月後に腹部膨満と胃もたれを訴えたため，胃運動を抑制する大建中湯から促進する茯苓飲に変更した．

その後の経過：患者はその後4年間一度も腸閉塞を起こさず，元気で毎年奥様と海外旅行を楽しんでいる．体重は，2年後50kg，4年後51kgと増加した．

治療経過

腹部単純X線写真(図)で小腸内に大量のガスを認め,小腸内細菌増殖症(bacterial overgrowth)が想定されたため,難吸収性抗菌薬カナマイシンを投与した.漢方薬は,腸閉塞に対する定番の[補中益気湯＋大建中湯]を投与した.

第1診 ▶ X年3/1

- 補中益気湯　1包 ┐
- 大建中湯　　1包 ┘ ×3回　毎食前

- カナマイシン　6cap, レンドルミン®, ガスコン®, デパス®

第2診 ▶ X年3/16

服薬後は普通便となり,食物摂取量が増え,体重は42.8kgに増え,腹部膨満はなくなった.カナマイシンは3capに減量し,デパス®とガスコン®は中止した.

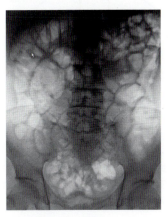

図　腹部単純X線写真
小腸〜大腸に多量のガス貯留を認める

- 同処方

- カナマイシン　3cap, レンドルミン®

第3診 ▶ X年5/25

体重は43.6kgに増えた.イライラし,胸やけを訴えるため,デパス®とタケプロン®を追加した.

- 同処方

- カナマイシン　3cap, レンドルミン®, タケプロン®, デパス®

第6診 ▶ X年11/30

体調はいいが,胃もたれと腹部膨満のため,食事摂取量は減った.便通は1日2回.大建中湯を茯苓飲に変更し,カナマイシンを6capに戻した.

- 補中益気湯　1包 ┐
- 茯苓飲　　　1包 ┘ ×3回　毎食前

- カナマイシン　6cap, レンドルミン®, タケプロン®

第7診 ▶ X年12/21

体重は48.2kgに増加した.胃もたれはなくなり,食欲は回復した.処方は第6診に同じ.

Column　小腸内細菌増殖症にカナマイシン

消化管の手術を受けた患者が腹部膨満・便秘・下痢・腹痛を訴え,腹部単純X線写真で小腸の拡張と小腸内のガス貯留を認めることがある.この病態は,小腸運動の低下により小腸内に細菌増殖が起き,発酵で生じる水素や炭酸ガスによる腹部膨満に加え,細菌の働きで産生される遊離胆汁酸や短鎖脂肪酸の刺激により腸液分泌が亢進するため,下痢が起きる.

この病態には,難吸収性で副作用の少ない安価なカナマイシンによる腸内細菌の抑制が有効である.1日1.5g程度で開始し,効果がみられれば,徐々に減量する.また,下痢の原因となる胆汁酸を吸着させるコレバイン®や,腸管からの水吸収を促進するロペミン®を併用する場合もある.

File 25 小腸GIST：術後　短腸症候群とグリベック®による難治性下痢

小腸癌

年齢・性	61歳男性
病　名	小腸GIST術後，十二指腸GIST，短腸症候群
主訴・症状	小腸大量切除術後の難治性下痢

現病歴

→ X－5年2月，北海道の某病院で消化管間質腫瘍（GIST）と診断され，広汎に腸管（小腸〜回盲部，S状結腸）を切除された．残存小腸は1.5m程度しかなく，下痢を伴う吸収不良症候群があった．

→ X－2年7月，十二指腸へのGIST再発と診断され，グリベック®400mgを服用開始．その後，毎食後に腹痛を伴う1日8回前後の下痢がみられ，ロペミン®2capとアヘンチンキ2mLを服用していたが，体重は5kg減少し，顔面に浮腫があった．

→ X年1/16，当院消化器内科に転院した．

→ 1/31，下痢と腹痛のコントロールを目的に，紹介されて受診した．

漢方的問診

→ 毎食後すぐに腹痛を伴う下痢が1日に8回前後あり．足は冷えるが温熱器具は使わない，夜間尿3回，口渇軽度．発汗は普通．

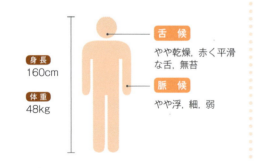
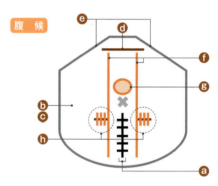

- ⓐ 下腹部正中に手術創
- ⓑ 腹力：中等度
- ⓒ 腹部膨満：軽度
- ⓓ 心下痞鞕：軽度
- ⓔ 胸脇苦満：なし
- ⓕ 腹直筋緊張：全長にわたり軽度
- ⓖ 臍上悸：軽度
- ⓗ 臍傍圧痛：両側に高度

身長 160cm　体重 48kg

舌候：やや乾燥，赤く平滑な舌，無苔
脈候：やや浮，細，弱

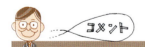

GISTに対する回盲部〜小腸広汎切除術後の短腸症候群で，食後の腹部膨満，下痢，激しい腹痛の原因として以下の病態が想定された．①回盲弁がないため，回腸内に大腸内容物が逆流して小腸内細菌増殖症（bacterial overgrowth：BOG）が起きた．②胆汁酸が終末回腸で吸収されずに大腸内に流入し，胆汁酸性の下痢が起きた．③小腸広汎切除による短腸症候群のため，食物残渣が大腸内に移行し腸内細菌によりガスと短鎖脂肪酸が生成された．

本症例にはカナマイシンが無効であり，胆汁酸吸着剤であるコレバインと腸管運動を抑制するアヘンチンキの併用が有効であったため，②と③の関与が考えられた．漢方薬では，当帰建中湯と牛車腎気丸が冷えと下痢と腹痛に有効であった．

治療経過

舌・脈・腹候から虚証であり，冷え，下痢，腹部膨満を呈することから，腸の機能を改善する小建中湯と人参湯加附子(附子理中湯)を主方とし，腸管内発酵を想定して難吸収性抗菌薬カナマイシンを投与した．

第1診 ▶ X年1/31

- 小建中湯　　　　　　　1包
- 附子理中湯(人参湯＋附子)　1包　×3回　毎食前
- 桂枝茯苓丸　　　　　　1包
- 牛車腎気丸　　1包　×1回　　眠前

- カナマイシン　6cap

第2診 ▶ X年2/14

カナマイシンで下痢が増悪したため，中止してポリフル®，トランコロン®，コレバインミニ®に変更し，漢方薬は腹部膨満を伴う下痢に有効な当帰建中湯に変更した．

- 当帰建中湯　1包　×3回　　　　　毎食前
- 牛車腎気丸　1包　×1回　　　　　眠前

- コレバイン®ミニ(1.81g)　1包，トランコロン®，ポリフル®

第3診 ▶ X年2/21

手足の冷えは改善した．便通は有形便5回に改善したが，食後すぐに腹部膨満があり，ほとんど食べられない．アヘンチンキを少量併用した．

- 同処方

- 同処方，アヘンチンキ　1mL

第4診 ▶ X年3/27

手足が冷えなくなったため，牛車腎気丸を中止した．便通は有形便10回．時に激しい腹痛があるが，アヘンチンキで軽快する．

- 当帰建中湯　1包　×3回　　　　　毎食前

- 同処方

第10診 ▶ X+1年1/9

体重は51kgと3kg増加．当帰建中湯は漸減して中止した．コレバイン®ミニ1包とアヘンチンキ1mLで有形便となり，ポリフル®とトランコロン®は中止した．

- なし

- コレバイン®ミニ　1包，アヘンチンキ　1mL

Column　グリベック®の副作用と漢方治療

グリベック®(イマチニブ)は，分子標的薬のひとつであり，チロシンキナーゼの選択的阻害により，慢性骨髄性白血病や消化管間質腫瘍に著効する．分子標的薬は通常の抗癌薬に比べて副作用は軽微とされるが，実際には様々な副作用がある．イレッサ®(ゲフィチニブ)などと同様に，「薬の切れ目が命の切れ目」の薬であり，副作用を軽減することが，治療成功のカギとなる．

症例を提示する．72歳男性．個人タクシー運転手．吐下血を主訴に近医を受診し，胃GISTと診断され，胃部分切除術を受けた．1年後に残胃に再発し，再手術を受けた．半年後に多数の腹膜播種が出現し，グリベック®400mg/日の服用を開始したが，全身の強い冷え，視力低下，不眠，嘔吐，下肢の筋痙攣，頭痛，頸部の筋硬直などの副作用のため，1ヵ月で服薬を断念した．

2ヵ月後に患者が希望して当科を受診．[(十全大補湯1包＋牛車腎気丸1包)×3回，桂枝茯苓丸2包×1回]を投与した．3週間後には身体が温まり，よく眠れるようになったため，同日当院消化器化学療法科に紹介し，グリベック®300mg/日の投与を再開した．1ヵ月後の再診では，副作用は口周囲の皮疹のみで，嘔気，視力障害，頭痛などはみられず，服用10ヵ月後の現在，腹膜播種は縮小し，患者は元気にタクシー業務をこなしている．

File 26　B型肝硬変と肝癌：漢方薬で腫瘍マーカーが正常化

肝癌

年齢・性	65歳男性
病　名	B型肝硬変，肝細胞癌，糖尿病，高血圧
主訴・症状	難治性腹水，AFPとPIVKA-Ⅱの高値

現病歴

→ X－9年から糖尿病，肝硬変と診断され，近医で治療．X－7年11月，CTで肝(S8＋S3)に結節．

→ X－6年，当院消化器内科に紹介．造影CTで肝癌と診断され，ラジオ波焼灼療法(RFA)，肝動脈化学塞栓術(TACE)をくり返した．

→ X－1年8月，肝(S3＋S4)に再発し，肝部分切除術を受けた．その後，腹水が貯留し，腹水除去濃縮再静注法(CART)とアルブミン製剤の投与を月に1～2回受けていた．

→ X年7月，腫瘍マーカーがPIVCA-Ⅱ：12153，AFP：1,888と増加したため，これ以上の積極的治療は困難と判断され，漢方薬による全身状態の改善を目的に当科に紹介された．CTと腹部超音波検査で，肝癌，肝硬変，脾腫，大量の腹水を認めた．

漢方的問診

→ 易疲労．食欲不振．手先が冷える．便は硬く，2～3日に1回，夜間尿2回．発汗普通．口渇なし．

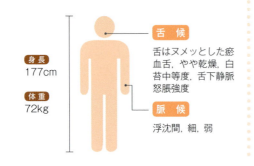

舌候　舌はヌメッとした瘀血舌，やや乾燥，白苔中等度，舌下静脈怒脹強度

脈候　浮沈間，細，弱

身長 177cm　体重 72kg

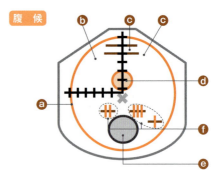

腹候
- ⓐ 腹力：中等度，膨隆し，波動あり
- ⓑ 胸脇苦満：なし
- ⓒ 心下痞鞕：中等度
- ⓓ 臍上悸：軽度
- ⓔ 臍下不仁：軽度
- ⓕ 臍傍圧痛：左に高度，右に中等度

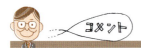

　本症例は，B型肝硬変を背景として発症した肝細胞癌である．肝細胞癌に対して，頻回のラジオ波焼灼療法(RFA)や肝動脈化学塞栓術(TACE)，さらに肝切除術を行ったが，コントロール不能となった．肝癌に対して腫瘍抑制効果が期待できる漢方薬は十全大補湯，あるいは，［十全大補湯＋牛車腎気丸］である．後者を投与したところ，腫瘍マーカーは劇的に低下して4ヵ月ほどで正常化した(図1，2)．

　ウイルス肝炎を背景とする肝細胞癌に対する漢方薬の著効例はこれまでにも数例が報告されており，筆者自身は本症例を含め3例経験している．ウイルス性慢性肝炎から発症した肝細胞癌には漢方薬が奏効する可能性があるため，今後本腫瘍に対する漢方薬の抗腫瘍作用を検討すべきであろう．

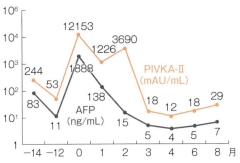

図1 B型肝硬変＋肝癌　腫瘍マーカーの推移

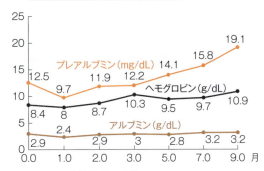

図2 貧血，栄養状態の改善

治療経過

六君子湯を中止し，補剤は肝癌に対して定番の［十全大補湯＋牛車腎気丸］とし，便秘で瘀血が強いため［桃核承気湯＋桂枝茯苓丸］を兼用方とした．検査データは，Hb：8.4，アルブミン：2.9，プレアルブミン：12.5，Cr：1.55，HbA1c：7.0．低蛋白血症に分枝鎖アミノ酸製剤を投与し，亜鉛製剤を併用した．

第1診 ▶ X年7/11

- 十全大補湯　1包 ｝×3回　毎食前
- 牛車腎気丸　1包
- 桃核承気湯　1包 ｝×1回　眠前
- 桂枝茯苓丸　1包

- リーバクト®，プロマック®，メチコバール®，ケーワン®，アマリール®，タケプロン®，ウルソ®，アムロジン®，ミカルディス®，コニール®，アルダクトン®A

第2診 ▶ X年8/8

約1ヵ月で腫瘍マーカーは激減（PIVCA-Ⅱ：1,226，AFP：138）したが，疲れやすいのは同様であった．

- 同処方
- 同処方

第3診 ▶ X年9/12

腎機能はCr：1.21に改善した．便秘が続くため，桃核承気湯を2包に増量．糖尿病が改善（HbA1c：5.9）したため，アマリール®は中止した．

- 十全大補湯　1包 ｝×3回　毎食前
- 牛車腎気丸　1包
- 桃核承気湯　2包　×1回　眠前

- 同処方（アマリール®中止）

第5診 ▶ X年12/5

腫瘍マーカーはさらに減少し，正常範囲となった（PIVCA-Ⅱ：18，AFP：5）．

- 同処方
- 同処方

第7診 ▶ X＋1年3/27

血液データは，Hb：10.9，アルブミン3.2，プレアルブミン19.1，Cr：1.37，HbA1c：5.7と改善し，アルブミン製剤を補充する必要はなくなったが，月に1〜2回のKM-CARTによる腹水除去が必要である．

- 同処方
- 同処方

File 27　C型肝炎と肝癌：漢方薬で強ミノCが不要となり延命

年齢・性	83歳男性
病　名	C型慢性肝炎，肝細胞癌，仙骨・頭蓋底転移，高血圧，痛風，肝腎症候群による腎不全
主訴・症状	グリチルリン製剤の静注を中止したい，肝癌の再発を防ぎたい
現病歴	

→ X－40年頃に慢性肝炎との指摘．X－25年頃から近医で強力ネオミノファーゲンシー®（強ミノC）の静注を週2～3回受けていた．

→ X－1年6/4，肝細胞癌と診断され，肝動脈化学塞栓術を1回とラジオ波焼灼療法を5回受けた．

→ 肝癌の再発を防ぎたいことに加え，3ヵ月間の世界一周クルーズに行くために，週3回の強ミノC（100mL）の注射を中止したい，との希望があり，X年7/16紹介されて受診した．C型慢性肝炎であったが，LKM抗体陽性，蛋白尿（4＋），Cr高値であり，肝腎症候群と診断された．リーバクト®，ウルソ®，アロシトール®，オルメテック®，アダラート®Lを服用中．

漢方的問診

→ 食欲旺盛．眠りが浅い．下痢・便秘をくり返し，時々麻子仁丸をのむ．夜間尿3～4回．冷えはない．口渇あり，1日2Lの水を飲む．発汗は多い．

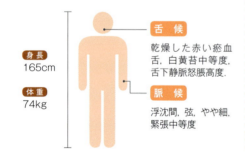

身長 165cm
体重 74kg

舌候 乾燥した赤い瘀血舌，白黄苔中等度，舌下静脈怒脹高度．

脈候 浮沈間，弦，やや細，緊張中等度

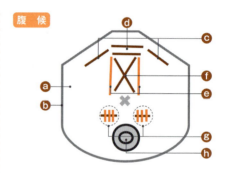

ⓐ 腹力：やや実で膨隆している
ⓑ 皮膚：細絡が多数あり，やや冷たい
ⓒ 胸脇苦満：両側に軽度
ⓓ 心下痞鞕：中等度
ⓔ 腹直筋緊張：軽度
ⓕ 臍上悸：なし
ⓖ 臍傍圧痛：高度
ⓗ 臍下不仁：中等度

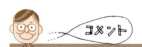

　本症例は，C型慢性肝炎を背景に発症した肝癌に対し，肝動脈化学塞栓術やラジオ波焼灼療法をくり返した．漢方薬とカイジ顆粒を服用後に，まず強ミノCの投与が不要となり，長年の夢であった奥様との世界一周クルーズが実現できた．次に肝癌が増大しなくなったため，患者はその後の2年間で，ご自身のライフワークである科学史に関する著書を数冊出版し，やるべき仕事を完成させ，旅立たれた．

治療経過

　肝癌に対する定番の[十全大補湯＋牛車腎気丸]を主方とし，腹候から[大柴胡湯＋桂枝茯苓丸]を兼用方として投与した．

第1診　▶ X年7/16

- 十全大補湯　1包 ｝×3回　　毎食前
- 牛車腎気丸　1包
- 大柴胡湯　　1包 ｝×1回　　眠前
- 桂枝茯苓丸　1包

- リーバクト®，ウルソ®，アロシトール®，オルメテック®，アダラート®L

第3診　▶ X年10/18

　便通は普通便1回に改善．夜間尿3回．大柴胡湯を中止し，桂枝茯苓丸眠前2包とした．8/2からカイジ顆粒60g/日を併用した．

- 十全大補湯　1包 ｝×3回　　毎食前
- 牛車腎気丸　1包
- 桂枝茯苓丸　2包　×1回　　眠前
- カイジ顆粒　60g

- 同処方

第5診　▶ X＋1年1/26

　体調はいい．強ミノCを週1回100mLに減らしても肝機能は基準値内．カイジ顆粒を20g/日に減らした．

- 同処方
- カイジ顆粒　20g

- 同処方

第7診　▶ X＋1年7/9

　強ミノCを中止しても，肝機能は基準値内であったため，奥様との3ヵ月の世界一周クルーズを楽しめた．

- 同処方

- 同処方

第10診　▶ X＋1年11/12

　X＋1年10/1と11/2に肝動脈化学塞栓術を受けた．

- 同処方

- 同処方

第14診　▶ X＋2年7/4

　CTとMRIで肝癌が3個出現し，PIVKA-Ⅱが増加した．

- 同処方

- 同処方

第20診　▶ X＋3年1/23

　肝癌は増大せず，縮小傾向を示したが，MRIで仙骨に転移を認め，放射線治療後にPIVKA-Ⅱは減少した．

- 同処方

- 同処方

その後の経過

　2月はじめより左上顎歯が激しく痛むため，口腔外科を受診し，三叉神経痛と診断されてリリカ®を投与されたが，構語障害と下肢脱力が出現したため中止した．2/21より投与したセレコックス®と立効散により痛みは若干軽快したが，さらに頭蓋底転移による左側頭部痛が出現し，5/10に死亡した．

File 28 膵癌肝転移：ジェムザール®による関節痛

膵癌

年齢・性	76歳男性
病　名	膵癌，多発肝転移
主訴・症状	ジェムザール®による関節痛，嗅覚・味覚過敏

現病歴

➡ X−1年11月，糖尿病と診断された．X年3/1，右側腹部痛が出現し，CTで多発肝腫瘍が発見され，生検により原発不明腺癌の肝転移と診断されて，当院に紹介された．超音波内視鏡検査で膵に径2cmの腫瘍を認め，組織所見から膵癌の肝転移で，手術不能とされた．

➡ 5/18からジェムザール®を週1回投与（3週投与1週休）されたが，発熱，関節痛，便秘，嘔気，食欲不振，嗅覚・味覚過敏（みそ汁や佃煮などの味や匂いが不快）などの副作用が出現し，右腕が痛み，挙上できなくなった．経口糖尿病薬と降圧薬を服用．ジェムザール®による発熱と嘔気に対してナイキサン®とカイトリル®を服用．関節痛にボルタレン®テープを貼付していた．

➡ 6/9，消化器内科から紹介されて受診した．腫瘍マーカーは，CA19-9：109，DUPAN-2：500．

漢方的問診

➡ 食欲不振．睡眠は良好．以前から便秘で市販の大黄甘草湯を常用．夜間尿4回．冷えはない．以前は汗かきだったが，最近は汗をかかない．口渇はない．

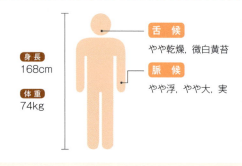

腹候

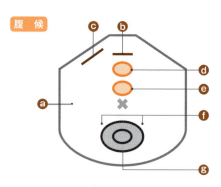

ⓐ 腹力：やや軟
ⓑ 心下痞鞕：軽度
ⓒ 胸脇苦満：右に軽度
ⓓ 心下悸：軽度
ⓔ 臍上悸：軽度
ⓕ 臍傍圧痛：なし
ⓖ 臍下不仁：中等度

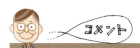

本症例では，癌証に対する十全大補湯と腎虚に対する牛車腎気丸により，全身状態が改善した．さらにジェムザール®の副作用（関節痛，発熱など）は，投与2日前から5日間芍薬甘草湯を服用することで軽快した．予想を超える1年半のQOLの高い延命が可能となった．

ジェムザール®の投与2日前から芍薬甘草湯を服用すると効果があるのは患者自身の発見で，当初「ジェムザール®投与後の5日間服用」と指示していたのを，患者の工夫で変更したものである．これは田代眞一博士が，「生理痛に芍薬甘草湯を用いる場合は，生理の数日前から服用すると効果的」と報告しているように，芍薬甘草湯に含まれる化合物が腸内細菌により変化する必要があるためであろう．

第2章 がん患者の漢方サポートファイル

治療経過

進行膵癌に対する定番の処方として，癌証に対する十全大補湯を主方とし，腎虚に対する牛車腎気丸を兼用方として治療を開始した．またジェムザール®投与後の発熱に対して芍薬甘草湯を併用した．

第1診 ▶ X年6/9

- 十全大補湯　1包　×3回　　　　毎食前
- 牛車腎気丸　2包　×1回　　　　眠前

［ジェムザール®の投与後5日間］
- 芍薬甘草湯　1包　×3回　　　　毎食前

- アクトス®，ルプラック®，ベイスン®，ナイキサン®，カイトリル®，タケプロン®，タフマック®E，ワッサーV®
- ボルタレン®テープ

第2診 ▶ X年7/7

右腕が挙上できるようになった．以前はジェムザール®投与後38℃台の発熱のため数日間食欲がなかったが，投与の2日前から5日間芍薬甘草湯を服用すると，発熱せず食欲も低下しない．ジェムザール®の効果が不十分なため，デンプン粒による肝動脈塞栓術（DMS-TAE）を，X年7/11から月1回（計9回）施行した．

- 同処方（芍薬甘草湯はジェムザール®の投与2日前から2日後までの5日間に変更）
- 同処方

第6診 ▶ X年11/24

芍薬甘草湯をのむと発熱せず，右肩の痛みも起きない．ジェムザール®は隔週投与に変更となった．

- 同処方
- 同処方

第9診 ▶ X+1年4/27

体調よく，食欲あり，むくみはない．CTで肝転移巣は縮小．体重は76.5kgに増加した．

- 同処方
- 同処方

第10診 ▶ X+1年6/8

体調はよく，食欲があり，体重は77kgに増加した．腫瘍マーカーは，CA19-9：44，DUPAN-2：49，と低下した．

- 同処方
- 同処方

その後，肝転移巣が新たに出現して急速に増大．抗癌薬の肝動注を2回行うも無効のため，8/19に緊急入院し，4日後に1年半の経過で死亡した．

Column　中国古代の無数の医師を神格化した「神農」

神農は古代中国の伝説上の医薬と農業の神であり，頭に2本の角があり，身体は透明で内臓が透視できた．自然界に存在する膨大な数の動・植・鉱物を嘗めて，毒か薬かを鑑別した．毒を嘗めると障害された内臓が黒くなった．薬となるものを「生薬」として分類し，さらにそれらを複数組み合わせて「薬方」を組み立て，さまざまな病気を治す医学の体系を創り上げた．

「神農」とは，実際には中国古代に活躍した無数の博物学者や医師を神格化した存在である．現代に生きるわれわれは彼らから多大な恩恵を受けているが，彼らのすばらしい能力には驚嘆せざるをえない．

File 29 膵癌：重粒子線治療後，術後，化学療法後の下痢

膵癌

年齢・性	75歳女性
病　名	膵癌重粒子線治療後，手術後，化学療法後
主訴・症状	両足底部の異物感，右上肢の痛みとしびれ，左耳鳴

現病歴

→ X－2年9月，腹痛を主訴に近医を受診．腹部超音波検査で膵頭部の径3cmの腫瘤と主膵管拡張を認めた．同年10/1，当院消化器内科受診．生検で膵癌と診断されたが，CTで上腸間膜動脈周囲に浸潤を認め，手術不能と判断された．X－1年3月，重粒子線照射により膵腫瘍は縮小したが，その後ジェムザール®の投与によりさらに縮小．12/14，某大学病院外科で膵頭十二指腸切除，門脈合併切除術を受けた．術後もジェムザール®を投与されたが，副作用のため3コースで中断した．

→ X年7/29，紹介されて当科を受診した．1日6回の腹鳴を伴う下痢があり，腹部のあちこちが痛む．両下肢がむくみ，爪が黒ずんで，割れやすい．パンクレアチン6g，タケプロン®30mg，ガスモチン®3錠，ミヤBM®3g，ロペミン®4mg，レンドルミン®0.125mgを服用していた．

漢方的問診

→ 食欲は普通．全身倦怠感強い．不眠でレンドルミン®を服用．下痢便が6回．夜間尿6回．冷え症で，電気敷毛布を使用．下痢による口渇のため，就眠中にペットボトルで水を飲む．発汗傾向なし．

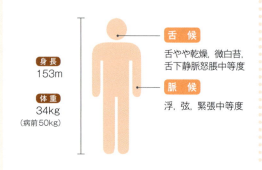

身長 153m
体重 34kg（病前50kg）

舌候
舌やや乾燥，微白苔，舌下静脈怒脹中等度

脈候
浮，弦，緊張中等度

腹候

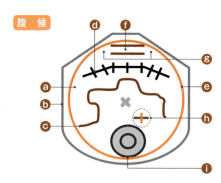

- ⓐ 腹力：軟弱無力
- ⓑ 腹壁：薄い
- ⓒ 腸蠕動が透見される
- ⓓ 上腹部に横走する手術創あり
- ⓔ 振水音：腹部全体に認める
- ⓕ 心下痞鞕：中等度
- ⓖ 胸脇苦満：なし
- ⓗ 臍傍圧痛：左に軽度
- ⓘ 臍下不仁：中等度

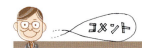

　本症例は，門脈浸潤のため手術不能の膵癌であったが，重粒子線治療と抗癌薬で腫瘍が縮小して手術可能となった．術後は，副作用のためジェムザール®が使えず，経過観察された．それにもかかわらず，発病後4年以上，術後3年以上，ほぼ元気に生活できているのは，西洋医学的病態生理に基づいたさまざまな補充療法，漢方薬およびカイジ顆粒による気力と体力の回復などの総合的効果によると考えられる．膵癌患者の予後を改善するためには，術後のきめ細やかな患者サポートが必要である．

治療経過

パンクレアチンを6gから9gに増量した．難治性下痢に対してアヘンチンキの投与を開始した．血清の鉄と亜鉛が低値のため，補充した．不眠や下痢があるため，補中益気湯とし，牛車腎気丸を併用．不眠と夜間頻尿のため，眠前に清心蓮子飲と桂枝茯苓丸を併用した．

第1診 ▶ X年7/29

- 補中益気湯　1包　┐
- 牛車腎気丸　1包　┘×3回　毎食前
- 桂枝茯苓丸　1包　┐
- 清心蓮子飲　1包　┘×1回　眠前

- アヘンチンキ　1.5mL，パンクレアチン　9g，プロマックD®・フェロミア®・タケプロン®OD(15) 各2錠，バンピタン®　2g，ガスモチン®　3錠，ミヤBM®　3g，ロペミン®　2mg，レンドルミン®　0.125mg

第2診 ▶ X年8/20

体重35kg．夜間尿は2回に減り，熟睡できるようになった．夜間下痢で起きることはなくなり，朝は有形便となったが，昼間は3回ほど泥状便である．だるさが続くため，十全大補湯に変更した．

- 十全大補湯　1包　┐
- 牛車腎気丸　1包　┘×3回　毎食前
- 桂枝茯苓丸　1包　┐
- 清心蓮子飲　1包　┘×1回　眠前

- 同処方

第3診 ▶ X年10/6

下肢の浮腫が改善して体重は33kgに減り，早く歩けるようになった．便の2/3は有形便，1/3は泥状便．

- 同処方
- 同処方

第11診 ▶ X+2年1/10

体重は29kgに減った．夕方になると身体がだるくなり，自力で起き上がれず，バスのステップも上がれなくなった．パンクレアチン9gからリパクレオン®1.8gに変更．元気回復を目的に「カイジ顆粒」を勧めた．

- 同処方
- カイジ顆粒　20g
- 同処方
  （パンクレアチンからリパクレオン®　1.8gに変更）

第16診 ▶ X+3年4/4

カイジ顆粒20g/日を服用後1ヵ月でだるさは軽快し，体力が回復してとても元気になり，料理や散歩をしている．体重は32kgに増えた．

- 同処方
- 同処方

Column　消化器癌術後の難治性下痢

消化器癌術後の難治性下痢に対しては，アヘンチンキ（アヘン末）が必要な場合が多い．アヘンは主成分のモルヒネの他に各種アルカロイドを含有するため，腸管運動抑制作用はモルヒネよりも強いが，鎮痛・鎮静・呼吸抑制作用はモルヒネより弱い．アヘンは吸入で用いる場合と異なり，経口では依存症が生じにくい．この場合，漢方薬は補助的に用いられ，補中益気湯あるいは（補中益気湯＋当帰建中湯）が有効なことが多いが，冷えや全身倦怠感が強い場合は茯苓四逆湯が必要となる．

File 30 膵癌：術後の難治性下痢

年齢・性	58歳女性
病　名	膵癌術後
主訴・症状	難治性下痢，副作用のため止痢薬が使えず
現病歴	

→ X－1年5/25，膵頭部の浸潤性膵管癌で膵頭十二指腸切除を受けたが，周囲への浸潤のため上腸間膜動脈周囲神経叢の半周以上を切除された．術後，「数ヵ月の延命を期待して半年間の辛い抗癌薬治療を受けたくない，体力的に自信がない」と，化学療法を拒絶した．術後に腹鳴を伴う難治性の下痢が出現したが，アヘンチンキは嘔気のため使えず，リン酸コデインは蕁麻疹のため使えなかった．ベリチーム®2.4g，パンクレアチン3g，ロペミン®2cap，アドソルビン®9g，タンナルビン3g，ビオスリー®3錠を投与されたが，味覚と嗅覚の低下，脱毛，寝汗，下痢が続いた．

→ X年5/25，難治性下痢のコントロールを目的に，消化器外科から紹介された．

漢方的問診

→ 食欲は普通．手足の先が冷える．下痢5〜6回，放屁で便失禁．夜間尿2回．少し動くと動悸し，発汗する．寝汗あり．口渇なし．自分の体臭が臭いと感じる．

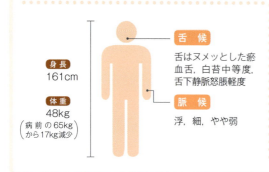

身長 161cm
体重 48kg（病前の65kg から17kg減少）

舌候：舌はヌメッとした瘀血舌，白苔中等度，舌下静脈怒脹軽度
脈候：浮，細，やや弱

腹候

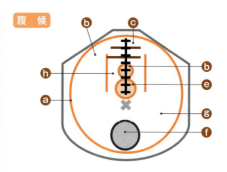

- ⓐ 腹力：中等度．軽度に膨隆し，打診で鼓音
- ⓑ 胸脇苦満：なし
- ⓒ 心下痞鞕：中等度
- ⓓ 心下悸：軽度
- ⓔ 臍上悸：軽度
- ⓕ 臍下不仁：軽度
- ⓖ 臍傍圧痛：なし
- ⓗ 心下振水音：なし

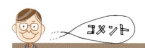

　本症例は，進行膵癌の術後に，化学療法を拒否したが，下痢が続き，体調が回復しなかった．膵癌術後の難治性下痢には，通常胃酸分泌を抑制するプロトンポンプ阻害薬，減少した膵液を補填するための大量の消化酵素と重曹，腸管からの水分吸収を促進するロペミン®，腸蠕動を抑制するアヘンチンキやコデインなどが用いられる．しかし本症例では，アヘンチンキやコデインは副作用のために服薬できなかった．当初，胆汁酸性の下痢を想定し，胆汁酸吸着剤のコレバイン®を投与したが，蕁麻疹で中止．漢方薬では，[真武湯＋人参湯]は無効であったが，茯苓四逆湯とカイジ顆粒を投与後，速やかに下痢は改善し，体重が増え，現在まで5年間無再発で生存している．

なお，本症例では，膵癌の腫瘍マーカーCEAが，術後（X年2月）の1.2ng/mLから10.0ng/mL（X＋3年12月）まで漸増したが，家族に禁煙させた後に漸減し，4.6ng/mLと正常化した（図）．CEAに対しては受動喫煙も含めてタバコによる偽陽性があるため，転移再発の判定には注意を要する．

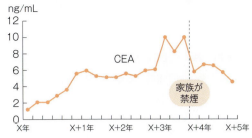

図　膵癌術後の腫瘍マーカーCEAの変化
（夫と長女からの受動喫煙による影響）

治療経過

体重48.7kg．胆汁酸性の下痢を想定し，胆汁酸吸着剤であるコレバイン®ミニを処方．膵切除後に分泌の減った炭酸水素ナトリウムを補充．消化管運動を改善する目的で補剤としてを補中益気湯を用いた．

第1診 ▶ X年5/25

- 補中益気湯　1包　×3回　　　毎食前
- ベリチーム® 6g，ロペミン® 2cap，コレバイン®ミニ 2包，トランコロン® 6錠，ガスコン® 6錠，タケプロン® 15mg，重曹 3g

第5診 ▶ X年9/3

補中益気湯，ついで［真武湯＋人参湯］も下痢には無効であった．手足の冷え，下痢5～6回，動悸がしやすいため，茯苓四逆湯（炮附子は2gで開始）を投与した．進行癌のため，抗癌生薬カイジ顆粒の併用を勧めた．

- 茯苓四逆湯（茯苓4g，人参・乾姜・甘草各3g，炮附子2g）煎じ薬　　　×3分服　毎食前
- カイジ顆粒　9g
- 同処方

第6診 ▶ X年9/24

下痢は4回に減り，放屁で失禁することはなくなり，体重は50kgに増加した．膝の上が冷えている．

- 同処方（炮附子4gに増量）
- カイジ顆粒　9g
- 同処方

第8診 ▶ X＋1年2/4

体重51.5kg．下痢はなくなり軟便になった．味覚と嗅覚が回復し，脱毛や寝汗もなくなった．

- 同処方（炮附子5gに増量）
- カイジ顆粒　9g
- 同処方

第18診 ▶ X＋3年10/4

体重54.5kg．普通便となった．腹部CTで再発兆候はないが，CEAは10ng/mLまで漸増したため，夫と娘に禁煙を指示した．茯苓四逆湯中の炮附子の量は冷えの程度に応じて調整した．

- 同処方（炮附子はX＋3年12月から6g，X＋4年6月から5gを維持）
- カイジ顆粒　9g
- 同処方

第24診 ▶ X＋5年3/20

体重53kg．体調はよく，再発の兆候なし．夫と娘が禁煙することによりCEAは漸減し，正常化した（図）．

- 同処方
- カイジ顆粒　9g
- 同処方

File 31 膵癌肝転移：漢方薬と血管内治療で長期延命

膵癌

年齢・性	55歳女性
病　名	膵癌，多発肝転移
主訴・症状	発熱，嘔気
現病歴	

→ X年4/4，膵頭部癌の診断で，膵頭十二指腸切除術を受けた．術後，7/10からジェムザール®を投与されたが，8/27，肝内に長径6cmまでの転移巣を多数認め，無効と判断されてS-1に変更された．38℃の発熱があり，嘔気が強く，ロキソニン®，パリエット®，ナウゼリン®，ガスモチン®を投与．

→ 9/25，紹介されて当科を受診した．S-1を中止し，発熱は腫瘍熱と考え，ナイキサン®を投与した．嘔気はナウゼリン®では改善しないため，ピーゼットシー®を用いた．

漢方的問診

→ 食欲不振，不眠で睡眠薬で寝る．冷えなし．便通1〜2回普通便，夜間尿1〜2回，口渇なし．発汗なし．

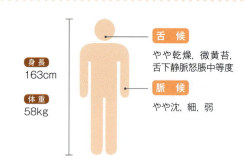

身長 163cm
体重 58kg

舌候　やや乾燥，微黄苔，舌下静脈怒脹中等度
脈候　やや沈，細，弱

腹候

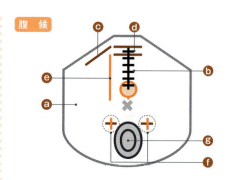

ⓐ 腹力：やや軟
ⓑ 心下振水音：なし
ⓒ 胸脇苦満：右に軽度
ⓓ 心下痞鞕：中等度
ⓔ 腹直筋緊張：右に軽度
ⓕ 臍傍圧痛：軽度
ⓖ 臍下不仁：中等度

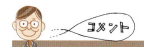

　本症例は，膵頭部癌の術後，化学療法無効で多発肝転移がみられた．当院で漢方治療を受けつつ，クリニカ・E.T.で血管内治療を受けて，1年後に肝転移は完全に消失した．その後，漢方薬とカイジ顆粒を服用し，肝転移は再発しなかったが，4年後に残膵に癌が再発した．これに対しては血管内治療をくり返し，2年間腫瘍の進行を抑制できている．

　膵癌は難治癌の筆頭であるが，本症例では血管内治療，低用量のゼローダ®（500mg），漢方薬，カイジ顆粒などによる総力戦の治療により，膵癌発症から6年以上元気な延命が図れている．

　このような治療法は，将来的には現代の標準治療を超える新しい治療法として位置づけられるべきであろう．

第2章 がん患者の漢方サポートファイル

治療経過

進行膵癌に対して，不眠はあるが，不安やイライラなどはみられなかったため，補剤は十全大補湯を選択し，牛車腎気丸とあわせて主方とした．兼用方は不眠と瘀血を考慮し，桂枝茯苓丸（眠前）とした．

第1診 ▶ X年9/25

- 十全大補湯　1包 ┐
- 牛車腎気丸　1包 ┘×3回　　毎食前
- 桂枝茯苓丸　1包　×1回　　眠前

- ビーゼットシー®，ナイキサン®

第2診 ▶ X年10/17

嘔気のため，漢方薬は2週間で服用を中止した．息切れと胸が詰まる感覚など，呼吸器症状があるため，人参養栄湯に変更．進行膵癌であったため，カイジ顆粒を併用した．

- 人参養栄湯　1包　×3回　　毎食前
- 牛車腎気丸　2包　×1回　　眠前
- カイジ顆粒　9g

- 同処方

第3診 ▶ X年12/25

10/20と11/21，横浜市のクリニックで[ベルケイド®，ベクティビックス®，マイトマイシン，ジェムザール®]を用いた血管内治療を受け，嘔気と発熱は消失．その後はサリドマイドとゼローダ®を服用し，肝転移巣は縮小．

第9診 ▶ X+1年10/26

- 同処方
- サリドマイド，ゼローダ®　500mg

X+1年4月でサリドマイド中止．CTで肝転移消失．

- 同処方
- ゼローダ®

第19診 ▶ X+4年2/7

X+3年7月からゼローダ®を中止し，体重は53kgに増えたが，CTで残膵再発と診断．残膵全摘は希望せず，2月から3回の血管内治療を受け，膵腫瘍消失．

- 同処方
- タケプロン®

第33診 ▶ X+6年5/29

X+5年に1回，X+6年に2回，血管内治療を受けた．この間，体調はよく，しばしば外国旅行を楽しんでいる．

- 同処方
- 同処方

> **Column　高度進行癌に血管内治療**
>
> 癌の血管内治療とは，癌周囲に形成される"新生血管"を，大腿動脈から挿入したカテーテルを通じ，ピンポイントに少量の薬剤を注入して消滅させる治療である．ベルケイド®，ハーセプチン®，アービタックス®，ベクティビックス®などの抗癌薬のほか，ピシバニール®，アレディア®，マキサカルシトールなどの薬剤から，症例に応じていくつかを混合して注入する．血管内治療には，新生血管を消滅させる以外にも，骨転移抑制，アポトーシス誘導，抗癌薬感受性増強なども期待できる．高度進行癌に対する局所治療としてきわめて有用であり，痛みなどの症状緩和のみならず，File 31のように癌の病勢の抑制による延命効果が得られることが多い．

125

File 32 膵癌：腫瘍マーカーの減少と乳糜腹水の消失

年齢・性	55歳男性
病　名	膵癌術後，化学療法後，総胆管ステント挿入術後
主訴・症状	乳糜腹水と腹部全体の重だるい痛み
現病歴	

- X−1年6/14，膵体部癌で膵体尾部切除術を受けた．術後，ジェムザール®1gを投与（3週投与1週休薬）．
- X年5月，全身倦怠感と閉塞性黄疸が出現．PTCD施行後，ステントによる内瘻化術を施行．ジェムザール®無効としてS-1（80mg/日）を投与されるも，無効のため2ヵ月で中止となった．この間（6/23〜24）乳糜腹水を4L穿刺排液した．
- X年7/11，セカンドオピニオン目的に家族が来院．遠方の患者であったため，地元の大学の漢方診療部門などでの治療を奨めたが，7/14，患者本人が受診した．糖尿病にインスリンとアクトス®15mgを投与され，腹水に対してラシックス®とアルダクトン®Aを服用していた．初診時，血糖：474，HbA1c：11.2，CEA：8.0，CA19-9：22,776，DUPAN2：910，SPan1：4,300．

漢方的問診

- 食欲やや低下．眠りは深いが，就眠中に2回目が覚める．便通は1回で硬便．夜間尿なし．冷えなし．発汗なし．口渇なし．

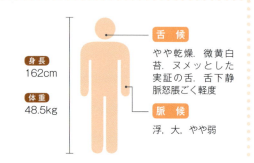

身長 162cm
体重 48.5kg

舌候　やや乾燥．微黄白苔．ヌメッとした実証の舌．舌下静脈怒脹ごく軽度

脈候　浮，大，やや弱

腹候

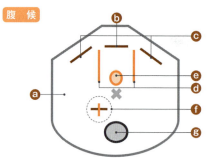

- ⓐ 腹力：やや実，軽度膨隆
- ⓑ 心下痞鞕：軽度
- ⓒ 胸脇苦満：軽度
- ⓓ 腹直筋緊張：上腹部にのみ軽度
- ⓔ 臍上悸：軽度
- ⓕ 臍傍圧痛：右に軽度
- ⓖ 臍下不仁：軽度

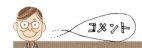
コメント

　本症例は，ジェムザール®とS-1が無効となった膵癌で，腹部のリンパ管〜胸管の閉塞により乳糜腹水が貯留していた．漢方薬を服用後，腹水が貯留しなくなり，全身状態が改善し，腫瘍マーカーも著明に減少して，8ヵ月間元気に延命できた．漢方治療ではこのような劇的な効果が時にみられる．

　終末期患者に対する漢方治療の目的は，「苦しい延命」を「価値ある延命」に変えることである．本症例には十全大補湯と小柴胡湯の併用が有効であった．なお，本症例はゴーヤ茶により腹水や浮腫が減ったと感じていたが，糖尿病や膵癌に対するゴーヤの効果は，検討する価値があるかもしれない．

治療経過

腹候から小柴胡湯，癌証に対し十全大補湯を選択し，併用投与した．

第1診 ▶ X年7/14

- 小柴胡湯　1包 ｝×3回　　毎食前
- 十全大補湯　1包
- 牛車腎気丸　2包　×1回　　眠前

- ラシックス® 40mg，アルダクトン®A 50mg，ハルシオン®，ガスモチン®

第2診 ▶ X年8/29

血糖：205，HbA1c：11.2．8/4と8/8に，それぞれ2Lの乳糜腹水を穿刺排液した．8月初めから，ゴーヤのスライスを天日で乾燥させ，お茶にして飲んだら2日ほどで浮腫が消え，腹痛もなくなった．食欲旺盛となり，体重は55kgに増加した．CTで膵頭部付近の腫瘤の縮小を確認．腹水は消失し，糖尿病も改善．腫瘍マーカーは著減した（CA19-9：1,254）．

- 同処方

- インスリン，アクトス®，タケプロン®

第3診 ▶ X年11/28

食欲が出て，体重は57.5kgに増加．浮腫や腹水はなく，普通の生活ができている．糖尿病はインスリン18単位でHbA1c：6.6とコントロール良好．腫瘍マーカーはやや増加（CA19-9：2,500）．

- 同処方

- 同処方

第4診 ▶ X+1年2/6

腫瘍マーカーはさらに増加（CA19-9：8,847）．心窩部が膨満して嘔吐した．腹水の再貯留はなかったが，上部消化管造影で，十二指腸の壁外性圧迫による狭窄と診断し，［補中益気湯＋茯苓飲］に変更．その後，紹介元病院でバイパス手術を受けて摂食可能となるも，2ヵ月後に死亡した．

- 補中益気湯　1包 ｝×3回　　毎食前
- 茯苓飲　　　1包
- 牛車腎気丸　1包　×1回　　眠前

- 同処方

Column　漢方は100％の治癒をめざす

　西洋医学と漢方医学の薬物治療の根本的な違いは，前者が奏効率60％で満足するのに対し，後者は100％の治癒をめざして治療薬を次々と変更していくことにある．『傷寒論』では時間軸を想定し，患者の誕生から死まで，刻々変化していく病態を的確に捉えて，最適な処方を決定するノウハウが示されている．しかし実は，このような記述法は，さまざまな治療薬を時間軸上に並べて，患者の病態に応じて最適な薬方を選択させる，『傷寒論』の著者の工夫なのである．

　藤平健は，苦労の末に難治疾患の治療が成功した時に，思わず「南無漢方大明神（私は漢方の神様に帰依します）」と歓喜と感謝の言葉を口にしたという．また小倉重成は，難病患者を救おうとする切なる願いから，「西洋医学→漢方→鍼灸→食養→鍛錬→坐禅」と，次々に「次の一手」を求め，統合医療を展開した．両氏はすべての患者を治そうと心血を注いだが，われわれはこのような精神を学ぶ必要がある．

File 33　乳癌と膵癌：放射線肺炎とジェムザール®の副作用

年齢・性	70歳女性
病　名	乳癌放射線化学療法後，膵癌術後，放射線肺炎
主訴・症状	咳，ジェムザール®によるだるさと冷え
現病歴	

➡ X－20年，右乳癌手術．X－2年8月に乳癌が再発し，化学療法（CAF療法×6コース）後，X－1年3月～X年9月，ゼローダ®を投与された．

➡ この間，X－1年8月にPETで膵尾部癌を疑われ，経過観察されていたが，徐々に増大したため，X年9月に膵癌の診断で膵体尾部切除を受けた．ジェムザール®を投与後，全身倦怠感と冷えが強くなった．

➡ X－1年4月から胸壁とリンパ節に転移が出現し，放射線治療（60Gy）を受けた．その後，咳が続き，9月のCTで右上葉の浸潤影を認め，放射線肺炎と診断された．

➡ フスコデ®を常用し，フスコデ®による便秘に対しプルゼニド®を服用．X年11/27，消化器内科から紹介されて受診した．糖尿病に対し，スターシス®を服用．Hb：9.2g/dLと貧血があった．

漢方的問診

➡ 冷え症で電気あんかを使用．便秘気味で硬便1回．夜間尿1回．汗なし．口渇なし．

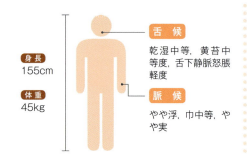

身長 155cm
体重 45kg

舌候：乾湿中等，黄苔中等度，舌下静脈怒脹軽度

脈候：やや浮，巾中等，やや実

腹候

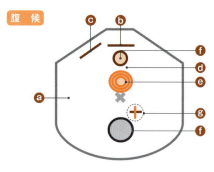

- ⓐ 腹力：中等度
- ⓑ 心下痞鞕：軽度
- ⓒ 胸脇苦満：右に軽度
- ⓓ 心下振水音：なし
- ⓔ 臍上悸：高度
- ⓕ 心下悸：軽度
- ⓖ 臍傍圧痛：左に軽度
- ⓗ 臍下不仁：軽度

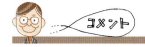

　本症例は，再発乳癌の放射線化学療法後に，膵癌を発症し，乳癌に対する放射線治療後の肺炎による咳に加え，ジェムザール®によるだるさと冷えを訴えた．

　このような呼吸器症状のある進行癌患者に対して第1選択となる補剤は人参養栄湯であり，牛車腎気丸や桂枝茯苓丸が併用されることが多い．

　漢方治療により，本症例の放射線肺炎による咳は著明に軽快し，冷えやだるさも改善した．

　しかし，その後，X＋1年6/17，CTで肝転移と膵切除断端の局所再発を認め，地元の病院の緩和ケア科に紹介され，X＋2年2/27に死亡した．

治療経過

呼吸器症状がある進行癌であるため，補剤として[人参養栄湯2包+桂枝茯苓丸1包]を1日2回投与した．

第1診 ▶ X年11/27

- 人参養栄湯　2包 ┐
- 桂枝茯苓丸　1包 ┘×2回　　朝夕食前
- 牛車腎気丸　1包　×1回　　眠前

- フスコデ®，ブルゼニド®，スターシス®

第2診 ▶ X年12/11

身体が温まり，咳はだいぶ減少した．

- 同処方

- 同処方

第3診 ▶ X年12/25

咳はまったくなくなり，フスコデ®とブルゼニド®は不要となった．体調はとてもよくなった．

- 同処方

- スターシス®

第4診 ▶ X+1年1/22

咳が軽度にあり．少量のフスコデ®を再開した．糖尿病が悪化したため，癌に伴うインスリン抵抗性の改善が期待できるアクトス®とβ細胞からの速やかなインスリン分泌を促すグルファスト®を併用した．牛車腎気丸を中止した．貧血があるため，鉄剤を投与した．

- 人参養栄湯　2包 ┐
- 桂枝茯苓丸　1包 ┘×2回　　朝夕食前

- フェロミア®，フスコデ®，グルファスト®，アクトス®，タケプロン®

第6診 ▶ X+1年4/16

フスコデ®を中止したが，咳はほとんどない．食欲あり．睡眠良好．痛みなし．貧血と糖尿病は改善した．

- 同処方

- フェロミア®，グルファスト®，アクトス®，タケプロン®

> **Column　臨床検査技術の進歩と漢方医学**
>
> 　中国古代の伝説上の名医・扁鵲は，神人長桑君から授けられた秘薬をのんで，人体の内部を透見できるようになったという．しかし，現代の医師は，この数十年間で，さまざまな検査機器により扁鵲以上に正確に患者の身体内の状態を把握できるようになった．親試実験を旨とした江戸時代の名医・吉益東洞や尾台榕堂が現代に生きていたら，狂喜してそれらを臨床に役立てたはずである．
> 　現在われわれは，臨床検査と画像診断という強力な水先案内（ナビゲータ）を，漢方の臨床に利用することができる．「逐次修正の医学」である漢方医学では，患者の状態の変化をリアルタイムで把握するためのデータや画像診断がきわめて重要で，臨床検査部と画像診断部の協力が不可欠である．

File 34 乳癌：化学療法後のしびれと痛み

年齢・性	65歳女性
病　名	左乳癌術後，化学療法後，放射線治療後
主訴・症状	両足の前半分のしびれと痛み，下肢の浮腫
現病歴	

→ X－1年9/24に左乳癌切除術．X－1年11月～X年6月，化学療法（パクリタキセル×10コース）．

→ その後，X年6月から，CAF療法［エンドキサン®＋アドリアシン®＋5-FU］を4コース施行．皮膚のかゆみと両足のしびれと浮腫が出現．米粒を踏んでも激痛が走るような痛覚過敏を伴った．

→ X年7/8から，左残存乳房に放射線治療（26 Gy）を受けた．この間，ホルモン療法（アリミデックス®）が開始され，両下肢がむくむようになった．11/21，乳腺科から紹介されて受診した．

漢方的問診

→ 食欲あり．睡眠良好．1日1回やや硬い便．夜間尿2回．冷え症で，冬期は電気あんかを用いる．発汗傾向や口渇はない．下肢がむくむ．

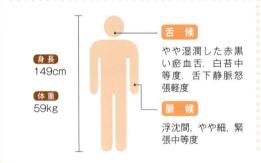

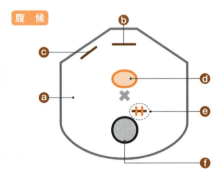

腹候
- ⓐ 腹力：やや軟
- ⓑ 心下痞鞕：軽度
- ⓒ 胸脇苦満：右に軽度
- ⓓ 臍上悸：軽度
- ⓔ 臍傍圧痛：左に中等度
- ⓕ 臍下不仁：軽度

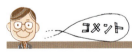

本症例では，乳癌に対するパクリタキセルによる手足のしびれと下肢の浮腫に，主方［牛車腎気丸］＋兼用方［桂枝茯苓丸］が著効した．2ヵ月でしびれがなくなり，漢方薬を休薬した．半年後にしびれが再燃した際には，主方［桂枝茯苓丸］＋兼用方［牛車腎気丸］として著効した．

抗癌薬による末梢神経障害に対しては，駆瘀血剤と補腎剤の併用が有用な場合が多いが，［牛車腎気丸＋附子末］，［芍薬甘草湯＋附子末］，あるいはこれらの併用［牛車腎気丸＋芍薬甘草湯＋附子末］が有効な場合もある．これらの鑑別のためには腹候が必須である．用いる附子末の量は，1日量として1.5gから開始し，2～4週間ごとに3.0g→4.5g→6.0gと，段階的に増量する．その際，附子の副作用（動悸，顔面潮紅，口周囲のしびれなど）の発現に注意し，もしも起きたら，附子末を減量する．

治療経過

臍下不仁は軽度であったが，末梢神経障害が主訴であったため，牛車腎気丸を主方として治療した．

第1診 ▶ X年11/21

- 牛車腎気丸　1包　×3回　　　　毎食前
- 桂枝茯苓丸　1包　×1回　　　　眠前

- アリミデックス®　1錠　　×3回
- 酸化マグネシウム　0.5g

第2診 ▶ X年12/5

服薬3日後には足の痛みが6/10に軽快し，しびれが分散し，米粒を踏んだ時の激痛がなくなった．全身倦怠感がなくなり，早く歩けるようになった．手先のしびれも改善した．

- 同処方

- 同処方

第3診 ▶ X+1年1/23

下肢の浮腫が改善し，体重は7kg減少した．足の痛みはなくなった．眠前に桂枝茯苓丸を服用すると熟睡できる．下肢のしびれがなくなったため，漢方薬を休薬した．

- なし

- 同処方

第4診 ▶ X+1年8/30

下肢の浮腫，足底部のしびれと痛みが再燃したため，漢方治療を再開．腹候で臍傍圧痛が強く臍下不仁が軽度になっていたことから，桂枝茯苓丸を主方，牛車腎気丸を兼用方とした．

- 桂枝茯苓丸　1包　×3回　　　　毎食前
- 牛車腎気丸　2包　×1回　　　　眠前

- 同処方

第6診 ▶ X+1年11/13

足のしびれは第3〜5趾に軽度に残る程度となった．下肢の浮腫が改善し，両膝の間に隙間ができた．

- 同処方

- 同処方

> **Column　桂枝茯苓丸は漢方睡眠薬**
>
> 癌患者は交感神経緊張状態により睡眠障害を訴えることが多く，ときに悪夢にうなされる．ベンゾジアゼピン系の睡眠導入薬が頻用されるが，特に高齢者では筋弛緩作用により転倒する危険が大きく，使いにくい．抗ヒスタミン薬（ポララミン®）やメラトニン誘導体（ロゼレム®）も睡眠導入薬として用いられるが，それらの効果は不確実である．
>
> このような場合に漢方治療が有用であるが，「不眠症の漢方薬」とされる酸棗仁湯や加味帰脾湯，あるいは竜骨や牡蛎を含む薬方を眠前にのんでも熟睡できる患者は多くない．筆者は兼用方として駆瘀血剤である桂枝茯苓丸をしばしば眠前に投与するが，患者の多くは熟睡できるようになったと述べ，睡眠導入薬が不要となる患者も多い．その理由として，駆瘀血剤の中で，桂枝茯苓丸のみが，気血水に働く生薬をバランスよく含むことが考えられる（p.35, 図4）．

File 35 乳癌の全身転移：化学療法後の足のしびれ

年齢・性	74歳女性
病　名	右乳癌術後，化学療法後，ホルモン療法後
主訴・症状	全身倦怠感，足のしびれた痛み，身体のあちこちに一瞬「ムシズが走る」感覚
現病歴	

→ X－14年，右乳癌の手術後，UFT投与およびホルモン療法を受けた．X－12年，大腸癌の手術．X－11年12月，右腋窩リンパ節転移と診断．X－10年2月，当院乳腺外科に紹介され，Patey手術を受けた．転移リンパ節のエストロゲン受容体およびプロゲステロン受容体は陽性であった．

→ 以後，化学療法，ホルモン療法，ビスホスフォネート製剤などによる治療を受けたが，次第に骨，肝，胸膜，リンパ節に転移が拡がり，抗癌薬多剤耐性と判断された．

→ X年6月，パクリタキセル7コース後に，肝転移が進行し，腫瘍マーカーはCA15-3：2,159と増加し，無効として投与終了となった．6/9，緩和ケア科を受診し，入棟待ちリストに載った．6/13，当科を受診．嘔気，全身倦怠感，足のしびれたような痛み（足の裏にタイヤのデコボコを貼付けたように痛む，小さな米粒を踏んでも，激痛が起こる）．身体のいたる所に，一瞬「ムシズが走る」ような感覚がある．

漢方的問診

→ 食欲普通．睡眠良好．足が冷えて冬は電気あんかを用いる．便秘で酸化マグネシウムを服用．夜間尿5回．口渇なし．発汗傾向なし．

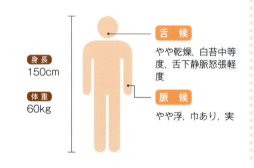

舌候：やや乾燥，白苔中等度，舌下静脈怒張軽度
脈候：やや浮，巾あり，実
身長 150cm
体重 60kg

腹候

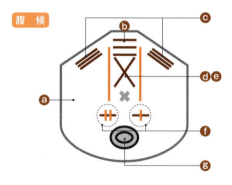

- ⓐ 腹力：充実しているが腹部膨満なし
- ⓑ 心下痞鞕：高度
- ⓒ 胸脇苦満：両側に高度
- ⓓ 心下振水音：なし
- ⓔ 悸：なし
- ⓕ 臍傍圧痛：左に軽度，右に中等度
- ⓖ 臍下不仁：中等度

コメント

本症例は，14年にわたる闘病の末，すべての治療が無効とされた終末期の乳癌患者である．タキサン系抗癌薬による手足のしびれが辛かったが，[大柴胡湯＋桂枝茯苓丸] が著効し，1ヵ月あまりでしびれはほぼ消失した．しかし第3診の1ヵ月後に，体調不良で近医に入院し，その後1ヵ月で死亡した．

本症例の病位は少陽病でなく，実はラストステージである「厥陰病」であった．この時期であっても，適切な漢方薬により，一時的ではあるが，患者の苦痛をやわらげることができる．患者の予後は変えられなくても，症状が軽快し，QOLを高めることができれば，漢方治療を行う意義はある．

第2章　がん患者の漢方サポートファイル

治療経過

癌証は無視し、「先急後緩」として、下肢の末梢神経障害に対する治療を行った.

第1診 ▶ X年6/13

- 大柴胡湯　　1包 ┐
- 桂枝茯苓丸　1包 ┘×3回　　毎食前
- 牛車腎気丸　1包　×1回　　　　眠前

なし

第2診 ▶ X年6/23

漢方薬をのんで身体のだるさが改善したため、ウォーキングマシンを買って、室内で1日3回5分間ずつ歩いている. 足のしびれは半分程度に軽快した. 部屋で放し飼いにしているインコが足に止まると、以前はひどく痛んだが、止まっても痛みを感じなくなった. 身体のあちこちにムシズが走るような感覚もあまり感じなくなった. 夜間尿は2回に減った. 漢方薬をのむと身体がかゆくなるが、レスタミンコーワクリームで改善する.

- 同処方

- レスタミンコーワクリーム、ボルタレン®ゲル
- ノルバスク®、ベザトール®SR、セルベックス®、タケプロン®　30mg、エブランチル®　2cap
- ゾメタ®点滴静注　4mg

第3診 ▶ X年7/28

足のしびれはほぼなくなり、先端にのみ残る程度となった. 漢方薬をのんでも、からだはかゆくならない. 便秘は改善した. 牛肉や豚肉は食べず、魚を食べている. 大柴胡湯を中止して補剤に変更し、心下振水音を認めたため、桂枝茯苓丸から当帰芍薬散に変更した.

- 十全大補湯　1包 ┐
- 当帰芍薬散　1包 ┘×3回　　毎食前
- 牛車腎気丸　1包　×1回　　　　眠前

- レスタミンコーワクリーム、ボルタレン®ゲル
- ノルバスク®　5mg、ベザトール®SR　2錠、セルベックス®　3cap、タケプロン®　30mg

Column　癌の脊椎転移に経皮的椎体形成術（骨セメント注入療法）

乳癌、前立腺癌、肺癌、腎癌では骨転移をきたしやすく、脊椎の病的圧迫骨折による激痛を呈する患者が多い. この場合、従来保存的に放射線照射や大量のステロイドホルモンの投与が行われてきたが、近年一部の施設では、放射線科医により経皮的椎体形成術（骨セメント注入療法）が行われ、骨粗鬆症による脊椎圧迫骨折患者と同様に、脊椎転移患者でも長期間ADLの高い生活が送ることが可能となった.

具体的な手技は、局所麻酔下に圧迫骨折した椎体に経皮的に針を刺し、骨セメント（ポリメチルメタクリレートあるいはハイドロキシアパタイト）を注入し、椎体を内部から固定する. 聖路加国際病院放射線科の小林信雄によれば、治療後に注入部の癌が壊死する例もあり、今後その機序の解明が待たれる.

File 36　乳癌：ホルモン療法中の不潔恐怖

年齢・性	36歳女性
病　名	左乳癌術後，化学療法後，ホルモン療法中，強迫性障害
主訴・症状	不潔恐怖，ホットフラッシュ，肥満症

現病歴

→ X－1年10月，某大学病院で左乳癌と診断され，乳房部分切除術を受けた後，過換気症候群を呈するようになった．X－1年12月から，4ヵ月間 CAF療法［エンドキサン®/アドリアシン®/5-FU］，およびホルモン療法（ゾラデックス®筋注）を受けたが，その途中から不潔恐怖と不安感が増強した．

→ X年4/28，ノルバデックス®の服用を開始したが，1ヵ月後に不潔恐怖と確認行為が悪化した．

→ X年6/6，表情は硬く，強迫観念から確認行為をくり返した．母親は悲しみ，家族は疲労が蓄積した．某大学病院の精神科を受診し，強迫性障害の診断で，トレドミン®とレキソタン®を処方されていた．

→ X年7月，ハーセプチン®を3日間投与された後，ホットフラッシュが強くなった．1日2～5回全身が熱くなり，頸から上と背部に多量に発汗し，発作時には身体の芯が震える感じがする．

→ X年8/18，乳腺科から紹介されて受診した．

漢方的問診

→ 食欲旺盛．発病前から不眠のため，睡眠薬を倍量服用．便通は3日に1回．夜間尿1回．夏は暑がりだが，冬は足が冷えて靴下を履いて寝る．ホットフラッシュ時に口渇のため冷水を飲み発汗するが，普段は汗をかかない．皮膚は全体が透き通るような白い肌．

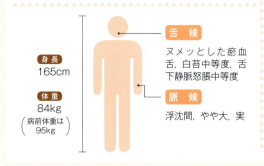

身長 165cm
体重 84kg（病前体重は95kg）

舌候 ヌメッとした瘀血舌，白苔中等度，舌下静脈怒脹中等度

脈候 浮沈間，やや大，実

腹候

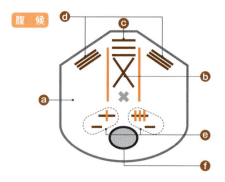

- ⓐ 腹力：充実，緊満
- ⓑ 心下振水音：なし
- ⓒ 心下痞鞕：高度
- ⓓ 胸脇苦満：両側に高度
- ⓔ 臍傍圧痛：左に高度，右に軽度
- ⓕ 臍下不仁：軽度

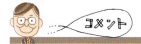

本症例は，不眠症があり，乳癌術後に過換気発作を起こし，抗癌薬を投与後，ホルモン療法中に，不安感や不潔恐怖が増悪した．

不潔恐怖は，強迫性障害の1つである．原因は不明であるが，近年セロトニンなどの脳内神経伝達物質との関連が報告されており，その発症や増悪における抗癌薬や向精神薬の関与も考えられる．

本症例では柴胡剤と駆瘀血剤の組み合わせが，ホルモン療法によるホットフラッシュだけでなく不潔恐怖や過換気症候群にも有効であった．

治療経過

現在，乳癌はコントロールされているため，喫緊の問題である不潔恐怖とホットフラッシュに対して，腹候を根拠に漢方薬を決定した．ホルモン療法による更年期症状に対する定番処方は，柴胡剤＋駆瘀血剤であるが，本症例には腹候に従い，大柴胡湯と桂枝茯苓丸を合わせて主方とした．

第1診 ▶ X年8/18

- 大柴胡湯　　1包 ┐
- 桂枝茯苓丸　1包 ┘ ×3回　　毎食前
- 牛車腎気丸　1包　×1回　　眠前

- ノルバデックス®，タケプロン®，レンドルミン®，トレドミン®，レキソタン®

第2診 ▶ X年9/4

ホットフラッシュは軽快し，不安感と不潔恐怖も半減して，電車内のつり革がつかめるようになった．前額部と背部に毛嚢炎様の丘疹，前胸部にかゆみを伴う発赤，左乳房に発赤がある．体重は半月で5kg減り79kgになった．夜間空腹感が強いが，過食せず我慢できる．

- 同処方

- 同処方

第3診 ▶ X年11/6

不潔恐怖はなくなり，トイレの便座も消毒せずに使えるようになった．ホットフラッシュが軽度に再燃．便秘が続くため，昼のみ桂枝茯苓丸を桃核承気湯に変更した．

- 大柴胡湯　　1包　×3回　　毎食前
- 桂枝茯苓丸　1包　×2回　　朝夕食前
- 桃核承気湯　1包　×1回　　昼食前
- 牛車腎気丸　1包　×1回　　眠前

- 同処方

第4診 ▶ X年12/11

便通は毎日となった．ホットフラッシュはほとんど気にならなくなった．過換気症候群も起きない．

- 同処方

- 同処方

> **Column　漢方は実験的治療である**
>
> 西洋医学では，患者の客観的生体情報を集めて診断し，診断名によって治療薬を決め，薬の有効性や副作用は，開発治験や市販後調査からある程度予測可能である．現在は漢方薬も新薬として扱い，西洋医学的な病名に対する治療薬として評価されるが，それでは漢方薬の真価を発揮できない．
>
> 標準的な漢方診療では，医師は主として五感（主観）を用いた四診（望聞問切）を行い，患者の生体情報を集めて解析し，「証（漢方的診断名）」を決定して投与する．しかしその際，有効性や副作用は未知である．とりあえず決定した漢方薬を処方して有効性を評価し，無効の場合や副作用が発現した場合は処方を変更する．
>
> したがって漢方は実験的治療であるため，基本的な漢方の知識と技術を身につけるとともに，研究のためではなく患者のために診療するという強い意志をもつことが，倫理的に重要である．

File 37　乳癌：ホルモン療法中の大量の発汗

年齢・性	54歳女性
病　名	乳癌術後，ホルモン療法中
主訴・症状	ホットフラッシュと多量の発汗

現病歴

- X－14年とX－3年に右非浸潤性乳癌で手術を受け，X－1年10/3に左乳癌の全摘術を受けた．同年11月からノルバデックス®を服用開始した．
- X年5月頃から昼間2時間ごとに全身が熱くなって発汗し，外出中に汗でびしょびしょになるため，外出時には着替えを持って行く必要があった．また夜間も4〜5回大量の発汗があるため，何度も目覚めて着替えていた．
- 同年9/25，乳腺科から紹介され受診した．ホットフラッシュで発汗した後に，ゾクゾクと寒気がする．

漢方的問診

- 食欲あり．冷えはなく，足がほてる．便通は1回普通便だが，たまに下痢する．腹部膨満あり．放屁が多い．夜間尿1回．軽度の口渇がある．ホットフラッシュ発作時に大量の発汗がある．

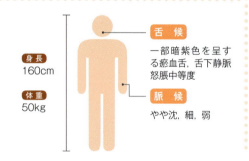

身長 160cm
体重 50kg

舌候：一部暗紫色を呈する瘀血舌，舌下静脈怒脹中等度

脈候：やや沈，細，弱

腹候

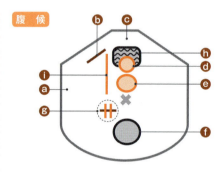

- ⓐ 腹力：やや軟
- ⓑ 胸脇苦満：右に軽度
- ⓒ 心下痞鞕：なし
- ⓓ 心下悸：軽度
- ⓔ 臍上悸：軽度
- ⓕ 臍下不仁：軽度
- ⓖ 臍傍圧痛：右に中等度
- ⓗ 心下振水音：認めないが自覚的にあり
- ⓘ 腹直筋緊張：左に軽度

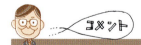

本症例には［加味逍遙散＋桂枝茯苓丸］が劇的に奏効し，2ヵ月間投与後に投薬を中止したが，ホルモン療法を継続してもホットフラッシュは起きなくなった．しかし乳癌のホルモン療法による更年期症候群患者のすべてに著効するわけではない．

漢方サポート外来において，初回の処方で効果が得られるのは全体の半数程度であり，何回か逐次修正をくり返した後に，初めて有効な漢方薬の組み合わせが決定できる症例が多い．乳癌のホルモン療法は5年程度の長期間続けられるため，患者の証に合った適方が決定するまで，医師と患者は忍耐強く努力する必要がある．

治療経過

腹候は[柴胡桂枝湯(主方)＋当帰芍薬散(兼用方)]を示唆するが，脈候は沈細弱であり，「カッカゾクゾク」という症状から，柴胡剤として後世方の加味逍遙散を選択した．また，舌候からは桂枝茯苓丸証が強く示唆されたため，[(加味逍遙散＋桂枝茯苓丸)]を主方とし，腹候から当帰芍薬散を兼用方として治療を開始した．

第1診 ▶ X年9/25

- 加味逍遙散　1包 ⎫
- 桂枝茯苓丸　1包 ⎬ ×3回　　毎食前
- 当帰芍薬散　1包　×1回　　　眠前

- ノルバデックス® 1錠

第2診 ▶ X年10/16

漢方薬を服用後，発汗は著明に軽減した．外出中に着替えをする必要はなくなり，夜間発汗のため起きる回数が減った．軽度のこむら返りがある．

- 同処方

- 同処方

第3診 ▶ X年11/27

漢方薬を中断してもホットフラッシュは起きないため，漢方治療を終了した．

なし

- 同処方

第4診 ▶ X＋1年3/16

ノルバデックス®の服用を続けているが，漢方薬をのまなくてもホットフラッシュは起きない．

なし

- 同処方

> **Column　医療に伴う「不慮の死」**
>
> 　天寿を全うして死ぬことを大往生(mature death)と呼び，思わぬ事故や病気により人生の道半ばで死ぬことを不慮の死(immature death)と呼ぶ．稚拙または過剰な医療行為による死も不慮の死である．
>
> 　進行癌の患者では，医師に対する恨みや怒りを抱いている場合が多い．医師の誤診や見落としにより癌の診断が遅れ，治療の機会を逸した患者．医師が不勉強のため，KM-CART，骨セメント，ガンマナイフなど，効果的な治療法を受けられずに苦しむ患者．さらに「癌医療否定本」を信じて医療を拒否し，手遅れとなって後悔する患者．
>
> 　癌は特殊な病気ではなく，生命体にとって必然である死にいたる自然なプロセスの1つである．医師の役割は，患者を永遠に生かすことではなく，「抜苦与楽」，すなわち患者の苦痛を除き，死ぬまで楽に生きられるようにすることである．そのために，医師は古今東西のさまざまな医学医療の知識と技術を正しくマスターしておく必要がある．

File 38 乳癌：ホルモン療法中の不眠と悪夢

年齢・性	47歳女性
病　名	左乳癌術後，放射線治療後，ホルモン療法中，バセドウ病
主訴・症状	ホットフラッシュと悪夢
現病歴	

→ X－1年4月，左乳房の石灰化巣の生検で径3cmの乳癌と診断された．7月，当院乳腺科にて左乳癌手術．術後左上肢のリンパ浮腫出現．8月末から，ゾラデックス®注＋ノルバデックス®を投与開始後，食欲不振，不眠，抑うつ，ホットフラッシュ，めまい，耳鳴，難聴，肩の痛み，全身倦怠感が出現．左卵巣腫瘍と子宮筋腫による左下腹部の違和感がある．低気圧の時に気分が落ち込み，頭痛と嘔気が起こる．9～11月，左胸部～腋窩部に放射線治療（50Gy）．その頃から悪夢をよく見るようになった．ご主人が仕事でシンガポール駐在中のため，患者は日本との間を往復している．9月から，不安，不眠（眠り浅く1時間ごとに覚醒），抑うつを主訴に腫瘍精神科に通院．睡眠薬を服用するも，熟睡できない．

→ X年1/24，腫瘍精神科から紹介され受診した．

漢方的問診

→ 眠りが浅い．冷え症で，冬は湯たんぽを用いて寝る．普通便1～2回．夜間尿なし．口渇あり，温かいものを3Lほど飲む．夏は大汗かき．半年前に閉経した．

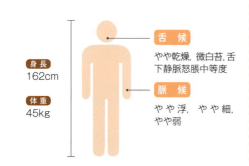

身長 162cm
体重 45kg

舌候：やや乾燥，微白苔，舌下静脈怒脹中等度
脈候：やや浮，やや細，やや弱

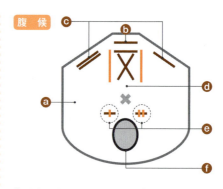

腹候
ⓐ 腹力：充実．腹部は膨満し，打診で鼓音
ⓑ 心下痞鞕：中等度
ⓒ 胸脇苦満：右に中等度，左に軽度
ⓓ 臍上悸：なし
ⓔ 臍傍圧痛：左に中等度，右に軽度
ⓕ 臍下不仁：軽度

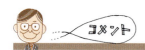

　本症例は，乳癌術後のホルモン療法による食欲不振，不眠，抑うつ，ホットフラッシュ，耳鳴り，肩の痛み，全身倦怠感を訴えた．はじめは［大柴胡湯＋桂枝茯苓丸］が奏効したが，その後に証が変化して柴胡加竜骨牡蛎湯が奏効した．ホルモン療法による更年期症候群を呈する症例では，「柴胡剤＋駆瘀血剤」が有効であることが多いが，柴胡剤と駆瘀血剤のそれぞれ何を選択するかは，腹候に基づいて決定する必要がある．

　なお，第3診でかぜをひいたら悪夢を見たのは，かぜで証が変わり，一時的に［大柴胡湯＋桂枝茯苓丸］が効かなくなったためと考えられる．

治療経過

腹候に従い，［大柴胡湯＋桂枝茯苓丸］を主方，牛車腎気丸を兼用方として治療を開始した．

第1診 ▶ X年1/24

- 大柴胡湯　1包 ⎫
- 桂枝茯苓丸　1包 ⎬ ×3回　　毎食前
- 牛車腎気丸　1包　×1回　　　眠前

- メルカゾール® 10mg，マイスリー® 5mg

第2診 ▶ X年1/31

熟睡でき，全体として楽になった．全身倦怠感，肩の痛み，耳鳴り，ホットフラッシュも軽快した．「ホルモン療法が継続できて嬉しい」と言う．処方は第1診に同じ．

第3診 ▶ X年2/14

食欲がでて，体重が1kg増えた．ジムで水泳やヨガをしている．めまい，耳鳴りは軽快した．悪夢はほとんど見なくなっていたが，昨夜かぜをひいたら，自分が交通事故で死ぬ夢を見た．かぜのため，熱感，咽頭痛，関節痛，筋肉痛，右顔面のしびれ，左眼瞼痙攣がある．顔は赤く，脈は浮実，自汗あり．

- 桂枝湯　1包 ⎫
- 麻黄湯　1包 ⎬ ×3回　　毎食前

- 同処方

第4診 ▶ X年2/18

かぜは服薬1日で治った．牛車腎気丸をのまないと眠れない．夜間に鼻閉など花粉症の症状がある．大腸癌が心配と訴えたため，注腸造影検査を行った．屈曲蛇行の強い過長結腸であったが，大腸癌は除外された．

- 大柴胡湯　1包 ⎫
- 桂枝茯苓丸　1包 ⎬ ×3回　　毎食前
- 牛車腎気丸　1包　×1回　　　眠前

- メルカゾール® 10mg，オノン® 4cap

第5診 ▶ X年5/12

シンガポールに2ヵ月半行ってきた．現地で冷房の風に当たり，手術創が痛んだ．牛車腎気丸をのむと頻尿になるが，のまないと眠れない．大柴胡湯と桂枝茯苓丸はのんでいない．しばらく牛車腎気丸のみとする．

- 牛車腎気丸　1包　×1回　　　眠前

- メルカゾール® 10mg

第6診 ▶ X年7/17

便秘がちで食欲がなく，体重は43kgまで減少した．再度漢方的診断を行い，主方を柴胡加竜骨牡蛎湯に変更した．

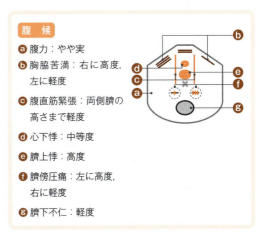

腹候
- ⓐ 腹力：やや実
- ⓑ 胸脇苦満：右に高度，左に軽度
- ⓒ 腹直筋緊張：両側臍の高さまで軽度
- ⓓ 心下悸：中等度
- ⓔ 臍上悸：高度
- ⓕ 臍傍圧痛：左に高度，右に軽度
- ⓖ 臍下不仁：軽度

- 柴胡加竜骨牡蛎湯　1包　×3回　　毎食前
- 桂枝茯苓丸　2包　×1回　　　眠前

- 同処方

第7診 ▶ X年7/25

柴胡加竜骨牡蛎湯を服用後2時間で，気持ちが落ち着き，気分爽快になり，便通も睡眠もよくなった．「先生効きました．こんなに快調になったのは初めて」と言う．処方は第6診に同じ．

File 39 乳癌：化学療法後のしびれと強い冷え

年齢・性	64歳女性
病　名	乳癌術後，化学療法後の末梢神経障害，放射線皮膚炎
主訴・症状	しびれ，強い冷え

現病歴

→ X－1年7月，左乳癌と診断され，当院乳腺科で手術を受けた(T2N1M0，ⅡB期)．11月，口腔粘膜(舌と頬)に痛みが出現．11/20，腫瘍精神科を受診し，パニック発作を伴う全般性不安障害と診断され，抗不安薬，睡眠薬，抗うつ薬を投与された．X年1～3月，化学療法として，まずAC療法(エンドキサン®＋アドリアシン®)，ついでタキソール®週1回投与を12コース受けた．

→ X年7～9月，放射線治療(60Gy)を受けた後，照射部のヒリヒリする皮膚の痛み，ひどい冷え，食欲不振，舌～頬粘膜の痛み，不眠，不安，手足のしびれ，左下肢の神経痛，むずむず足症候群，左背部痛を訴えた．アリミデックス®，リボトリール®を服薬．X年9/6，乳腺科から紹介されて受診した．

漢方的問診

→ 食欲なし．不眠で睡眠薬を服用．強い冷え症で夏でも電気毛布を使用．時々下痢．夜間尿(2～6回)．口渇や発汗傾向はない．

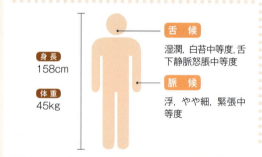

身長 158cm
体重 45kg

舌候 湿潤，白苔中等度，舌下静脈怒脹中等度

脈候 浮，やや細，緊張中等度

腹候

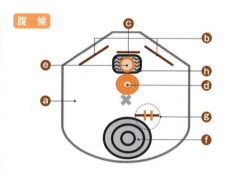

ⓐ 腹力：やや軟
ⓑ 胸脇苦満：両側に軽度
ⓒ 心下痞鞕：軽度
ⓓ 臍上悸：高度
ⓔ 心下悸：軽度
ⓕ 臍下不仁：高度
ⓖ 臍傍圧痛：左に中等度
ⓗ 心下振水音：中等度

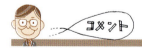

　本症例は，乳癌術後に，フルコースの治療を受け，以前から強い冷え症であったが，治療後はさらに冷えが悪化し，夏でも電気毛布を用いていた．不安不眠などの精神症状があったため，腹候を根拠に[柴胡桂枝乾姜湯＋桂枝茯苓丸]を投与するも症状は改善せず，[補剤＋牛車腎気丸＋附子末]でも効果不十分であった．

　鍼治療を行って，強い陰虚症であることを確認した後，茯苓四逆湯加芍薬(煎じ薬)を炮附子3g/日で投与開始した．その後，徐々に炮附子を増量し，炮附子8g/日となったところで冷えの訴えがなくなった(p.113参照)．腫瘍精神科からもリリカ®やサインバルタ®が処方され，下肢のしびれが若干残るが，ほぼ通常の生活が送れている．

治療経過

精神科に通院中で向精神薬を服用中の患者であり，精神症状と腹候から，［柴胡桂枝乾姜湯＋桂枝茯苓丸］を主方，牛車腎気丸2包を兼用方とし，胸部照射部の放射線皮膚炎に紫雲膏を処方した．

第1診 ▶ X年9/6

- 柴胡桂枝乾姜湯　1包 ⎫
- 桂枝茯苓丸　　　1包 ⎬ ×3回　　毎食前
- 牛車腎気丸　　　2包　×1回　　眠前
- 紫雲膏

- アリミデックス®，プロマック®D，メチコバール®，アリナミン®F，レンドルミン®，デパス®，リボトリール®

第2診 ▶ X年9/27

紫雲膏で胸部の放射線皮膚炎は軽快したが，他の症状は改善しない．主方を［補中益気湯＋牛車腎気丸］に，兼用方を桂枝茯苓丸に変更した．

- 補中益気湯　1包 ⎫
- 牛車腎気丸　1包 ⎬ ×3回　　毎食前
- 桂枝茯苓丸　1包　×1回　　眠前

- 同処方

第4診 ▶ X年11/22

左下肢の神経痛は5/10程度に軽快したが，背部痛，舌痛，食欲不振，不眠不安，全身倦怠感は続き，冷えは相変わらず強い．補剤を十全大補湯に変更し，附子末を加え，兼用方は当帰芍薬散加附子とした．

- 十全大補湯　1包 ⎫
- 牛車腎気丸　1包 ⎬ ×3回　　毎食前
- 附子末　　　1g ⎭
- 当帰芍薬散　1包 ⎫
- 附子末　　　1g ⎬ ×1回　　眠前

- 同処方

第5診 ▶ X+1年1/14

鍼治療(脾兪，胃兪，腎兪，志室，大腸兪に電気温鍼40分以上，左膀胱経，三陰交に置鍼)で背部痛と下肢のしびれが軽快したため，茯苓四逆湯加芍薬に変更した．

- 茯苓四逆湯加芍薬(茯苓4g，人参・乾姜・甘草・芍薬各3g，炮附子3g)煎じ薬　×3分服 毎食前
- 牛車腎気丸　2包　×1回　　　　　　　　眠前

- 同処方

第6診 ▶ X+1年2/4

気分がよくなり，元気になった．使い捨てカイロを腹部・背部・肩に貼ると楽になる．

- 同処方(炮附子5gに増量)

- 同処方

第9診 ▶ X+1年7/22

腫瘍精神科からリリカ®を処方されてしびれが軽快し，労作は楽になったが，動くと翌日疲れる．身体は温まるも，足が冷える．

- 同処方(炮附子8gに増量)

- 同処方，リリカ®

第12診 ▶ X+2年4/16

体調よく，食欲あり．体重は5kg増えて50kgとなり，パニック発作も起きない．精神科から抗うつ薬を追加処方された．

- 同処方

- 同処方，サインバルタ®

File 40 肺腺癌：イレッサ®による発疹・下痢・だるさ

年齢・性	74歳女性
病 名	肺腺癌，多発脳転移・骨転移，イレッサ®服用中
主訴・症状	イレッサ®による全身倦怠感，皮疹，下痢

現病歴

➡ X－2年2月，某市中病院にて，肺腺癌の縦隔・肺門リンパ節転移，多発骨転移，多発脳転移と診断．

➡ X－2年6月，イレッサ®の服用を開始し，完全寛解となったが，副作用（下痢と皮疹）のため，12月からイレッサ®の投与量を250mg隔日に減量．1年間寛解状態が続いたが，X年2/3，MRIで多発脳転移を認め，イレッサ®を250mg連日に戻した結果，脳転移は縮小傾向を示した．

➡ 副作用として，下痢や皮疹は起きなかったが，全身倦怠感が強くなったため，紹介されて受診した．

➡ 六君子湯，牛車腎気丸，オメプラール®，ムコスタ®，ビオフェルミン®，リーゼを服用していた．

漢方的問診

➡ 食欲普通．不眠でリーゼ®を服用．軽度の便秘（1～2日に1回）．夜間尿3回．冷えはない．口渇なし．労作時に発汗が多い．

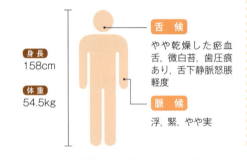

身長 158cm
体重 54.5kg

舌候　やや乾燥した瘀血舌，微白苔，歯圧痕あり，舌下静脈怒脹軽度

脈候　浮，緊，やや実

腹候

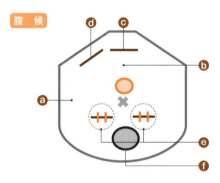

ⓐ 腹力：中等度．腹部は膨満し打診で鼓音
ⓑ 心下振水音：なし
ⓒ 心下痞鞕：軽度
ⓓ 胸脇苦満：右に軽度
ⓔ 臍傍圧痛：両側に中等度
ⓕ 臍下不仁：軽度

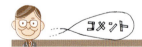

　本症例は，肺腺癌の多発転移の患者であるが，イレッサ®が著効している．脳転移をくり返し，ガンマナイフ治療が必要であったが，脳以外の転移巣は進行しておらず，癌と共生している．全身倦怠感，食欲不振，下痢，皮疹などの副作用は，漢方薬で徐々に軽快し，現在までイレッサ®を5年間継続できている．

　イレッサ®は1年程度で無効になることが多いとされるが，漢方薬の併用で耐性獲得が阻止できれば，患者には福音となる．本症例は高齢女性であり，骨粗鬆症による骨折のおそれがあったため，その治療を開始したが，これも長期延命の可能性が見えてきたからである．

　なお，イレッサ®は上皮成長因子受容体（EGFR）遺伝子変異をもつ非小細胞肺癌に有効であり，また重大な副作用である間質性肺炎は，発売元の調査では，PS 2以上，喫煙歴あり，間質性肺炎合併，過去の化学療法歴のある患者で発症しやすいとされる．

治療経過

　紹介元で投与されていた六君子湯を中止し，進行癌に対する定番である[補剤＋補腎剤＋駆瘀血剤]の組み合わせによる漢方治療を開始した．不眠があり，くり返す脳転移に対する不安がうかがわれたため，補剤として補中益気湯を選択し，コンスタン®を追加した．

第1診 ▶ X年7/21

- 補中益気湯　1包 ┐
- 牛車腎気丸　1包 ┘ ×3回　　毎食前
- 桂枝茯苓丸　2包　×1回　　眠前

- イレッサ®，オメプラール®，ムコスタ®，ビオフェルミン®，リーゼ®，コンスタン®，ロペミン®
- デルモベート®スカルプローション

第3診 ▶ X年9/15

　下痢と咳はなくなり，腰痛は軽快した．第2診(X年8/18)頃から顔面の皮疹とかゆみが強くなったため，紫雲膏を投与した．だるさ，皮膚のかゆみ，めまい，夜間頻尿はやや軽快した．

- 同処方
- 紫雲膏

- 同処方

第4診 ▶ X年12/8

　かゆみは軽快し，のどの不快感もやや軽快した．イレッサ®は毎日服用しているが，ロペミン®とビオフェルミン®の服用で下痢せず，買い物に外出できる．

- 同処方
- 紫雲膏

- 同処方

第6診 ▶ X+1年3/23

　体力は回復した．2月中旬にイレッサ®を中断したら3/15のCTで脳転移が再び増大．かゆみはないが，顔面のほてりが強い．顔面の凹凸はやや平らになってきた．

- 同処方
- 紫雲膏

- 同処方

第7診 ▶ X+1年4/26

　4/6に脳転移巣14個をガンマナイフで治療．イレッサ®は皮疹がつらく，4/3で中断した．「よく効いているイレッサ®をやめるのはもったいない，漢方薬で副作用を軽くして服用しましょう」と説得し，翌日からイレッサ®服用を再開した．

- 同処方
- 紫雲膏

- 同処方
- ヒルドイド®ソフト軟膏

第12診 ▶ X+2年4/25

　下痢は週に1回ある程度．顔の発赤はあるが，化粧で隠せる．骨密度は若年成人の58％．4/11から骨粗鬆症に対し，ビタミンD，ビスホスフォネート製剤，カルシウム製剤を投与した．

- 同処方

- 同処方，ワンアルファ®，ボナロン®，乳酸カルシウム

第15診 ▶ X+3年1/23

　X+2年11/23に脳転移巣11個をガンマナイフで治療．イレッサ®投与開始から5年経過．お元気である．

- 同処方

- 同処方

File 41 肺癌と乳癌：術後の創部痛と冷え

年齢・性	58歳女性
病　名	左乳癌，肺癌手術後
主訴・症状	創部の痛み（手術創が冷えると痛むため，真夏以外は使い捨てカイロを入れるポケットを付けた皮ジャケットを作り，温めている）．右膝関節痛

現病歴

→ X－5年11/1，某病院外科で右乳癌と診断され，手術を受けた．浸潤性乳管癌であったため，術後に化学療法［ファルモルビシン®＋エンドキサン®］を4コース受けた．

→ X－2年1/25，某がんセンターで，右肺腺癌と診断され，右肺上葉の切除術を受けた．

→ 術後，胸部の皮膚瘢痕部が硬くなって痛むようになった．仰臥位では胸部が突っ張って痛むため眠れず，左側臥位で寝ていた．痛みは，特に低気圧の時やかぜで発熱した時に増強し，一度起きると1週間くらい続き，右上肢尺骨側のしびれを伴った．鎮痛薬，湿布，軟膏などは無効．創部が冷えると痛む．

→ X年2/2，主治医から紹介されて受診．

漢方的問診

→ 食欲と睡眠は良好．冷え症で冬は電気あんかを用いる．便通は普通便1回．夜間尿なし．自汗や口渇は普通．両下肢に細絡（細血管拡張）が著明で，恥かしくてスカートがはけない．

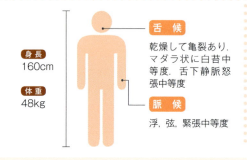

身長 160cm
体重 48kg

舌候
乾燥して亀裂あり．マダラ状に白苔中等度．舌下静脈怒張中等度

脈候
浮，弦，緊張中等度

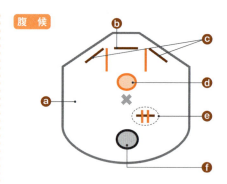

腹候
- ⓐ 腹力：中等度
- ⓑ 心下痞鞕：軽度
- ⓒ 胸脇苦満：両側に軽度
- ⓓ 臍上悸：軽度
- ⓔ 臍傍圧痛：左に中等度
- ⓕ 臍下不仁：軽度

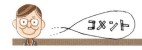

　本症例は低気圧や冷えにより，肺癌術後の創部の痛みが増強し，また下肢の細絡が著明で，瘀血の関与が疑われた．漢方治療により細絡が消褪するに従って痛みも軽快していったことから，瘀血が痛みに関係していると考えられた．この患者は，外来でいつもニコニコしており，心理的ストレスの痛みへの関与は感じられなかった．

　創部痛に対しては，漢方薬が著効したが，1年余りで乳癌の多発転移がみられ，骨痛に対してメタストロン®，ビスホスホネート製剤を投与された．患者は全身状態が徐々に悪化し，X＋3年4/27に死亡した．早い時期に補剤への転方を行うべきだったかもしれない．

治療経過

乳癌と肺癌は治癒したと考え，腹候に従って[小柴胡湯＋桂枝茯苓丸]を主方，牛車腎気丸を兼用方として漢方治療を開始した．

第1診 ▶ X年2/2

● 小柴胡湯	1包 ⎫ ×3回	毎食前
● 桂枝茯苓丸	1包 ⎭	
● 牛車腎気丸	1包　×1回	眠前

なし

第2診 ▶ X年3/2

漢方薬を服用後15分で身体が温まり，体調がよくなった．仰臥位で寝ても創部の突っ張り感がなくなった．術後の胸壁瘢痕部が軟らかくなった．低気圧の時でも痛みは起きない．右膝の痛みも軽快した．

● 同処方

なし

第3診 ▶ X年5/28

低気圧でも痛みが起きなくなったため，「身体で天気予報ができなくなった」と喜ぶ．

● 同処方

なし

第4診 ▶ X年6/29

両下肢の細絡が5月頃から目立たなくなってきた．「以前は下肢の血管がクモの巣のようで，恥ずかしくてスカートがはけなかったのが，今年ははけそう」と喜ぶ．

● 同処方

なし

第8診 ▶ X＋1年4/20

X＋1年3月のCTと4月のMRI，PETで多発肺転移・骨転移が判明したため，乳腺化学療法科に紹介．漢方治療は終了とした．

 転移性脳腫瘍にガンマナイフ

　ガンマナイフとは，特殊なヘルメットに充填したコバルト60を線源とする201本のガンマ線ビームを，コンピュータ制御で脳内の複数の病巣に正確に照射する放射線治療装置であり，1968年，スウェーデンのカロリンスカ大学のレクセル教授らにより実用化された．病巣にはきわめて強力な照射線量を与える一方，正常組織の被曝線量はわずかである．鋭利なガンマ線のナイフで病巣を摘出するイメージから，ガンマナイフと呼ばれる．侵襲が軽微なため数日の入院で治療でき，高齢者や肺・肝・腎の合併症のある患者でも治療が可能である．わが国には1991年から導入され，現在約55台のガンマナイフが稼働している．肺癌や乳癌ではしばしば脳転移がみられるが，ガンマナイフの普及により，脳転移のために亡くなる患者は少なくなった．

File 42 肺癌：術後の肋骨部の圧迫感

年齢・性	65歳女性
病名	左肺癌術後
主訴・症状	左肋骨部に鉄板が入っているような圧迫感

現病歴

- X−4年12月，左肺癌の手術を受けた．
- X年3月，1年間介護した母親が死亡．4月から，キーンという耳鳴が出現し，不眠でハルシオン®を服用．毎日午後2時頃から，肺癌術後の左肋骨部に鉄板が入っているような圧迫感が続き，横臥した．
- 8月，近医でピロリ菌を除菌された後から，胸やけとふらつきが出現した．不眠に対して[ハルシオン®＋リーゼ®]を，胸やけに対してプロテカジン®2錠を投与された．
- 9月中旬，近医で加味逍遙散を投与された後，体熱感とふらつきが出現し，1日で服用を中止したが，翌日は気分壮快になった．10/6，紹介されて受診した．

漢方的問診

- だるさが強い．食欲やや低下．不眠でハルシオン®を服用．足が冷えて就眠中は靴下を履き，電気あんかを用いる．普通便2回．夜間尿3回．自汗なし．口渇はないが，口蓋が乾く．手足の先が冷たい．

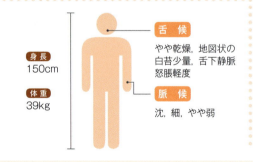

舌候 やや乾燥，地図状の白苔少量，舌下静脈怒脹軽度

脈候 沈，細，やや弱

身長 150cm
体重 39kg

腹候

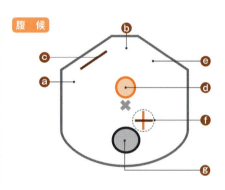

- ⓐ 腹力：やや軟，腹部全体が冷たい
- ⓑ 心下痞鞕：なし
- ⓒ 胸脇苦満：右に軽度
- ⓓ 臍上悸：軽度
- ⓔ 腹直筋緊張：なし
- ⓕ 臍傍圧痛：左に軽度
- ⓖ 臍下不仁：軽度

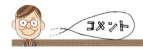

　本症例は，4年前に左肺癌の手術を受けたが，1年間介護した母親が亡くなったのを契機として，術後創部の左肋骨の重苦しい圧迫感が出現した．この状態は気力の低下した「気虚」，および気の巡りの悪い「気滞」の状態と考えられる．前医で処方された加味逍遙散で，左胸部の不快感と不眠はやや改善したが，便秘，嘔気，ふらつきが出現したため，正鵠は射ていなかった．患者が気虚の状態にあったため補中益気湯に変更し，著効が得られた．

　補中益気湯は後世方の柴胡剤の代表で，その応用範囲は広大で，古来「医王湯」と尊称され，古方の柴胡剤の代表である小柴胡湯の「裏の薬」と位置づけられる．肺癌術後の肋間神経痛には，小柴胡湯あるいは補中益気湯が奏効することが多い．

第2章 がん患者の漢方サポートファイル

治療経過

前医で加味逍遙散を服用後に気分がよくなったことから，瘀血を考慮し，[加味逍遙散＋桂枝茯苓丸]を主方，牛車腎気丸を兼用方として治療を開始した．

第1診 ▶ X年10/6

- 加味逍遙散　1包　　　　×3回　　　毎食前
- 桂枝茯苓丸　1包
- 牛車腎気丸　2包　×1回　　　　　　眠前

- ハルシオン®　0.125mg　　×1回　　眠前
- リーゼ®　1錠
- プロテカジン®　20mg　×2回　朝夕食後

第2診 ▶ X年10/19

漢方薬を服用後に便秘し，2週間後には嘔気のため食欲がなくなった．しかし体熱感はなくなり，左胸部の圧迫感は半分程度に軽快した．ハルシオン®を5日に1回程度のめば眠れるようになった．気力が回復せず，冷えが強いことから，加味逍遙散を補中益気湯に変更．瘀血は軽度のため，桂枝茯苓丸を中止．胸やけに対しては，プロテカジン®をより強力な胃酸分泌抑制薬であるタケプロン®に変更した．

- 補中益気湯　1包　×3回　　　　　毎食前
- 牛車腎気丸　1包　×1回　　　　　眠前

- ハルシオン®　0.125mg　　×1回　　眠前
- リーゼ®　1錠
- タケプロン®　15mg　×1回　　朝食前

第3診 ▶ X年11/9

補中益気湯に変更後，毎日快便となり，気力と体力が回復した．ふらつきも横になることもなくなった．胸やけと左胸部圧迫感がなくなり，食欲も出て体重は0.5kg増加．ハルシオン®は3週間に1回のめばよくなり，リーゼ®は不要となった．夜間頻尿もなくなった．

- 同処方

- タケプロン®　15mg　×1回　　朝食前

Column　『傷寒論』は四次元医学

　西洋医学は，空間病理学に基づく，形態学を根拠とする三次元医学である．それが時間の経過とともにどのように変化するかという視点をもたない．一方，漢方医学の規準である『傷寒論』では，患者の状態が時間軸上で変化するに随って治療薬を変更していくことを治療の原則としている．時々刻々変化する患者の状態を時間軸上で捉える漢方は，「四次元医学」といえる．静的な三次元医学である現代の西洋医学が，『傷寒論』を参考にして，病気が時間とともに変化していくという視点をとり入れれば，よりハイレベルな四次元医学にグレードアップするであろう．

婦人科癌

File 43 外陰癌疑い：生検後の陰部痛と便秘

年齢・性	60歳女性
病名	外陰癌
主訴・症状	陰部痛，便秘

現病歴

→ X−3年から脂質異常症に対してクレストール®を投与され，こむら返りがしばしば起きていた．

→ X−2年に陰部にしみるような痛みを感じ，近医産婦人科受診．左小陰唇に水疱を認め，生検の結果，扁平上皮癌と診断された．

→ X−1年5月，当院婦人科に紹介されて受診．外陰部Paget病の疑いで左小陰唇切除術が行われたが，悪性所見はなかった．その後の経過観察中も陰部の痛みを訴え，スタデルム®軟膏，エストリオール膣錠などを用いたが，ヒリヒリするような痛みが持続するため，X年3/29，当科に紹介され受診した．

漢方的問診

→ だるさなし．食欲あり．睡眠良好．冷えはない．便秘で市販の下剤（「首より上の薬」：センナ・大黄・牽牛子・芍薬・川芎）をのんでいるが，3日に1回の兎糞便．夜間尿なし．発汗普通，口渇普通．

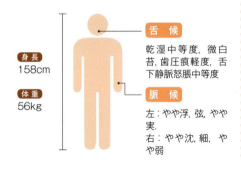

身長 158cm
体重 56kg

舌候 乾湿中等度，微白苔，歯圧痕軽度，舌下静脈怒脹中等度

脈候
左：やや浮，弦，やや実
右：やや沈，細，やや弱

腹候

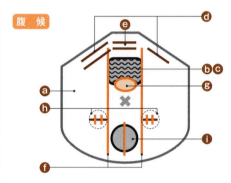

- ⓐ 腹力：やや実
- ⓑ 心下振水音：中等度
- ⓒ 心下部がやや冷たく，皮膚は湿潤
- ⓓ 胸脇苦満：右に中等度，左に軽度
- ⓔ 心下痞鞕：中等度
- ⓕ 腹直筋緊張：全長にわたり軽度
- ⓖ 臍上悸：軽度
- ⓗ 臍傍圧痛：両側に中等度
- ⓘ 臍下不仁：軽度．正中芯

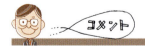

　本症例の陰部痛の原因は不明であったが，瘀血が強く，便秘があるため，当初腹候から大柴胡湯と桃核承気湯を併用した．便通はよくなったが，陰部痛は改善しなかった．このような場合の皮膚や粘膜の炎症に紫雲膏が奏効することが多い．

　紫雲膏は，江戸時代の終わりに外科医として世界で初めて全身麻酔下に乳癌の手術を行い，多くの後進を育てた華岡青洲（1760-1835）が，中国の珍実功の『外科正宗』中の「潤肌膏」を改良し，紫根を増量し，豚脂を加えて創った軟膏であり，紫根，当帰，蜜蝋（蜂の巣），胡麻油，豚脂からなる．紫雲膏は現在わが国で薬価収載されている唯一の漢方外用薬であり，その適応は火傷・熱傷・痔であるが，それ以外のさまざまな皮膚や粘膜の炎症（凍瘡，ひび，アカギレ，分子標的薬による手足症候群，放射線皮膚炎など）にも有用である．

治療経過

クレストール®とOTCの生薬製剤「首より上の薬」は中止するように指示した.

第1診 ▶ X年3/29

● 大柴胡湯	1包	}×3回	毎食前
● 桃核承気湯	1包		
● 牛車腎気丸	2包	×1回	眠前

なし

第2診 ▶ X年4/26

陰部痛は改善せず. 便通は初日6回の軟便, その後は1日2〜3回の軟便だが, 腹部はすっきりして楽になった. 桃核承気湯を過剰と考え減量した. クレストール®の服用中止後にこむら返りは軽快したが, こむら返りが起きた時のために芍薬甘草湯を頓用で処方. 陰部に紫雲膏を塗布するように指示した.

● 大柴胡湯	1包	×3回	毎食前
● 桃核承気湯	1包	×2回	朝夕食前
● 牛車腎気丸	2包	×1回	眠前
● 芍薬甘草湯	1包		頓用
● 紫雲膏	20g		

なし

第3診 ▶ X年6/21

陰部痛は紫雲膏を塗ると, すぐに我慢できる程度に軽快した. 桃核承気湯1包で毎日排便がある. LDL-コレステロールが増加したためクレストール®を再開した.

● 大柴胡湯	1包	×3回	毎食前
● 桃核承気湯	1包	×1回	夕食前
● 牛車腎気丸	2包	×1回	眠前
● 紫雲膏	20g		

● クレストール®	2.5mg	×1回	隔日夕食後

第4診 ▶ X年9/20

陰部痛は時々ヒリヒリする程度に軽快した. LDL-コレステロールは正常化し, こむら返りは起きない. 軽度の肝機能障害(AST：67, ALT：45)が出現したため, 大柴胡湯を中止した(→3ヶ月後肝機能は正常化した).

● 桃核承気湯	1包	×1回	朝食前
● 牛車腎気丸	1包	×1回	眠前

● 同処方

Column　華岡青洲の軟膏

華岡青洲(1760-1835)は, 紀州(和歌山)の医家に生まれた. 漢方(古方)とオランダ流の外科を学び, 通仙散(曼陀羅華や草烏頭など6生薬の合剤)による全身麻酔下で, 世界で初めて外科手術(乳癌)を行った名外科医として知られ, 米国シカゴの外科博物館に青洲を記念した部屋が設けられている.

青洲は, 紫雲膏以外にも14種の軟膏を創薬したが, これらはすべて複数の植物性・鉱物性の生薬を, 香油, 松脂, 胡麻油, 鹿脂, 豚脂, 黄蝋, 蜜蝋などと共に煮つめて軟膏としたものである(『春林軒膏方便覧』). 赤(赤龍膏), 白(白雲膏), 青(青蛇膏), 黄(中黄膏), 黒(大玄膏)などの色で, 患者が誤用しないように区別し, それぞれの効能を明確にしているのが興味深い.

File 44 子宮体癌：術後の腸閉塞の反復

年齢・性	49歳女性
病　名	子宮体癌術後
主訴・症状	腸閉塞の反復，腸蠕動亢進，空気飢餓感

現病歴

→ 若い頃からストレスなどで緊張した時に過換気発作が起きていた．
→ X－13年，両側卵巣嚢腫の摘出術を受けた．
→ X－2年1/24，子宮体癌の診断で準広汎子宮全摘，両側付属器切除，骨盤リンパ節郭清術を受けた．
→ X年2/15，腸閉塞で1ヵ月入院．4/17，再度腸閉塞で8日間入院．
→ 退院時から，大建中湯6包，酸化マグネシウム，ラキソベロン®を服用．腹部に引きつるような痛みがある．
→ 5/16，腸閉塞の再発予防を目的に，婦人科から紹介された．

漢方的問診

→ 食欲なし．睡眠良好．便通不規則．夜間尿1回．冷え症で冬期は湯たんぽを使用．発汗傾向なし．口渇軽度．

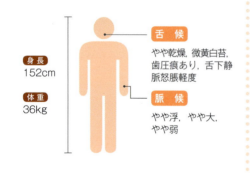

舌候: やや乾燥，微黄白苔，歯圧痕あり，舌下静脈怒脹軽度
脈候: やや浮，やや大，やや弱
身長 152cm
体重 36kg

腹候

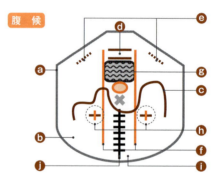

- ⓐ 腹壁：薄くベニヤ板様
- ⓑ 腹部膨満：軽度
- ⓒ 腸蠕動が目視される
- ⓓ 心下痞鞕：中等度
- ⓔ 胸脇苦満：両側にごく軽度
- ⓕ 腹直筋緊張：両側全長にわたり軽度
- ⓖ 心下振水音：中等度
- ⓗ 臍傍圧痛：両側に軽度
- ⓘ 臍下不仁：なし
- ⓙ 下腹部正中に手術創

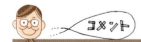 コメント

　本症例は，子宮体癌術後で腸閉塞を反復したが，腹部に引きつるような痛みがあり，患者は腸閉塞の再発を恐れていた．腹壁は薄く，腸蠕動を目視でき，腹部膨満と，腹直筋全長にわたる軽度の異常緊張を認めたため，大建中湯合小建中湯（大塚敬節による「中建中湯」，エキス剤では大建中湯＋桂枝加芍薬湯）と考えたが，冷え症で婦人科癌術後であるため，［大建中湯＋当帰建中湯］とした．

　その結果，腹痛はなくなり，腸閉塞は再発せず，その後の5年間で体重は42kgまで6kg回復した．

治療経過

腹壁が薄く，腸蠕動が目視されるという典型的な大建中湯の腹候であり，腹部膨満と腹直筋の異常緊張を認めることから，当帰建中湯を大建中湯と併用した．

第1診 ▶ X年5/16

- 大建中湯　　1包 ┐
- 当帰建中湯　1包 ┘ ×3回　　　毎食前

なし

第2診 ▶ X年6/6

腹部の引きつるような痛みはやや軽快し，便通は普通便1回となった．食事中に空気飢餓感と息苦しさがある．過換気症候群が再発し，更年期障害様のホットフラッシュが起こる．眠前に当帰芍薬散を追加した．過換気症候群に対してレキソタン®を頓用で処方した．

- 大建中湯　　1包 ┐
- 当帰建中湯　1包 ┘ ×3回　　　毎食前
- 当帰芍薬散　1包　×1回　　　　眠前

- レキソタン®　　　　　　　　　頓用

第3診 ▶ X年6/26

腹部の引きつるような痛みは週に1〜2回に減った．過換気症候群は軽快した．

- 同処方

なし

第4診 ▶ X年8/7

低残渣の普通食が食べられる．腹部膨満なく，腹部が引きつることもない．過換気症候群もまったく起きない．不眠を訴えたため眠前にデパス®を追加した．

- 同処方
- デパス®　0.5mg　×1回　　　　眠前

第8診 ▶ X+1年4/13

睡眠が十分とれないと腹部に違和感が起き，漢方薬を1日2回しかのまないと腹痛が起きる．体重は39kgに増加した．デパス®をのまなくても眠れる．

- 同処方

なし

Column　建中湯類の使い方

建中湯類は，主として腸管の運動異常に用いられる古方の漢方薬群である．「中」は胃より遠位の消化管，「建」は建て直す意味であり，弱った腸の働きを改善する．大建中湯・小建中湯・黄耆建中湯・当帰建中湯があるが，構成生薬は異なり，大建中湯が[人参，山椒，乾姜，膠飴]から構成され，一方，他の三薬方は桂枝湯の加味方である．大建中湯は腹部を温め，大腸運動を促進するため，腹部手術後の腸閉塞の治療や予防に頻用される．一方，（膠飴を含まない）当帰建中湯は，大建中湯と併用して下痢や腹部膨満を呈する腹部手術後の患者に，また補中益気湯と併用して抗癌薬による下痢の患者に有効である．なお，冷えの強い患者では附子末1.5g/日程度を加え，冷えが改善するまで徐々に増量して至適量を決定する．

婦人科領域

File 45　子宮体癌：術後の帯状疱疹後神経痛

年齢・性	72歳女性
病　名	子宮体癌術後
主訴・症状	右胸部（Th3-4）の帯状疱疹後神経痛

現病歴

→ X－1年7月，不正出血が出現．

→ 10/6，当院婦人科にて，子宮体癌の診断で準広汎子宮全摘術を受けた．

→ X年3/17，右胸部～腋窩（右Th3-4領域）に帯状疱疹を発症．

→ 6/26，帯状疱疹は治癒したが，同部に神経痛が残り，夜間に痛みで覚醒するようになった．

→ 7/31，右胸部（Th3-4）の帯状疱疹発症後4ヵ月経過したが，同部に色素沈着と神経痛が残るため，婦人科から紹介された．腹部超音波検査で，胆砂による主膵管の拡張を認めた．

漢方的問診

→ 冷え症で，冬期は電気毛布を使用．右の上肢～肩にかけて冷感がある．強い便秘で，便通は週に1回．夜間尿3回．口渇なし．自汗なし．

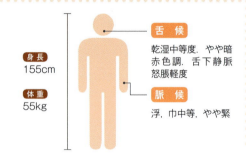

舌候　乾湿中等度．やや暗赤色調．舌下静脈怒脹軽度

脈候　浮，巾中等，やや緊

身長 155cm
体重 55kg

腹候

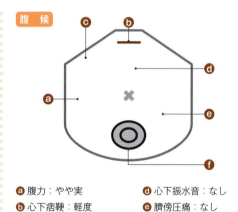

ⓐ 腹力：やや実
ⓑ 心下痞鞕：軽度
ⓒ 胸脇苦満：なし
ⓓ 心下振水音：なし
ⓔ 臍傍圧痛：なし
ⓕ 臍下不仁：中等度

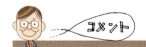

　本症例は，以前から冷え症であったが，子宮体癌術後半年で帯状疱疹を発症し，急性期が過ぎた4ヵ月後にも痛みが続いていた．葛根湯を服用後，右胸部～腋窩の痛みは徐々に軽快し，1ヵ月で痛みはかなり楽になり，右上肢の挙上が可能になった．その後，冷たかった右肩～右上肢が温まってきた．しかし，冷えると痛みが再燃するため，長期間葛根湯を服用する必要があった．

第2章 がん患者の漢方サポートファイル

治療経過

帯状疱疹は急性期でも，その後の帯状疱疹後神経痛の時期でも，「太陽病」の薬方のいずれかが著効する．無汗で脈は「浮やや緊」あったため，葛根湯を投与した．

第1診 ▶ X年7/31

- 葛根湯　1包　×3回　　　　毎食前
- なし

第2診 ▶ X年8/31

葛根湯を服用開始後，徐々に痛みが起きる間隔が遠のき，1ヵ月で右上肢が治療開始時の90度から170度まで挙上できるまで改善した．胆砂に対し，ウルソ®を投与した．

- 同処方
- ウルソ®　200mg　×3回　　毎食後

第3診 ▶ X年11/30

右上肢から肩にかけて，以前は冷たかったのが温まってきて左と同温度となった．色素沈着は薄くなった．

- 同処方
- 同処方

第4診 ▶ X+1年3/1

からだが冷えると帯状疱疹後神経痛を感じる程度．

- 同処方
- 同処方

第5診 ▶ X+1年6/7

帯状疱疹後神経痛は寒い時にぴりぴりする程度に改善したため，葛根湯を中止した．

- なし
- 同処方

第6診 ▶ X+1年9/6

右側胸部の違和感が続き，葛根湯を服用していた時のほうが楽だったため，患者の希望で投与を再開した．

- 葛根湯1包　×3回　　　　　毎食前
- なし

Column　帯状疱疹後神経痛の第1選択薬は漢方薬

帯状疱疹後神経痛の治療には，鎮痛補助薬としての三環系抗うつ薬（トリプタノールなど），抗てんかん薬（ガバペン®など）が医師の裁量で用いられるほか，リリカ®（プレガバリン）が近年保険適用となった．しかしリリカ®には脱力，めまい，意識消失，眠気，消化器症状などさまざまな副作用が多くみられ，服用できない患者が多い．また腎排泄型薬剤のため，腎機能の低下した癌患者には過剰投与となりやすい．

一方，『傷寒論』所載の太陽病の漢方薬は，そのような副作用がないばかりか，効果発現が速やかで，リリカ®と比較して，安全かつきわめて安価である．帯状疱疹後神経痛には，漢方薬が第1選択薬である．ただし，その効果を発揮させるためには，「自汗」の有無を判断し，脈診で脈の性状（浮沈，太細，強弱）を正しく判定する必要がある（p.8，図3）．

File 46 子宮体癌：硬膜外麻酔後の髄液漏によるめまい

年齢・性	55歳女性
病　名	子宮癌術後
主訴・症状	硬膜外麻酔後の髄液漏によるめまい，術後の下肢リンパ浮腫
現病歴	

→ X−1年11/6，子宮体癌（Stage Ⅲa）の診断で，硬膜外麻酔により準広汎子宮全摘術を受けた．術後髄液漏による回転性めまいと頭痛が出現したため，翌日，自己血を硬膜外腔に注入する「自己血パッチ療法」を受けた．その後も頸部痛，腰痛，めまいが続き，第10病日にようやく壁の伝い歩きが可能となった．

→ 11/28に退院したが，その後自宅で2ヵ月間起き上がることができず，臥床安静を続けた．

→ X年2/27，ようやく歩けるようになったが，背伸びをしたら頸部から背部腰部まで強い痛みが出現．接骨院に通い，マッサージで軽快したが，7月に再度痛みが出現．8/30，腰痛があり，夕方から寝ていても揺れるようなめまいが出現した．全身のむくみと右足のしびれを伴った．

→ 8/31，婦人科から紹介されて受診した．

漢方的問診

→ 食欲は普通．不眠だが睡眠薬は使わない．冷え症だが冬でも温熱器具は使わない．便秘で酸化マグネシウムを服用．夜間尿3回．手術前から頭痛や動悸がしばしばあり，汗かきであった．口渇があり，1日に水を2L飲む．

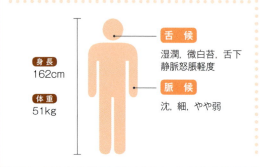

身長 162cm
体重 51kg

舌候：湿潤，微白苔，舌下静脈怒脹軽度
脈候：沈，細，やや弱

腹候

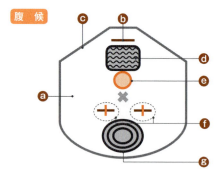

- ⓐ 腹力：やや軟
- ⓑ 心下痞鞕：軽度
- ⓒ 胸脇苦満：なし
- ⓓ 心下振水音：中等度
- ⓔ 臍上悸：軽度
- ⓕ 臍傍圧痛：両側に軽度
- ⓖ 臍下不仁：高度

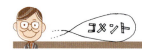

　本症例は，子宮癌の手術における硬膜外麻酔の偶発症としての髄液漏によるめまいと頸部痛，および全身の浮腫と下肢のリンパ浮腫を呈していた．当初は回転性のめまいであり，「沢瀉湯」を投与すべき状態だったと思われるが，当科受診時には，ふわふわするような動揺性のめまいであったため，水毒によるものと考え，真武湯を選択した．癌証に対する補剤として補中益気湯を併用し，腎虚や関節痛を考慮して牛車腎気丸を兼用方とした．その結果，めまい，全身浮腫・下肢のリンパ浮腫などの水毒による症状はいずれも速やかに改善した．

治療経過

　全身の浮腫と動揺性めまいは「水毒」による症状と考え，そのような場合の特効薬である真武湯に加え，補剤の補中益気湯を主方とした．また，夜間頻尿と臍下不仁，右足のしびれに対して，牛車腎気丸を兼用方とした．

第1診 ▶ X年8/31

- 補中益気湯　1包　　　　　　　朝夕食前
- 真武湯　　　1包　　×2回
- 牛車腎気丸　2包　×1回　　　　　眠前

- 酸化マグネシウム　0.67g

第2診 ▶ X年9/20

　漢方薬をのんだ当日から，からだが生気を帯び，だるさが軽減した．右足のしびれが軽快し，夜間尿は1回に減り，よく眠れるようになった．下肢のリンパ浮腫も，マッサージで軽快した．

- 同処方
- 同処方

第3診 ▶ X年11/8

　リンパ浮腫は軽減し，頸部の緊張もとれた．夜間尿は1回に減った．10月に中国に出張できた．疲れた時や低気圧となると症状が悪化する．

- 同処方
- 同処方

第7診 ▶ X+1年6/5

　かなり動けるようになったが，低気圧の時にめまいが起きる．職場が変わり，小学校で給食の仕事をし，重い食器を運ばなければならないが，なんとかできている．

- 同処方
- 同処方

第9診 ▶ X+1年11/27

　めまいも臀部の浮腫もなくなり，腰に力がついた．

- 同処方
- 同処方

Column　『傷寒論』の時代背景

　『傷寒論』は，後漢末の205年頃に，中国南部・長沙の知事であった張仲景が記したとされる医学書である．その序文に「わが一族は以前には200人以上いた．建安元年（195年）以来10年以内に一族の3分の2が死亡し，残っているのはわずか50～60人である．その7割は傷寒（腸チフスなど悪性の急性熱性疾患）で死んだ．若死あるいは変死する者が多数いた．そのため私は発奮して過去の多数の文献を研究し，有用な薬方を選んで『傷寒論』をまとめた」とある．

　この序文の真偽は不明だが，『後漢書』によれば，当時の中国では疫病が数年に1回くり返し起きていた．このような状況下でまとめられた『傷寒論』は本来，急性熱性疾患に対する治療の戦術書ではあるが，実際には所載の薬方の多くが現代の慢性疾患に対しても有用である．

File 47 子宮肉腫：術後の下肢リンパ浮腫と咽喉頭異常感

婦人科

年齢・性	51歳女性
病名	子宮肉腫術後
主訴・症状	右下肢のリンパ浮腫と咽喉頭異常感

現病歴

→ X-1年12月，子宮肉腫に対して広範子宮全摘術を受けた．以後，十全大補湯を投与されていたが，食欲がなく，体重は術前の58kgから43kgまで減った．

→ 術後に右下肢のリンパ浮腫が続き，弾性ストッキングを用いていたが，夕方になると右下肢が腫れてきて重だるくなる．以前から咽喉頭異常感があり，内視鏡検査で軽度の逆流性食道炎がみられていたが，最近症状が増悪し，夕食後すぐに就眠すると，呑酸などの胃酸逆流症状を強く感じるようになった．

→ X年9/29，婦人科から紹介されて受診した．

漢方的問診

→ 食欲不振．寝つきが悪く，眠りが浅い．便秘気味で残便感がある．夜間尿2～3回．冷え症で，冬期は電気あんかを用いる．口渇なし．夏は多汗．

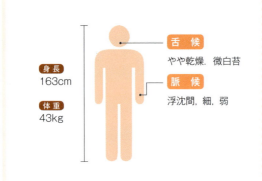

舌候 やや乾燥．微白苔

脈候 浮沈間．細．弱

身長 163cm
体重 43kg

腹候

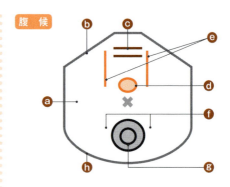

- ⓐ 腹力：やや軟，軽度の膨満あり
- ⓑ 胸脇苦満：なし
- ⓒ 心下痞鞕：中等度
- ⓓ 臍上悸：軽度
- ⓔ 腹直筋緊張：上腹部のみに軽度
- ⓕ 臍傍圧痛：なし
- ⓖ 臍下不仁：中等度

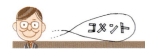

　本症例は，補剤である補中益気湯と，咽喉頭異常感と腹部膨満を改善する半夏厚朴湯を主方，牛車腎気丸を兼用方として投与したところ，食欲と睡眠が回復し，右下肢のリンパ浮腫は3ヵ月ほどで消失した．咽喉頭異常感も徐々に改善したが，漢方薬のみでは効果が不十分であったため，プロトンポンプ阻害薬であるタケプロン®を併用したところ，症状がさらに軽快した．

　咽喉頭異常感症患者の半数以上で，胃液の咽喉頭への逆流(咽喉頭酸逆流症：LPR)の関与が想定されており，プロトンポンプ阻害薬による胃酸分泌の抑制が効果的である．また，半夏厚朴湯が腹部膨満を改善することは，LPRを減らし，咽喉頭異常感が改善する機序の1つと考えられる．

治療経過

子宮肉腫の術後で，不眠と食欲不振があり，体重減少が著しいことから，気虚を改善する作用の強い補剤である補中益気湯および，咽喉頭異常感と腹部膨満に有効な半夏厚朴湯を併用し，主方とした．また臍下不仁が強いことから，牛車腎気丸を兼用方とした．

第1診 ▶ X年9/29

- 補中益気湯　1包 ┐
- 半夏厚朴湯　1包 ┘ ×3回　　毎食前
- 牛車腎気丸　2包　×1回　　眠前

なし

第2診 ▶ X年10/27

漢方薬を服用後，すぐに快便かつ良眠となり，食欲が出てきた．咽喉頭の異常を感じる位置は，下がってきた．

- 同処方

なし

第3診 ▶ X年12/22

体重は2kg増加して45kgになった．右下肢のリンパ浮腫は改善した．咽喉頭異常感は軽快したが，過食すると食物のつかえ感が起こるため，胃酸分泌抑制薬タケプロン®15mg 2錠を追加した．

- 同処方
- タケプロン®　15mg　1錠　×2回　朝夕食前

第4診 ▶ X+1年2/16

タケプロン®を併用してからさらに食欲が出て，体重は47.5kgに増加した．右下肢のリンパ浮腫は消失し，冷えも改善したため，牛車腎気丸を中止した．

- 補中益気湯　1包 ┐
- 半夏厚朴湯　1包 ┘ ×3回　　毎食前

- 同処方

Column　漢方薬の注腸投与法

小児や意識障害患者には，漢方薬の経直腸投与が有用であり，嘔吐をくり返す小児に「五苓散坐薬」を作成して投与するクリニックもある．漢方薬の注腸投与法は，筆者の師・池田和広が救急患者を漢方診療する中で創案し，1978年に世界で初めて行った．

患者を左側臥位とし，ネラトンカテーテルを用いて20～30mLの湯に溶かした漢方薬を肛門から注入する．漢方薬を経直腸的に投与すると，直腸から直接体循環に移行し，肝による「ファーストパス」を回避するため，効果は速やかで強力である．

また，甘草の主成分であるグリチルリチン酸は経口投与では消化酵素で分解されてしまうが，ウルソ®と混合して直腸内に投与すると，未変化体で直腸からよく吸収され，強力ネオミノファーゲンシー®を静脈投与した時と同様に有効であり，慢性肝炎の新規治療法となりうる（ミノファーゲン製薬特許公報）．

File 48 子宮肉腫：術後，放射線腸炎による便通異常

婦人科

年齢・性	63歳女性
病名	子宮肉腫，多発肺転移，手術・化学療法・放射線治療後，放射線腸炎
主訴・症状	排便時の腹痛，大量の粘液便
現病歴	

→ X－7年4/11，某公立病院で子宮肉腫と診断され，広汎子宮全摘術を受けた後，多発肺転移が出現し，化学療法［シスプラチン＋ドキソルビシン＋イホスファミド］を6コース受けた．

→ X－6年4月，腟壁に局所再発を認め，さらに化学療法を13コース受けた．

→ X－4年3月，子宮肉腫が再発し，某都立病院で，温熱療法を4回と放射線治療を25回受けた．

→ その後，排尿や排便時の外陰部の痛みが出現し，排便時に生クリームのような泡立った粘液便が，大きな音やガスとともに大量に排出された．便は泥状下痢便と兎糞便が混在し，下痢で失禁するため，外出も旅行もできなくなった．時々40℃の発熱がある．

→ X年1/11，婦人科から紹介されて受診した．

漢方的問診

→ 食欲あり．眠りが浅い．冷え症で冬は電気あんかを使用．下痢便2〜3回で，放屁が多い．夜間尿2回．発汗傾向や口渇はない

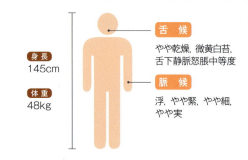

身長145cm
体重48kg

舌候: やや乾燥，微黄白苔，舌下静脈怒脹中等度
脈候: 浮，やや緊，やや細，やや実

腹候

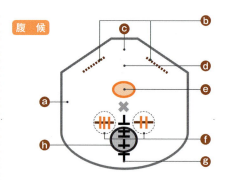

ⓐ 腹力：中等度，軽度の膨満あり
ⓑ 胸脇苦満：ごく軽度
ⓒ 心下痞鞕：なし
ⓓ 心下振水音：なし
ⓔ 臍上悸：軽度
ⓕ 臍傍圧痛：右に高度，左に中等度
ⓖ 下腹部正中に手術創
ⓗ 臍下不仁：軽度

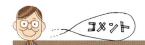

コメント

本症例は，子宮肉腫の多発肺転移に対し，さまざまな厳しい治療を受けた後で，気力と体力が低下していた．しかし，脈候や腹候からはさほど極端な陰虚証とは思われず，また放射線治療後の便通異常が主訴であったため，補中益気湯と，弱った腸管の働きを回復させる当帰建中湯を併用した．

放射線腸炎に対しては，補中益気湯の単独，または［補中益気湯＋当帰建中湯］が奏効する場合が多い．また腹部CT（図）で小腸ガスが大量に貯留していたことから，小腸内細菌増殖症による異常発酵を想定してカナマイシンとガスコン®（消泡剤）を投与した（p.111）．2年後には粘液便がなくなり，現在まで5年以上状態は安定し，子宮肉腫の再発もみられない．

治療経過

腹候では，瘀血を示唆する臍傍圧痛が著明であったため，駆瘀血剤を主方とし，腎虚に対する牛車腎気丸を兼用方として治療を開始した．

第1診 ▶ X年1/11

- 桂枝茯苓丸　1包　×3回　　　　毎食前
- 牛車腎気丸　1包　×1回　　　　眠前

- ガスコン®　6錠
- ポリフル®　6錠

第2診 ▶ X年1/25

漢方薬を服用後に心窩部痛が起きたため，2日で服用をやめた．腹部CTで小腸ガスが多量に貯留しており，小腸内細菌増殖による異常発酵を想定し，カナマイシンを投与した．再度の腹診では，軽度の心下痞鞕と中等度の左臍傍圧痛を認めたため，補剤を中心とする処方に変更した．

- 補中益気湯　1包　×3回　　　　毎食前
- 桂枝茯苓丸　1包　×1回　　　　眠前

- カナマイシン　6cap
- ポリフル®　6錠

腹候
- ⓐ 腹力：中等度
- ⓑ 胸脇苦満：右に軽度
- ⓒ 心下痞鞕：軽度
- ⓓ 心下振水音：なし
- ⓔ 臍上悸：軽度
- ⓕ 臍下不仁：軽度
- ⓖ 臍傍圧痛：左に中等度，右に軽度

第3診 ▶ X年2/8

発熱や腹部膨満はなくなったが，便通は1日3回で，排便にそれぞれ40分ほどかかる．眠前に桂枝茯苓丸をのむとヨダレが出るため，牛車腎気丸に変更し，大腸運動促進の目的で，大建中湯を併用した．

- 補中益気湯　1包 ⎫
- 大建中湯　　1包 ⎬ ×3回　毎食前
- 牛車腎気丸　2包　×1回　　　　眠前

- ポリフル®　6包
- ガスコン®　6錠
- カナマイシン　6cap

第4診 ▶ X年2/22

下痢はやや軽快し，泡のような粘液便は少量になった．夜間尿は1回に減った．腹直筋の全長にわたる異常緊張は認めなかったが，大建中湯を当帰建中湯に変更した．カナマイシンを3カプセルに減量した．

- 補中益気湯　1包 ⎫
- 当帰建中湯　1包 ⎬ ×3回　毎食前
- 牛車腎気丸　1包　×1回　　　　眠前

- カナマイシン　3cap
- ポリフル®　6包
- ガスコン®　6錠

第8診 ▶ X年9/19

下痢，腹痛，発熱はなくなり，長さ4cm程の有形便が出るようになった．カナマイシンを4カプセルに増量し，それ以外の薬を2/3に減量した．

- 補中益気湯　1包 ⎫
- 当帰建中湯　1包 ⎬ ×2回　朝夕食前
- 牛車腎気丸　1包　×1回　　　　眠前

- カナマイシン　4cap
- ポリフル®　4包
- ガスコン®　4錠

File 49 子宮良性腫瘍：術後の陰部痛とひどい便秘

婦人科疾患

年齢・性	44歳女性
病名	子宮頸部腫瘍術後
主訴・症状	陰部の剣山で刺すような痛み

現病歴

→ X－1年10月から両鼠蹊部の不快感が出現し，他院の整形外科を受診したが，異常はなかった．

→ 12月下旬に，近医婦人科で子宮頸部の腫瘍と診断され，当院婦人科に紹介されて子宮全摘術を受けた．術前に悪性疾患が疑われたが，切除標本の病理診断では良性であった．

→ X年1月から下腹部のズキンとする鈍痛と，恥骨の下で恥丘に続く部分に，剣山で刺されるようなチクチクした痛みを感じるようになった．痛みは起きている時に感じることが多く，1日中痛みが続くこともあり，臍の周囲の不快感を伴った．大腸内視鏡検査では，大腸は癒着による屈曲蛇行が強かった．

→ 4/17，婦人科から紹介されて受診した．

漢方的問診

→ 食欲あり．睡眠良好．冷え症だが，冬期就寝時に温熱器具は使わない．ひどい便秘で下剤（コーラック®3錠）をのまないと便通がない．夜間尿・自汗・口渇なし．

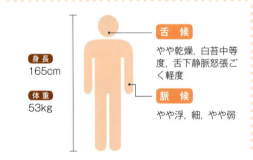

身長 165cm
体重 53kg

舌候 やや乾燥，白苔中等度，舌下静脈怒張ごく軽度

脈候 やや浮，細，やや弱

腹候

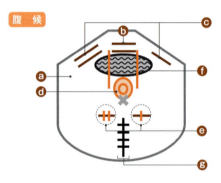

- ⓐ 腹力：中等度
- ⓑ 心下痞鞕：中等度
- ⓒ 胸脇苦満：右に中等度，左に軽度
- ⓓ 臍上悸：中等度
- ⓔ 臍傍圧痛：右に中等度，左に軽度
- ⓕ 心下振水音：高度
- ⓖ 下腹部正中に手術創

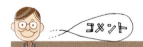

本症例では，子宮全摘術後の下腹部と陰部の痛みに，［主方］三黄瀉心湯＋桃核承気湯，［兼用方］当帰芍薬散加附子が著効した．

三黄瀉心湯証の腹候の特徴は心下痞（鞕）で，通常右側の胸脇苦満を伴う．桃核承気湯証の腹候の特徴は左下腹部のS状結腸部の抵抗圧痛（少腹急結）だが，本症例では両臍傍に圧痛を認めた．

本症例は脈が弱く，心下振水音が著明なことから，初診時は強実証と考えなかった．しかし，慢性疾患では「脈を捨てて腹を採る」べき場合がある．

陰部痛には心理的要因が関与するためか，便秘のある場合は三黄瀉心湯や附子瀉心湯を用い，便秘のない場合は黄連解毒湯，温清飲，半夏瀉心湯（＋甘草）などを用いる．瀉心湯類が有効な場合が多い．

治療経過

当初，陰部痛に対する治療薬が思い浮かばなかったため，腹候に従い，小柴胡湯を主方，当帰芍薬散を兼用方として治療を開始した．

第1診 ▶ X年4/17

- 小柴胡湯　　1包　×3回　　　　毎食前
- 当帰芍薬散　2包　×1回　　　　眠前

- コーラック® 3錠

第2診 ▶ X年5/29

恥骨上のチクチクした痛みと便秘は不変．腹候は前回同様．兼用方として桃核承気湯を加えた．

- 小柴胡湯　　1包　×3回　　　　毎食前
- 桃核承気湯　1包　×1回　　　　昼食前
- 当帰芍薬散　2包　×1回　　　　眠前

- 同処方

第3診 ▶ X年7/10

両鼠蹊部の不快感と陰部の痛みはやや軽快したが，ひどい便秘が続くため，主方を［大柴胡湯＋桃核承気湯］に変更した．

- 大柴胡湯　　1包 ┐
- 桃核承気湯　1包 ┘ ×3回　　毎食前
- 当帰芍薬散　2包　×1回　　　　眠前

- 同処方

第4診 ▶ X年8/11

両鼠蹊部の不快感と陰部の痛みは，ときに感じないようになった．便秘はやや改善し，コーラック®を減らした．大柴胡湯を陰部痛に奏効することの多い三黄瀉心湯に変更し，冷えに対して眠前に附子を加えた．

- 三黄瀉心湯　1包 ┐
- 桃核承気湯　1包 ┘ ×3回　　毎食前
- 当帰芍薬散　1包 ┐
- 附子末　　　1g ┘ ×1回　　眠前

- コーラック® 2錠

第5診 ▶ X年9/8

三黄瀉心湯に変更した後，便通は劇的に改善し，コーラック®をのまずに快便があるようになった．右鼠蹊部の不快感と陰部痛も著明に軽快した．

- 同処方

なし

> **Column　陰部疾患の漢方治療**
>
> File 49では，陰部痛に［三黄瀉心湯＋桃核承気湯］が著効したが，陰部痛や陰部瘙痒に対して，有効とされている漢方薬を列挙する．なおFile 43（p.148）では陰部痛に紫雲膏が著効したが，これは肛門痛に著効することが多いため，試みる価値がある．
>
> ①陰部痛：［実証］防風通聖散，抑肝散，通導散，柴胡剤＋駆瘀血剤（桃核承気湯，桂枝茯苓丸，通導散）．［虚証］補中益気湯，加味逍遙散，麻杏薏甘湯，荊芥連翹湯，八味地黄丸．②陰部瘙痒：［実証］竜胆瀉肝湯，茵陳蒿湯，防風通聖散，消風散，黄連解毒湯，荊防敗毒散．［虚証］知柏地黄丸，温清飲，乙字湯，八味地黄丸，苓姜朮甘湯．［外用薬］苦参または蛇床子の煎汁の外用（ガーゼに浸して陰部を洗浄）．

婦人科編

File 50 子宮頸癌：術後の下痢・冷え・三叉神経痛

年齢・性	71歳女性
病名	子宮頸癌術後，右三叉神経痛，下痢型過敏性腸症候群
主訴・症状	右三叉神経痛，下痢，めまい，冷え症
現病歴	

- X－2年8/2，子宮頸癌の診断で，準広汎子宮全摘術，両側付属器切除術，リンパ節廓清術を受けた．以前から右頬に軽度の痛みがあったが，術後に増悪した．歯科領域には異常なく，頭頸科で三叉神経痛（第2枝）と診断された．テグレトール®を投与されるも，ふらつきが強くなったため，中止した．歯が痛みの原因とされて抜歯されたが，痛みは改善しなかった．
- X－2年12/12，当院ペインクリニックを受診．眼窩下神経ブロックを受けるも，3日で痛みが再燃．4回受けるも無効．リリカ®を50mgから漸増し，150mgで痛みは軽快したが，昼間の眠気が強いため100mgに減量し，痛みが続いていた．
- X－1年4/16，脳神経外科的手術の適応を検討する目的で，市中病院脳神経外科を受診．さらに大学病院脳神経外科に紹介され，三叉神経根への動脈圧迫が確認されたため，三叉神経の周囲の骨を開窓する手術を勧められた．しかし，患者は手術の決心がつかなかったため，テグレトール®を処方された．
- X年4月から痛みは再度増悪し，食欲不振と全身倦怠感が強くなった．8/22，近医で漢方煎じ薬（清心蓮子飲加減方）を処方されたら下痢をした．鍼治療を受けて三叉神経痛はやや軽快したが，その後こめかみに数10秒続く発作性の痛みが何度も起きた．神経ブロックを受けたが，かえって痛みは増悪した．
- 10/21，婦人科から紹介されて受診した．

漢方的問診

- とてもだるく，めまいやふらつきが時々ある．夕方には下肢がむくむ．食欲はあるが，噛むと痛むため十分食べられない．睡眠は良好．朝は便意で目が覚め，泥状便が午前中に4回，午後に数回ある．腹部膨満はないが，放屁が多く，肛門近くに刺すような痛みがある．ひどい冷え症で，電気毛布がないと眠れない．夜間尿3回．発汗が多い．

腹候

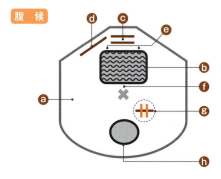

- ⓐ 腹力：やや軟
- ⓑ 心下振水音：高度
- ⓒ 心下痞鞕：中等度
- ⓓ 胸脇苦満：右に軽度
- ⓔ 腹直筋緊張：なし
- ⓕ 臍上悸：なし
- ⓖ 臍傍圧痛：左に中等度
- ⓗ 臍下不仁：軽度

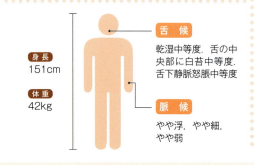

身長 151cm
体重 42kg

舌候
乾湿中等度．舌の中央部に白苔中等度．舌下静脈怒脹中等度

脈候
やや浮，やや細，やや弱

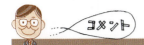

本症例は，子宮頸癌を発症する以前から，冷えとめまいと軽度の右三叉神経痛があった．両側の卵巣切除を含む婦人科手術を受けた後に，三叉神経痛が増悪した．神経ブロックなどのペインクリニック的治療，抗てんかん薬のテグレトール®や神経障害性疼痛に適応のあるリリカ®（プレガバリン）などの効果は不十分であり，他院で受けた漢方治療や鍼治療も無効であった．

当科受診時，冷えとめまいと下痢と浮腫があり，腹候で心下振水音が著明なことから，真武湯の正証と考えた．だるさが強く，長期間三叉神経痛が続き，神経外科的手術を勧められ，精神的に追いつめられていたため，補中益気湯を併用した．冷えが強いため，附子末を3g/日で開始し，4.5g/日に増量したところ，三叉神経痛は著明に軽快した．利水剤である真武湯により浮腫が軽快し，体重は2kg減少した．本症例における三叉神経痛は，神経の走行に沿った組織の浮腫が，その発症に関与していたと考えられる．なお，本症例のような抗コリン薬が禁忌の下痢患者にもロペミン®は投与できる．

リリカ®は，帯状疱疹後神経痛や抗癌薬によるニューロパチーに適応があるが，実際には期待したほどの効果は得られない．さらに失神，傾眠，脱力をはじめ，重篤な副作用があるため，漢方薬の適切な使い方に習熟するほうが，はるかに得策である．

なお，三叉神経痛に対しては下手公一が「立効散」が著効した症例を報告しており，「次の一手」として憶えておくとよい．

治療経過

浮腫，めまい，心下振水音などから，水毒と冷えの漢方治療を開始した．水毒に真武湯，補剤として補中益気湯を選び，冷えに附子末を併用した．緑内障で抗コリン薬禁忌のため，ロペミン®を併用した．瘀血と不眠に対し，眠前に兼用方として桂枝茯苓丸を投与した．

第1診 ▶ X年10/21

- 補中益気湯　1包　｜
- 真武湯　　　1包　｜×3回　　毎食前
- 附子末　　　1g 　｜
- 桂枝茯苓丸　2包　×1回　　　眠前

- ロペミン®　3cap

第2診 ▶ X年11/11

患者は元気になった．服薬後に下痢は止まり，むしろ便秘気味となったため，ロペミン®を減量した．

- 同処方
- ロペミン®　2cap

第3診 ▶ X年11/28

体調はよくなり，熟睡できるようになった．下痢せず，腹部がしっかりしてきた．夜間尿は2回に減り．三叉神経痛も軽快してきた．浮腫がなくなり体重は40kgに減った．冷えが続くため，附子末を4.5gに増量した．ロペミン®はさらに減量した．

- 同処方（附子末を1.5g×3回に増量）
- ロペミン®　1cap

第4診 ▶ X+1年3/3

三叉神経痛は以前の2/10程度まで軽快した．以前は起床時や歩行中に発作性の痛みが起きて歩けなかったが，痛みが軽快して旅行にも行けるようになった．便通は普通便3回，夜間尿2回となった．冷えが改善したため，附子末を3g/日に減量した．

- 同処方（附子末を1g×3回に減量）
- 同処方

| 婦人科癌 |

File 51 子宮頸癌腹膜播種：漢方薬とカイジ顆粒で長期間癌と共存

年齢・性	57歳女性
病名	子宮頸癌，腹膜播種，癌性腹膜炎
主訴・症状	全身倦怠感，浮腫，腹水
現病歴	

→ X−2年8月，某大学病院附属がんセンター婦人科で子宮頸部腺癌，傍大動脈・両側閉鎖リンパ節転移（IVb期）と診断され，DC療法（ドセタキセル／カルボプラチン）を7コース受けた．

→ X−1年3月手術を受けたが，切除不能で試験開腹に終わった．全骨盤＋腔内照射に加え，シスプラチンを4回投与された．10月からイリノテカンを3コース投与されるも無効であり，胸膜播種も出現した．

→ X年2月からネダプラチンを投与されたが，余命3ヵ月程度と告知され，3/17当科に紹介され受診した．味覚低下，便秘，嘔吐，胸のつかえが辛い．腹部超音波検査で大量の腹水貯留と腹膜播種を認め，血液検査で，アルブミン：2.3，プレアルブミン：4.8，ヘモグロビン：8.1，D-dimer：15.2，CRP：5.3，CA125：1,525であった．アルダクトン®A 75mgとラシックス®20mg，マグラックス®，デパス®，パリエット®10mg，ゾフラン®ザイディスを服用していた．

漢方的問診

→ 食欲なし．不眠でデパス®を服用．便秘がひどく，マグラックス®をのんでも排便は週1回．夜間尿なし．冷え症で電気毛布を用いて寝る．口渇普通．発汗なし．

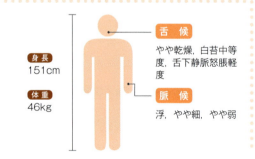

身長 151cm
体重 46kg

舌候　やや乾燥，白苔中等度，舌下静脈怒脹軽度

脈候　浮，やや細，やや弱

腹候

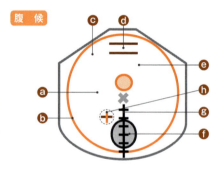

ⓐ 腹力：中等度
ⓑ 腹部：大量の腹水のため膨隆し，打診で鼓音
ⓒ 胸脇苦満：なし
ⓓ 心下痞鞕：中等度
ⓔ 腹直筋緊張：なし
ⓕ 臍下不仁：軽度
ⓖ 下腹部正中に手術創
ⓗ 臍傍圧痛：右に軽度

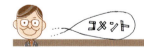

　本症例は，子宮頸部腺癌の化学療法後，手術を受けるも試験開腹に終わり，厳しい予後を告げられて緩和ケア（BSC）が相当とされた患者である．漢方薬とカイジ顆粒を投与した結果，食欲や便通は改善し，徐々に腹水は貯留しなくなった．

　腫瘍マーカーのCA125は，初診時の1525が5ヵ月後には168まで低下したが，その後再度増加に転じ，1年後に563，2年後に3475，2年半後の死前期には4457まで増加したが，腹水の貯留は緩徐であり，亡くなるまで苦痛は訴えなかった．

治療経過

腹腔内腫瘍に定番の[十全大補湯＋牛車腎気丸]を選択し, 便秘に麻子仁丸を, 腹水には利尿薬を投与した.

第1診 ▶ X年3/17

- 十全大補湯　1包 ┐
- 牛車腎気丸　1包 ├×3回　　毎食前
- 附子末　　　1g   ┘
- 麻子仁丸　　2包　×1回　　眠前

- プロマック®, フェロミア®, バンビタン®, マグラックス®, ラシックス®　20mg, アルダクトン®A　75mg

第2診 ▶ X年4/14

便通が改善したため, マグラックス®は中止した. 浮腫と腹部膨満も改善し, 体重は1.5kg減った.

- 同処方

- 同処方

第3診 ▶ X年6/9

4/21からカイジ顆粒20g/日を服用開始. 5/3と5/30に, 腹水を排液. 栄養, 貧血, CA125は改善した.

- 同処方
- カイジ顆粒　20g

- 同処方

第6診 ▶ X年12/8

腹水が溜まらなくなり, 腹水の排液は不要となった. がんセンターの主治医に「生きているのが不思議」と言われた.

- 同処方

- 同処方

第8診 ▶ X＋1年3/29

3/16に半年ぶりに腹水を3L排液し, 腹水濾過濃縮再静注法(KM-CART)を行った. 味覚はかなり回復し, 食欲, 睡眠, 排便は良好となった.

- 同処方

- 同処方

第14診 ▶ X＋2年3/21

1年間体調はよかったが, 最近下血があり, 貧血が進行し, 輸血を受けた. 1年ぶりに腹水に対しKM-CARTを受けた. 補剤を人参養栄湯に変更した.

- 人参養栄湯　1包 ┐
- 牛車腎気丸　1包 ├×3回　　毎食前
- 附子末　　　1g   ┘
- 麻子仁丸　　2包　×1回　　眠前
- カイジ顆粒　20g

- 同処方

Column　腹水濾過再静注法「KM-CART」

難治性腹水の治療法として, 旭化成は1977年に腹水濾過再静注(CART)システムを発売し, 1981年に保険収載された. これは肝性腹水では有効であったが, 癌細胞や白血球などの細胞成分やフィブリンなどを多量に含む癌性腹水では, すぐに濾過膜が詰まり, 大量の腹水を処理できなかった. 松崎圭祐は2008年に濾過の方向を従来と逆にした改良型CART (KM-CART)を創案し, 簡便かつ短時間(1L/10分)に多量の癌性腹水を処理し, 癌細胞やフィブリンを除き, アルブミンやグロブリンを静脈内に戻すことが可能となった. 現在癌患者の難治性腹水には, 通常このKM-CARTが用いられている. 松崎は, このシステムで採取した遊離癌細胞による, オーダーメイドの樹状細胞療法の臨床応用をめざしている.

File 52 子宮頸癌：術後の更年期症状と夜間頻尿

婦人科篇

年齢・性	48歳女性
病　名	子宮頸部腺癌術後，両側付属器切除後
主訴・症状	めまい，不眠，悪夢，肩こり，夜間頻尿
現病歴	

→ X年2月中旬，子宮癌検診で子宮頸部腺癌と診断され，当院婦人科に紹介された．

→ X年3/10，準広汎子宮全摘術，両側付属器切除，骨盤内リンパ節郭清術を受けた．術後，患者は子宮の喪失感を訴えた．

→ 入院中，退院直前に，不眠，不安，イライラ，抑うつ，冷え，めまい，夜間頻尿などの症状を訴え，漢方治療で免疫力を高めたいと希望して，4/3，婦人科から紹介されて受診した．

漢方的問診

→ 食欲旺盛．だるさは軽度．眠りが浅く，悪夢をよく見る．普通便1回．夜間尿3回．冷え症で電気敷布使用．口渇は軽度で1日1Lの水を飲む．発汗傾向なし．

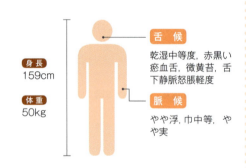

身長 159cm
体重 50kg

舌候：乾湿中等度，赤黒い瘀血舌，微黄苔，舌下静脈怒脹軽度

脈候：やや浮，巾中等，やや実

腹候

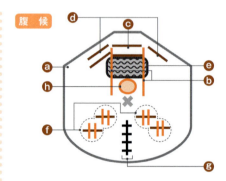

- ⓐ 腹力：中等度
- ⓑ 腹直筋緊張：両上腹部のみに軽度
- ⓒ 心下痞鞕：中等度
- ⓓ 胸脇苦満：右に中等度，左に軽度
- ⓔ 心下振水音：中等度
- ⓕ 臍傍圧痛：両側に広汎に中等度
- ⓖ 臍下不仁：下腹部正中の手術創のため不明
- ⓗ 臍上悸：軽度

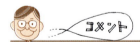

コメント

　本症例は，子宮頸部の腺癌に対し，両側付属器切除を含む広汎子宮全摘術を受けた後に，精神症状をはじめ，さまざまな症状を訴えて，漢方治療を希望した．初診時は，腹候に従って，［小柴胡湯＋桂枝茯苓丸］を主方，当帰芍薬散加附子を兼用方として投与して，眠りはよくなった．しかし夜間頻尿が続くため，眠前の漢方薬を「女性の頻尿の特効薬」とされる清心蓮子飲に変更したところ，夜間頻尿は劇的に減った．職場復帰後，10時～16時に勤務時間を制限したが，だるさが強かったため，主方を小柴胡湯から「小柴胡湯の裏の薬」といわれる補中益気湯に変更し，だるさが軽快した．

第2章 がん患者の漢方サポートファイル

治療経過

婦人科癌の術後であるが，下腹部の瘀血の圧痛が強く，上腹部の腹候から決定した小柴胡湯と桂枝茯苓丸を主方とし，当帰芍薬散加附子を兼用方とした．

第1診 ▶ X年4/3

- 小柴胡湯　1包　⎫
- 桂枝茯苓丸　1包　⎬×3回　　　毎食前
- 当帰芍薬散　1包　⎫
- 附子末　1g　⎬×1回　　　眠前

なし

第2診 ▶ X年4/17

熟睡でき，悪夢でうなされることは少なくなった．夜間頻尿が続くため，兼用方は清心蓮子飲2包に変更した．

- 小柴胡湯　1包　⎫
- 桂枝茯苓丸　1包　⎬×3回　　　毎食前
- 清心蓮子飲　2包　×1回　　　眠前

なし

第3診 ▶ X年5/15

夜間頻尿はたまに起きる程度に減った．5/12から職場に復帰したが，仕事がきついため，勤務時間を制限した．

- 同処方

なし

第4診 ▶ X年7/10

多忙のため身体がだるく，頭痛，肩こり，動悸，胃もたれがある．小柴胡湯を補中益気湯に変更した．

- 補中益気湯　1包　×3回　　　毎食前
- 桂枝茯苓丸　1包　×1回　　　朝食前
- 清心蓮子飲　2包　×1回　　　眠前

なし

第6診 ▶ X年10/3

だるさはなくなった．頭痛，肩こり，動悸などの更年期様症状も軽快した．眠前に清心蓮子飲をのめば熟睡でき，夜間尿はなくなり，悪夢も見ない．

- 同処方

なし

Column　夜間頻尿の治療

夜間頻尿は睡眠の質を低下させる．原因は，口渇による多飲，飲酒，浮腫，ストレスによる不眠，膀胱の問題など多彩である．就眠前に酒や水分を摂取しないことや，眠前の40℃の入浴や仰臥位での四肢挙上運動（ゴキブリ体操）による浮腫軽減を指導したうえで，患者の状態に応じて以下の漢方薬を，就眠前に1〜2包服用させる．ゴキブリ体操とは四肢の浮腫（リンパ球）を静脈内に還流させるための運動である．仰臥位となり，背中を床につけて下肢を天井に向けて垂直に挙上し，数分間ブラブラさせる．殺虫剤を散布されたゴキブリがあばれる様子に似ていることからそうよばれる．

①まず牛車腎気丸か八味地黄丸を投与し，無効の場合は以下のような論理で漢方薬を選択する．
②冷えが強い場合は，当帰四逆加呉茱萸生姜湯（手足冷）か苓姜朮甘湯（りょうきょうじゅっかんとう）（腰下肢冷）．
③排尿時の不快感を伴う場合は，五淋散，龍胆瀉肝湯，猪苓湯．
④精神ストレスや緊張が明らかな場合は，清心蓮子飲や加味逍遙散．
⑤眠りが浅い場合は，桂枝茯苓丸か酸棗仁湯．

167

File 53 卵管癌：術後の大建中湯による便通異常

婦人科編

年齢・性	58歳女性
病　名	卵管癌術後，化学療法後
主訴・症状	頻回の放屁と排便，全身倦怠感，下肢のしびれ．
現病歴	

→ X－1年2月，卵管癌の根治術（Ⅱc期，S状結腸を30cm合併切除）を受け，術後化学療法（パクリタキセル×6ヵ月間）を受けた．腸閉塞予防の目的で大建中湯を投与されており，再発徴候はないが，放屁が多く，昼間は頻回（1時間に1回）の排便がある．会議中に中座することがしばしばあり，食事中にも便意があるため，友人と旅行にも行けない．夜間も便意のため何度も目覚め，熟睡できず，全身倦怠感がある．

→ X年8/21，婦人科から紹介されて受診した．

漢方的問診

→ 身体がだるい．食欲あり．便通は1時間に1回，少量の下痢便が頻回にある．寝つきはいいが，夜間睡眠中の便意が頻回のため，熟睡できない．冷え症で靴下を履いて寝る．夜間尿1～2回．若い頃は生理痛が強かった．発汗は普通．

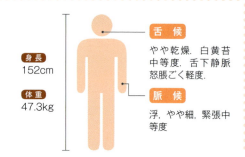

舌候：やや乾燥．白黄苔中等度．舌下静脈怒脹ごく軽度．

脈候：浮，やや細，緊張中等度

身長 152cm
体重 47.3kg

腹候

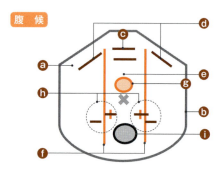

- ⓐ 腹力：中等度
- ⓑ 腹部膨満：軽度
- ⓒ 心下痞鞕：中等度
- ⓓ 胸脇苦満：両側に軽度
- ⓔ 心下振水音：なし
- ⓕ 腹直筋緊張：両側の全長にわたり軽度
- ⓖ 臍上悸：軽度
- ⓗ 臍傍圧痛：両側に軽度
- ⓘ 臍下不仁：軽度

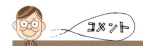

　本症例は卵管癌の術後に投与されていた大建中湯のために，頻回の放屁と下痢があり，日常生活に支障があった．婦人科の担当医は，この状況が大建中湯による副作用とは思わず，投与を継続した．大建中湯中止後に放屁や下痢は速やかに改善した．

　近年，腹部手術後に一つ覚えのように大建中湯を一律投与する外科系医師が多い．確かに大建中湯は遠位大腸の蠕動運動を強く促進し，腸閉塞の予防や治療に有用ではあるが，逆に本症例のように，腸蠕動を亢進させ，日常生活に支障が生じる場合もある．

治療経過

大建中湯の投与を中止し，腹候にしたがい，弱った消化管の働きを正常化する定番処方である[補中益気湯＋当帰建中湯]を投与した．

第1診 ▶ X年8/21

- 補中益気湯　1包 ⎫
- 当帰建中湯　1包 ⎬ ×3回　　毎食前
- 牛車腎気丸　1包　×1回　　　眠前

- 酸化マグネシウム，ガスコン®

第2診 ▶ X年7/19

大建中湯を中止した翌日からだるさがなくなった．放屁が減り，食事中にトイレに立つことや会議中に中座することは少なくなった．夜間に便意で起きることはなくなった．

- 同処方
- 同処方

第5診 ▶ X年11/15

以前はひどかった肩こりが，軽快してきた．植物性乳酸菌の摂取で便通がよくなった．昼は食事をひかえ，犬と散歩し，自宅でストレッチ運動をしている．

- 同処方
- 同処方

第8診 ▶ X+1年10/25

快便となった．体重は47kgと不変．

- 同処方
- 同処方

Column　大建中湯の副作用

　大建中湯は遠位大腸の蠕動運動を促進し，同時に上部消化管の蠕動運動を抑制するため，癒着性イレウスの治療や予防に有効である．しかし，「大建中湯は腹部手術後に有用」という思い込みから無差別に「病名投与」すると，患者を苦しめることがある．

　File 53のような大腸切除術後患者では，下痢，腹痛，頻回排便，腹部膨満，放屁などをひき起こし，また胃の蠕動運動を抑制するため，File 18のような胃癌術後の患者に投与すると，嘔気・嘔吐，心窩部痛などにより，食欲不振や体重減少が起きる．

　『傷寒論』の小建中湯の条文には「嘔家(吐きやすい体質の人)は建中湯を用うるべからず．甜きを以ての故なり」とあり，また「嘔家は甘をにくむ(吐きやすい体質の人は甘いもので具合が悪くなる)」と古来いわれている．大建中湯に含まれる大量の膠飴(水飴・麦芽糖)により胃の蠕動運動が抑制されて，嘔気・嘔吐，腹部膨満が起こるからである．

　投薬後に患者の状態をモニターして，薬が患者に合っているか否かを確認すべきことは，新薬でも漢方薬でも同様に必要である．

File 54 卵巣癌：化学療法後の身体痛と下肢のしびれ

婦人科癌

年齢・性	57歳女性
病 名	卵巣癌術後，化学療法後
主訴・症状	下肢のしびれと痛み．下腹部，鼠蹊部の痛み．全身のあちこちを移動する痛み
現病歴	

→ X−13年，下垂体腫瘍の手術を受け，その後ホルモン補充療法と抗てんかん薬の投与を受けていた．

→ X−3年9/13，他医にて卵巣癌と診断され，広汎子宮全摘術を受けた後，化学療法（パクリタキセル＋カルボプラチン）を6コース受けた．化学療法施行中から，下腹部のしぼられるような痛み，鼠蹊部の引きつるような痛み，体中のあちこち（左肩，四肢）を数10秒毎に移動するチクチクする痛みが出現した．

→ X−2年4/11，卵巣癌が再発し，骨盤・傍大動脈リンパ節廓清術を受けた．その後，腰背部，左鼠蹊部から下肢の痛みとしびれが強く，仕事ができず，漢方薬やメチコバール®を投与されるも無効であった．

→ X年10/17，当院ペインクリニックを紹介され，下肢の痛みとしびれに対して仙骨硬膜外ブロック治療を受けたが，効果不十分であったため，同日当科に紹介されて受診した．

漢方的問診

→ 食欲普通．不眠．普通便2日に1回．冷え症で冬は，就眠時湯たんぽを用いる．夜間尿1回．首から上，特に顔面に汗をかきやすい．口渇があり，1日2Lの水を飲む．兄の介護でストレスが多い．

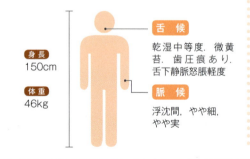

身長 150cm
体重 46kg

舌候：乾湿中等度．微黄苔．歯圧痕あり．舌下静脈怒脹軽度．
脈候：浮沈間，やや細，やや実

腹候

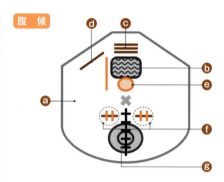

- ⓐ 腹力：中等度
- ⓑ 心下振水音：中等度
- ⓒ 心下痞鞕：高度
- ⓓ 胸脇苦満：右のみ軽度
- ⓔ 臍上悸：軽度
- ⓕ 臍傍圧痛：両側に中等度
- ⓖ 臍下不仁：中等度

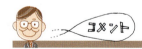

本症例は，術後の後遺症としての下腹部・鼠蹊部・下肢の痛み，抗癌薬による下肢の痛みとしびれがあった．ペインクリニックでの治療と併せ，附子瀉心湯を主方，［牛車腎気丸＋当帰芍薬散加附子］を兼用方として投与した．仕事上のストレスと兄の世話によるストレスで，「冷えを伴う欲求不満の証」である附子瀉心湯証を呈した．

瀉心湯類（三黄瀉心湯，附子瀉心湯，黄連解毒湯，温清飲など）の証は精神的なストレスを背景に出現し，欲求不満が表明される場合が多く，患者の顔貌も特徴的な「欲求不満顔」である．治療により症状が改善するにつれて柔和な笑顔となってくる．

治療経過

冷え，便秘，ストレスに伴う身体痛を訴え，腹候では心下痞鞕がある．このような場合の定番である附子瀉心湯（三黄瀉心湯＋附子末）を主方に，当帰芍薬散と牛車腎気丸を兼用方とした．

第1診 ▶ X年10/17

- 三黄瀉心湯　1包　　　×2回　　朝夕食前
- 附子末　　　1g
- 当帰芍薬散　1包　×1回　　　　昼食前
- 牛車腎気丸　2包　×1回　　　　眠前

- 漢方サポート外来初診時からX＋1年1月まで，週1回，仙骨硬膜外ブロックおよびキセノンレーザー照射を施行

第2診 ▶ X年11/13

便通はよくなり，足の冷えはかなり軽快したが，夜間の冷えが強いため，昼食前は当帰芍薬散加附子とした．

- 三黄瀉心湯　1包　　　×2回　　朝夕食前
- 附子末　　　1g
- 当帰芍薬散　1包　　　×1回　　昼食前
- 附子末　　　1g
- 牛車腎気丸　2包　×1回　　　　眠前

- 同治療

第3診 ▶ X年12/5

腹痛が軽快したため，職場に復帰できた．

- 同処方
- 同治療

第4診 ▶ X＋1年1/9

正月に身体が冷えて痛みが悪化．附子瀉心湯を1日3回に増量し，眠前に牛車腎気丸と当帰芍薬散加附子（附子末は2gに増量）を併用した．

- 三黄瀉心湯　1包　　　×3回　　毎食前
- 附子末　　　1g
- 牛車腎気丸　1包
- 当帰芍薬散　1包　　　×1回　　眠前
- 附子末　　　2g

なし

第5診 ▶ X＋1年2/13

手足の冷えは残るが，しびれと身体痛はかなり軽快した．不眠のため，眠前にデパス®を追加した．

- 同処方

- デパス®　0.5mg　×1回　　　　眠前

第6診 ▶ X＋1年4/10

便通はよく，下肢の痛みとしびれ，身体のあちこちを移動する痛みは1/10程度に軽快した．

- 同処方
- 同処方

> **Column　漢方と中医学の違い**
>
> 漢方と現代の中医学とは以下の点で大きく異なる．
> ①患者情報：漢方では腹候を重視するが，中医学では用いない．②診断の論理：漢方では薬方単位で効能を考え，証に応じた薬方を選択するが，中医学では生薬単位で効能を考え，患者毎に異なる生薬の混合物を処方する．③生薬総量：漢方では1日20〜40gだが，中医学では200〜400gと漢方の約10倍量を用いる．④治療薬：漢方では通常エキス製剤であるが，中医学では通常煎じ薬である．
> 　漢方はより忠実に『傷寒論』に則しており，診断の正確性，治療の再現性と経済性の点で評価すると，中医学よりもはるかに優れている．中医学が漢方に倣って生薬総量を減らせば，現在の生薬資源の枯渇問題はただちに解決する．

File 55 前立腺癌：難治性の皮疹と気力の低下

年齢・性	69歳男性
病　名	前立腺癌の手術後，皮膚悪性リンパ腫の疑い
主訴・症状	難治性の皮疹，全身倦怠感，体重減少，不眠，集中力低下
現病歴	

➡ X−6年に前立腺癌の手術後，某漢方専門病院で「十全大補湯加霊芝」を投与されていた．治療中，加味逍遙散を服用して発疹が出たことがある．

➡ X年3月から難治性の皮疹（最大6cmの，発赤したかゆみを伴う斑状〜類円形の湿疹）が身体のあちこちに出現し，某大学病院皮膚科を受診．皮膚悪性リンパ腫の疑いで生検されるも，確定診断はつかなかった．

➡ 7月から全身倦怠感と食欲不振が強くなり，体重は61kgから55kgまで減少した．大企業の管理職であったが，会議の議長として集中できなくなった．

➡ 9/25，紹介されて当科を受診した．血清アレルゲン検査では，蛾とダニに強い反応を示した．悪性リンパ腫のマーカーのsIL2-Rやチミジンキナーゼ，皮膚癌のマーカーのSCCはいずれも基準値内．

漢方的問診

➡ 食欲不振．不眠のため睡眠薬（マイスリー®とデパス®）を服用．冷えはない．便秘気味で，時に数日間排便なし．夜間頻尿なし．口渇は軽度だが，口が粘つく．発汗なし．

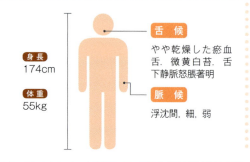

身長 174cm
体重 55kg

舌候：やや乾燥した瘀血舌．微黄白苔．舌下静脈怒脹著明
脈候：浮沈間，細，弱

腹候

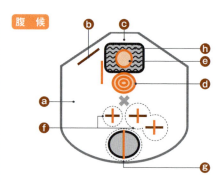

ⓐ 腹力：やや軟
ⓑ 胸脇苦満：右に軽度
ⓒ 心下痞鞕：なし
ⓓ 臍上悸：高度
ⓔ 心下悸：軽度
ⓕ 臍傍圧痛：両側に軽度，S状結腸部の圧痛軽度
ⓖ 臍下不仁：軽度．正中芯あり
ⓗ 心下振水音：中等度

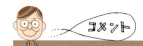

本症例は，前立腺癌術後6年目に難治性皮疹が出現し皮膚悪性リンパ腫が疑われた．同時に全身倦怠感が強く，集中力がなくなり，食欲不振のため体重が減少し，不安と不眠を訴えていた．腹候により決定した［柴胡桂枝乾姜湯＋桂枝茯苓丸］を服用後，食欲不振と不眠は徐々に改善し，3ヵ月後には睡眠薬も不要となり，知的活動も以前のように行えるようになった．

柴胡桂枝乾姜湯は，柴胡桂枝湯と並び，良性疾患に対しては最も頻用される漢方薬である．漢方診療を行う医師にとって，この2薬方の使い方に習熟することはきわめて重要である．

治療経過

精神的ストレスの存在を考慮し，腹候に基づいて，[柴胡桂枝乾姜湯＋桂枝茯苓丸]を主方，牛車腎気丸を兼用方として治療を開始した．

第1診 ▶ X年9/25

- 柴胡桂枝乾姜湯　1包 ┐
- 桂枝茯苓丸　　　1包 ┤×3回　　毎食前
- 牛車腎気丸　　　1包　×1回　　眠前

- マイスリー® 10mg，デパス® 0.5mg

第2診 ▶ X年10/2

食欲と睡眠はやや改善し，皮膚のかゆみは軽快した．

- 同処方

- 同処方

第3診 ▶ X年10/23

10月初めに某大学病院皮膚科に入院し，10日間紫外線の全身照射を受け，皮膚のかゆみと発赤はなくなった．牛車腎気丸をのむと身体がほてるため，附子剤は合わないと判断し，腹候で心下振水音を中等度に認めたことから，兼用方を当帰芍薬散に変更した．

- 柴胡桂枝乾姜湯　1包 ┐
- 桂枝茯苓丸　　　1包 ┤×3回　　毎食前
- 当帰芍薬散　　　1包　×1回　　眠前

- 同処方

第4診 ▶ X年11/17

体重は56kgとやや増えた．少量のマイスリー®のみで眠れ，デパス®は不要となった．当帰芍薬散は効果を感じられないため中止した．

- 柴胡桂枝乾姜湯　1包 ┐
- 桂枝茯苓丸　　　1包 ┤×3回　　毎食前

- マイスリー® 5mg

第5診 ▶ X＋1年1/9

体重は58.5kgに増えた．X年12月からマイスリー®も不要になった．会議の議長も，以前のように集中してできるようになった．

- 同処方

なし

> **Column　精神症状の漢方治療**
>
> さまざまな精神症状に，漢方薬は有用である．古方の薬方の多くは，生体システムの中枢(神経・免疫・内分泌)に作用するため，興奮，抑うつ，不眠，不安などの精神症状に有用である．柴胡剤・瀉心湯類・三瀉心湯・駆瘀血剤・承気湯類のすべての薬方が精神症状の治療を目的に用いられ，白虎加人参湯，桂枝加竜骨牡蛎湯，大青竜湯などが有効な場合もある．これらの薬方は，詳細な問診に加え腹診を行えば，正しく選択できる．後世方では，補中益気湯，加味逍遙散，加味帰脾湯，抑肝散，防風通聖散，黄連解毒湯，温清飲などが奏効するため，それぞれの薬方の投与目標を知っておく必要がある．

File 56 膀胱癌：術後の肛門痛と便秘

泌尿器癌

年齢・性	73歳男性
病　名	膀胱癌，膀胱全摘・回腸導管造設術後
主訴・症状	便秘，腹部膨満，肛門痛，不眠

現病歴

→ X−17年，膀胱癌で，膀胱全摘・回腸導管造設・尿路変向術を受けた．術後に癒着のためと考えられる便通異常と腹痛が出現．夜間に腹痛と便意のため，2回起きてトイレに行くが排便はなく，起床後にトイレで数時間ウォシュレットを用いて刺激し，排便していた．

→ X−2年，胆石で胆嚢を摘除後に肛門部痛が出現した．痛みは立位や座位で強いが，臥位では痛まない．複数の病院でさまざまな治療が行われたが，症状は改善せず，X年8/10，紹介され当科を受診した．注腸造影で，直腸〜S状結腸は長く狭小で，屈曲蛇行が著明であった．

漢方的問診

→ 食欲やや低下．不眠で睡眠薬を服用．便秘でさまざまな下剤をのんでいるが無効．夜間尿は回腸導管のため不明．冷え症だが，温熱器具は使わない．口渇はないが，飲水は2L．発汗は普通．

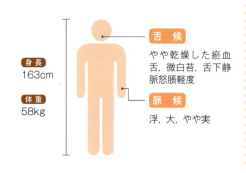

身長 163cm
体重 58kg

舌候
やや乾燥した瘀血舌，微白苔，舌下静脈怒脹軽度

脈候
浮，大，やや実

腹候

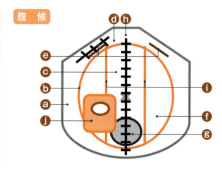

- ⓐ 腹力：充実
- ⓑ 腹部：膨満し，打診で鼓音
- ⓒ 心下振水音：なし
- ⓓ 心下痞鞭：なし
- ⓔ 胸脇苦満：両側に軽度
- ⓕ 臍傍圧痛：なし
- ⓖ 臍下不仁：軽度
- ⓗ 正中と右季肋下に手術創
- ⓘ 腹直筋緊張：全長にわたり軽度
- ⓙ 右下腹部の回腸導管の開口部に集尿バッグ装着

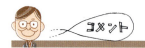

　本症例は，17年前に膀胱全摘，回腸導管，尿路変向術を受けた膀胱癌患者であったが，2年前に胆嚢摘出を受けて以来，難治性の肛門痛と，腹痛，腹部膨満，便通異常を呈していた．

　病態は不明であったが，月1回の定期的な外来診療の後，2年後に，癒着による腸管の通過障害の結果生じた小腸内細菌増殖症（bacterial overgrowth）を想定し，難吸収性抗菌薬カナマイシンを投与し，大黄牡丹皮湯と調胃承気湯を併用したところ，ようやく便通が改善した．

　また肛門痛は，ペインクリニック科医師による鎮痛補助薬としての三環系抗うつ薬トリプタノールの投与で劇的に軽快したことから，神経原性の痛みであったと推定される．筆者はその後，腹部〜骨盤部の術後の肛門部の難治性の痛みに，トリプタノールが奏効した患者を数例経験している．

治療経過

第1診 ▶ X年8/10

腹部術後の癒着による腹痛と便通異常に対し，補中益気湯を選択し，肛門痛に対しては気血水を巡らせる桂枝茯苓丸を併用した．

- 補中益気湯　1包 ⎫
- 桂枝茯苓丸　1包 ⎬×3回　　毎食前
- 牛車腎気丸　1包　×1回　　眠前

- アダラート®CR，カルデナリン®，ザイロリック®，ベンザリン®，エリスパン®，リポバス®，ベザトールSR®，ロキソニン®，タケプロン®，ポリフル®

第16診 ▶ X+2年9/21

肛門痛・腹痛・便秘に対し，2年あまりにわたり，白虎加人参湯，黄連解毒湯，半夏瀉心湯＋芍薬甘草湯，桂姜棗草黄辛附湯（桂枝湯＋麻黄附子細辛湯），通導散などを次々に試みるも無効であった．腹部単純X線写真で小腸～大腸にガスが貯留し，放屁も多いことから，小腸内細菌増殖症を想定し，カナマイシンを投与し，腹候から大黄牡丹皮湯と調胃承気湯を併用した．

- 調胃承気湯　　1包　×3回　　毎食前
- 大黄牡丹皮湯　2包　×1回　　眠前

- 同処方，カナマイシン　1.5g

第17診 ▶ X+2年10/22

排便量が増え，腹部膨満が軽快した．数年ぶりに繋がった長い便が出るようになった．腹痛は軽快したが，肛門痛は不変．腎障害を防ぐため，ロキソニン®をペンタジン®に変更した．

- 同処方

- 同処方（ロキソニン®→ペンタジン®）

第31診 ▶ X+3年12/20

当院ペインクリニックに紹介した．神経ブロックは無効だったが，トリプタノール30mg/日を処方された結果，肛門部痛は軽快し，夜間熟睡できるようになった．

- 同処方

- 同処方，トリプタノール　30mg

第96診 ▶ X+8年5/1

トリプタノールを服用後，肛門痛は完全に消失した．排便は1日2回の普通便．最近認知症が進行してきたが，身体的には安定している．

- 同処方

- 同処方

> **Column　有用な新薬は積極的に用いる**
>
> 　癌患者の呈する複雑な病態は，「併病」として処理する必要がある．併病の治療には，p.18で解説したさまざまな手法を用いるが，実際には患者の症状をすべて漢方薬で処理する必要はない．新薬も含めた多くの引き出しをもち，一部の症状の処理は新薬に任せるのが得策である．そのためには，新薬に関する情報も十分集めておき，患者の反応を確認しながら適用する必要がある．File 56では，調胃承気湯と大黄牡丹皮湯にカナマイシンを併用して便通が改善し，漢方も無効の難治性の肛門痛に鎮痛補助薬としての抗うつ薬トリプタノールが著効した．

File 57 膀胱癌：化学療法後の手足のしびれと麻痺

泌尿器癌

年齢・性	78歳男性
病　名	膀胱癌，化学療法後
主訴・症状	抗癌薬による両下肢のしびれ，歩行障害
現病歴	

→ X−1年8月，頻尿を主訴に近医を受診．尿細胞診でClass-V．某がんセンター泌尿器科で精査の結果，膀胱癌の前立腺・骨盤浸潤（pT4, Tis，膀胱局所はpT1b, Infγ）と診断．姑息的手術として，X年3/29，経尿道的膀胱腫瘍切除術を受けた．

→ X年5/2から，パクリタキセルとカルボプラチンによる化学療法を開始．骨髄抑制，しゃっくり，手足のしびれと痛みなどのため，18コースの予定を12コースで中断．貧血に対して輸血を受けた．自宅内では壁を伝って歩き，外出時には杖を必要とした．足の深部感覚と触覚は低下し，痛覚は過敏．

→ 10/26，がんセンターの主治医から紹介されて当科を受診した．

漢方的問診

→ 食欲普通．睡眠良好．普通便1回．尿道カテーテル留置のため，夜間尿不明．冷えはないが，肩を冷やすとかぜをひきやすい．口渇なし．非常に汗をかきやすい．

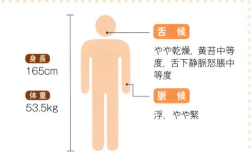

身長 165cm
体重 53.5kg

舌候
やや乾燥，黄苔中等度，舌下静脈怒脹中等度

脈候
浮，やや緊

腹候

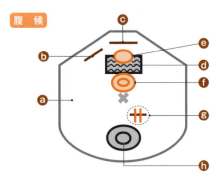

- ⓐ 腹力：やや軟
- ⓑ 胸脇苦満：右に軽度
- ⓒ 心下痞鞕：軽度
- ⓓ 心下振水音：軽度
- ⓔ 心下悸：軽度
- ⓕ 臍上悸：中等度
- ⓖ 臍傍圧痛：左に中等度
- ⓗ 臍下不仁：中等度

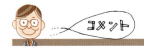 コメント

　本症例は広範な浸潤と膀胱出血による貧血を伴う膀胱癌に対するパクリタキセルとカルボプラチン投与後の末梢神経障害があったが，漢方薬と鍼治療の併用により症状は徐々に改善した．

　当初，補剤として補中益気湯を選択したが，無効のため，十全大補湯に変更した．鍼治療は，背部兪穴群のうち，脾兪，胃兪，腎兪，志室，大腸兪に置鍼し，電気温鍼を20〜30分間行い，下肢のしびれは改善した（p.21）．

　その後の経過：ジェムザール®6コースの治療後，X＋2年5月に脳梗塞を起こし，一旦は回復したが，再度梗塞を起こし，X＋2年8/27に死亡した．

治療経過

発汗傾向が強いことから，補剤として補中益気湯を選択し，腹候に従って桂枝茯苓丸と牛車腎気丸を併用した．

第1診 ▶ X年10/26

- 補中益気湯　1包　⎫
- 桂枝茯苓丸　1包　⎬×3回　　　毎食前
- 牛車腎気丸　2包　×1回　　　　眠前

- フェロミア® 2錠

第2診 ▶ X年11/9

手足のしびれと痛みがまったく改善しないため，補剤を十全大補湯に変更し，牛車腎気丸を3包に増量した．

- 十全大補湯　1包　⎫
- 牛車腎気丸　1包　⎬×3回　　　毎食前
- 桂枝茯苓丸　1包　×1回　　　　眠前

- 同処方

第3診 ▶ X年12/7

手のしびれは改善したが，足のしびれは不変．例年秋冬に下腹部が冷えるが，今年は冷えない．足のしびれに対して腰背部の兪穴群を温補する鍼治療を併用することとした．[鍼治療（1回目）]

- 同処方
- 同処方

第4診 ▶ X＋1年2/1

足のしびれはやや改善し，X＋1年1月には，室内では壁を伝わらずに，また外出時には杖を使わずにまっすぐ歩けるようになった．[鍼治療（2回目）]

- 同処方
- 同処方

第5診 ▶ X＋1年3/15

下肢のしびれは改善したが，痛覚過敏は続いた．腫瘍マーカーは低下した（PSA：19.1→5.0, CEA：6.1→4.3）．[鍼治療（3回目）]

- 同処方
- 同処方

第8診 ▶ X＋1年9/20

体調はよくなり，食欲がでて，体重は60kgに回復した．足のしびれは若干残るが，痛覚過敏は軽快した．腫瘍マーカーが再び増加したため，紹介元でジェムザール®を開始した．[鍼治療（6回目）]

- 同処方
- 同処方

Column　冷えの原因と治療

癌患者の多くは冷えを伴う．冬季就眠中温熱具を用いる患者が多いが，冷えを訴えなくても初診時の足底温度は多くが32℃以下である．冷えの病態生理は，熱産生の低下と血行障害である．産熱は筋肉で行われるため，高蛋白食（大豆と大豆製品，鶏卵・鶏肉，青魚などを主体）と筋トレ（アイソメトリックスによる無酸素運動を主体）により筋肉を増やすことを指導する．また身体を冷す飲食物（果物，生野菜，酢，牛乳，炭酸飲料，ビール，白ワインなど）を控えさせ，附子や乾姜などの熱薬を含む薬方を投与する．血行障害は瘀血が原因であるため，駆瘀血剤が有効である．律動的な筋肉運動や低温長時間入浴により血行の改善を図る．そのような指導により体温が上昇し，患者は楽になり，免疫力も高まる．

File 58 腎盂癌多発肺転移：終末期の呼吸困難

泌尿器癌

年齢・性	67歳女性
病　名	右腎盂癌術後，多発肺転移
主訴・症状	労作時息切れ，咳，痰，食欲不振，不安感，皮膚瘙痒感

現病歴

→ X－2年9月，区の検診で胸部異常陰影を指摘され，近医受診．右腎盂癌の多発肺転移と診断された．10/26某医療センターにて右腎切除術を受けた．

→ X－2年11月〜X－1年7月，M-VAC療法（メトトレキサート／ビンブラスチン／ドキソルビシン／シスプラチン）を5コース施行．肺転移巣は一時的に縮小したが，再度増大した．

→ X－1年9/7，当院泌尿器科を受診．化学療法を4コース施行したが，効果なく嘔気が強いため中止．

→ 以後，ユーエフティ®Eを300mg服用していたが，X年1月，無効と判断されて中止．2/14，緩和ケア科を受診し，3/2，泌尿器科から紹介されて当科を受診した．

漢方的問診

→ 睡眠良好．食欲やや低下．冷えはなく，手は温かい．普通便1回．夜間尿3回．半年前はよく寝汗をかいたが，最近はない．口腔乾燥あるも口渇はなく，飲水量は普通．皮膚のかゆみが強く，搔爬痕がある．

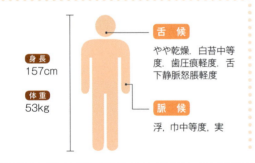

舌　候
やや乾燥．白苔中等度．歯圧痕軽度．舌下静脈怒脹軽度

脈　候
浮，巾中等度，実

身長 157cm
体重 53kg

腹　候

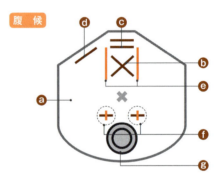

- ⓐ 腹力：中等度
- ⓑ 心窩部：冷たい
- ⓒ 心下痞鞕：中等度
- ⓓ 胸脇苦満：右に軽度
- ⓔ 腹直筋緊張：両上腹部に軽度
- ⓕ 臍傍圧痛：両側に軽度
- ⓖ 臍下不仁：中等度

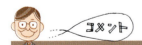

　本症例は，腎盂癌の多発肺転移による呼吸困難に対し，補剤を補中益気湯⇒十全大補湯⇒人参栄養湯と段階的に投与して，終末期のQOLが改善したと思われた（最近では，呼吸器症状のある癌患者に対しては初診時から人参栄養湯を投与している）．しかし実際には，緩和ケア医によるNSAIDs，モルヒネ徐放剤，鎮痛補助薬，ステロイドなどの適切な投与が，痛みや呼吸苦が改善した最大の理由であったと考えられる．

　転移再発癌が急速に増悪する場合，漢方薬のみで対処するのは困難である．この時点では漢方診療医の役割はさほど大きなものではなく，ここで主役を演じるのは熟練した緩和ケア医となる．

第2章　がん患者の漢方サポートファイル

治療経過

第1診 ▶ X年3/2

補剤を補中益気湯とし，牛車腎気丸を兼用方とした．かゆみにペリアクチンを併用した．

- 補中益気湯　1包　×3回　　　毎食前
- 牛車腎気丸　2包　×1回　　　眠前

- ペリアクチン　3錠

第2診 ▶ X年3/16

ペリアクチンで皮膚のかゆみはなくなったが，眠気と口腔乾燥と味覚低下のため，食欲は低下した．補剤を十全大補湯に，ペリアクチンをドグマチール®に変更した．

- 十全大補湯　1包　×3回　　　毎食前
- 牛車腎気丸　2包　×1回　　　眠前

- ドグマチール®

第3診 ▶ X年4/16

食欲は回復し，体調がよくなった．労作時の息切れあり．夜間尿3回．

- 同処方
- 同処方

第4診 ▶ X年5/14

咳と粘稠な痰が多くなり，呼吸困難が増悪した．咳をすると右肩甲骨～前胸部が痛む．食欲はなくなった．呼吸器症状が強くなったため，補剤を人参養栄湯に変更した．緩和ケア科でも投薬を開始した．

- 人参養栄湯　1包　×3回　　　毎食前
- 牛車腎気丸　2包　×1回　　　眠前

- モービック®　　1錠
- ビーガード®　　20mg
- リンデロン®　　2mg
- アモキサン®　　1cap
- リボトリール®　1錠

第5診 ▶ X年6/11

緩和ケア科の介入後，右肩甲骨部の痛みが軽快し，咳はなくなり，食欲がでて，元気になった．山形の温泉や河口湖に旅行，友人と飲み会などで楽しんでいる．

- 同処方
- 同処方

緩和ケア病棟 ▶ X年6/28入院

自宅で意識消失．午前11：50 緩和ケア病棟に入院．翌6/29午前9：45，安らかに永眠した．

> **Column　終末期の緩和ケアと漢方**
>
> 漢方医学の役割は，患者を最期まで診ることではなく，西洋医学の標準的治療が無効となった患者の苦痛を除き，自然治癒力を引き出して癌と共存させ，価値ある延命を可能にすることである．しかし，いよいよ患者の元気が枯渇し，漢方薬も服用できなくなると，漢方の役割は終わる．近年わが国では，緩和医療が大きく進歩し，終末期の患者に対して多くの人が手をかける「労働集約的医療」が可能となった．ひとりで最期まで漢方で引っ張らずに，ある時点からは緩和医療チームに患者を託すべきである．

悪性リンパ腫

File 59 悪性リンパ腫：化学療法後の体感幻覚

年齢・性	58歳男性
病　名	眼窩悪性リンパ腫，化学療法後
主訴・症状	両側腹部から睾丸に向かって液体が流れるような不快感
現病歴	

→ X－1年6月から眼球後部の眼窩悪性リンパ腫の診断で化学療法（CHOP療法）を受けていたが，8月から勃起障害が起きた．11月からリツキサン®を4コース投与された．

→ X年6月，右半身の違和感，右鼠蹊部の痛み，全身の熱感，ふらつきが出現し，デパス®を3錠/日投与された．7月，悪寒，咽頭痛，右の女性化乳房が出現した．週に2回ほど，両側腹部から睾丸に向かってザーッと液体が流れるような不快感が起こり，半日くらい続いた．手足の先端のしびれとつっぱり，右鼠蹊部の熱感，下腹部と腰部の不快感，舌先のしびれと味覚低下がある．泌尿器科では異常を認めず．

→ X年8/11，化学療法科から紹介されて受診した．

漢方的問診

→ 食欲は普通．冷えはあるが，就眠時に暖房器具は使わない．便通は普通便が1日2回．夜間尿なし．自汗なし．口渇あり，1日2L程度の水分を摂る．

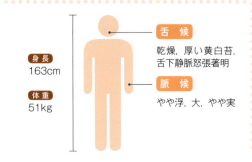

舌候：乾燥，厚い黄白苔，舌下静脈怒張著明
脈候：やや浮，大，やや実
身長 163cm
体重 51kg

腹候

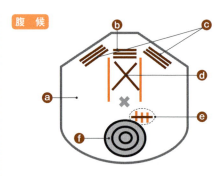

ⓐ 腹力：やや充実
ⓑ 心下痞鞕：高度
ⓒ 胸脇苦満：両側に高度
ⓓ 心下悸・臍上悸：なし
ⓔ 臍傍圧痛：左に高度
ⓕ 臍下不仁：高度

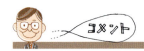

本症例は，悪性リンパ腫に対する化学療法後に，腹部の体感幻覚を呈した．

CHOP療法で用いられるビンクリスチンは末梢神経障害に加え，自律神経障害により，勃起障害，便通異常，腹部の異常感などをひき起こす．

本症例では，自律神経障害の結果，全身の熱感やめまいに加え，腹部に液体が流れるような体感幻覚が起きたと考えられる．

奇妙な訴えであるため，心気症や統合失調症などと誤認されるおそれがあるが，神経障害による症状と認識し，治療することが重要である．

本症例では，ビンクリスチンによる神経障害によって起きたさまざまな症状が漢方治療により改善し，本症に対する漢方治療の有用性が示唆された．

治療経過

　治療によりリンパ腫は存在しないと考えられたため，「癌症」に対する補剤は用いず，腹候から［大柴胡湯＋桂枝茯苓丸］を主方，牛車腎気丸2包を兼用方とした．

第1診 ▶ X年8/11

- 大柴胡湯　1包　　　　　　　　　　　　　　　　　　毎食前
- 桂枝茯苓丸　1包　×3回
- 牛車腎気丸　2包　×1回　　　　　　　　　　　　　眠前

- デパス®0.5mg　3錠

第2診 ▶ X年9/8

　漢方薬を服用後，腹部に液体が流れるような異常感覚は徐々に軽快しはじめ，約3週間で消失した．手足の冷感，しびれ，つっぱりもなくなった．昨年の夏は手足が冷たかったが，今年は温かかった．だるさがなくなって元気になり，声に力が出た．

- 同処方
- 同処方

第3診 ▶ X年11/20

　体調はよくなり，味覚低下と舌先のしびれも改善した．

- 同処方
- 同処方

第4診 ▶ X＋1年1/11

　肩甲骨間が使い捨てカイロを貼ったように温かい．体重は52.5kgとやや増加した．

- 同処方
- 同処方

Column　癌患者の自然治癒力を発現させる方法

　わが国では，明治初年まで，医療の大きな担い手は僧侶であった．鑑真和上，空海，最澄をはじめ，多くの僧侶が生薬や祈りを手段とする医療を行っていた．現代の米国でも，瞑想やヨーガなどを含む祈りは最もポピュラーな補完代替医療である．自力・他力を問わず，祈りによって患者は大自然と一体化して，自然治癒力が発現する．

　わが国の仏教の中で，真言密教は古来「病気治し宗」とも呼ばれ，心身の正常化という「現世利益」を実現するシステムが機能していた．「護摩行」と「加持祈祷」により，多数の難治疾患患者を回復させた実績をもつ．高野山真言宗の池口恵観大僧正は，「医療は患者・医師・仏の三者によって行われる」と言われた．「仏」とは大自然の力，すなわち自然治癒力のことであるが，医師は患者にそれを発現させる方法を指導しなければならない．

File 60 扁桃悪性リンパ腫：放射線化学療法後の口腔乾燥

年齢・性	55歳女性
病　名	扁桃悪性リンパ腫，放射線化学療法後
主訴・症状	全身倦怠感，口腔乾燥，嚥下痛
現病歴	

→ X－3年8月から扁桃の腫大を自覚．9月，某大学病院を受診し，扁桃悪性リンパ腫と診断された．

→ 当院血液腫瘍科に紹介された．X－3年9/26から化学療法（リツキサン®8回＋CHOP療法×3コース）を受けた後，X－3年12月から頸部に放射線照射（36Gy）を受けた．

→ 以後，口腔と鼻腔が乾燥し，目が乾いて流涙も少なくなった．嗄声があり，咳と痰がよくでる．上半身が熱く，下半身（腰部～大腿部）と上腕が冷える．疲れやすく，汗をかきやすい．頭痛はないが，後頸部～肩のこりが強い．シェーグレン症候群関連の自己抗体はすべて陰性であった．

→ X年1/10，血液腫瘍科から紹介されて受診した．

漢方的問診

→ だるさが強い．大腿部～腰部，両上腕部に冷えが強いが，足先は冷えず，冬でも温熱器具は使わない．便通は普通便2回．夜間尿2回．発汗傾向強く，寝汗をかく．口渇が強く，冷水を1日3L飲む．

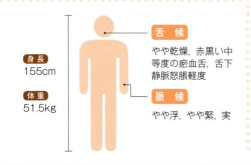

身長 155cm
体重 51.5kg

舌候: やや乾燥，赤黒い中等度の瘀血舌，舌下静脈怒脹軽度

脈候: やや浮，やや緊，実

腹候

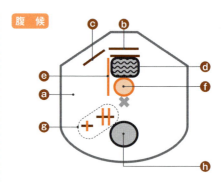

- ⓐ 腹力：やや実
- ⓑ 心下痞鞕：中等度
- ⓒ 胸脇苦満：右に軽度
- ⓓ 心下振水音：中等度
- ⓔ 腹直筋緊張：右に軽度
- ⓕ 臍上悸：軽度
- ⓖ 臍傍圧痛：右に中等度
- ⓗ 臍下不仁：軽度

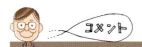

　頭頸部の放射線治療による唾液腺障害は，唾液分泌の低下による嚥下障害，味覚異常，構語障害だけでなく，抑うつ，気力低下，全身倦怠感，不眠，肩こりなどさまざまな症状を引き起こす．本症例は，嗄声，咳，痰，腰部～大腿部，上腕の冷え，寝汗，口渇などを呈していた．

　主方は，初診時には口渇と瘀血から［白虎加人参湯＋桂枝茯苓丸］，第2診では［白虎加人参湯＋麦門冬湯］，第3診以降は［小柴胡湯＋麦門冬湯］に転方した．その根拠は患者の症状と腹候の変化である．状態が安定するまでは，診察するごとに患者の状態をチェックすることが重要である．

治療経過

口渇が強く，脈は浮緊実であり，腹候で心下痞鞕を認めたため，白虎加人参湯と桂枝茯苓丸を主方，当帰芍薬散加附子を兼用方とした．

第1診 ▶ X年1/10

- 白虎加人参湯　1包　×3回　毎食前
- 桂枝茯苓丸　1包
- 当帰芍薬散　2包　×1回　眠前
- 附子末　1g

なし

第2診 ▶ X年1/25

舌の赤黒さは目立たなくなり，肩こりは軽快した．毎食後に排便する．しかし口渇は続き，夜間に2回起きて水を飲む．桂枝茯苓丸を麦門冬湯に変更した．

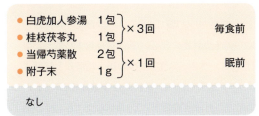

腹候
腹候は初診時と比較して，左側の胸脇苦満，腹直筋緊張，臍傍圧痛が新たに出現していた．

- 白虎加人参湯　1包　×3回　毎食前
- 麦門冬湯　1包
- 当帰芍薬散　2包　×1回　眠前
- 附子末　1g

なし

第3診 ▶ X年2/7

口渇，嗄声，咳，痰，だるさが軽快したため，腹候の変化に即応して，白虎加人参湯を小柴胡湯に変更した．

- 小柴胡湯　1包　×3回　毎食前
- 麦門冬湯　1包
- 当帰芍薬散　2包　×1回　眠前
- 附子末　1g

なし

第4診 ▶ X年2/28

目が乾かなくなり，疲れなくなった．口渇も軽快し，飲水は1日2L程度に減った．主方を1日2回に減量．

- 小柴胡湯　1包　×2回　朝夕食前
- 麦門冬湯　1包
- 当帰芍薬散　2包　×1回　眠前
- 附子末　1g

なし

第7診 ▶ X年7/10

肩こりはなくなり，非常に元気になった．唾液がでるようになり，夜間に水を飲まなくてすむようになった．

- 同処方

なし

Column　ドライアイ，ドライマウスの新しい治療法

近年増加しているドライアイとドライマウスに対する新しい治療法を紹介する．p.58で記したように，化学療法による口内炎に対しては「ムコスタ®の水溶液によるうがい」が有効な場合が多いが，ドライアイに著効する「ムコスタ®点眼薬」が2012年に発売された．本点眼薬の作用機序は有効成分レバミピドが，結膜の炎症を抑制するとともに，ムチンを産生する結膜の杯細胞を増加させて，結膜の乾燥を防ぐことである．一方，ドライマウスに対しては，近年「化粧品」扱いのヒアルロン酸含有洗口液「絹水®スプレー」の有用性が報告されており，放射線治療による口腔乾燥に対しても有効性が期待できる．

悪性リンパ腫

File 61　頸部悪性リンパ腫：帯状疱疹後神経痛と閃輝暗点

年齢・性	65歳女性
病　名	悪性リンパ腫，化学療法後，放射線治療後
主訴・症状	帯状疱疹後神経痛，閃輝暗点
現病歴	

→ X-1年1月，左頸部リンパ節腫大を主訴に当院受診．悪性リンパ腫(DLBCL)の診断で，4月からR-CHOP療法3コース，および放射線治療(総線量30Gy)を受けた．5/3，三叉神経第1枝領域に帯状疱疹を発症．羞明を訴えたため皮膚科から眼科に紹介され，ヘルペス性ブドウ膜炎・結膜炎と診断された．バルトレックス®3gを7日間服用し，ジルダザック®軟膏を塗布．帯状疱疹後神経痛(PHN)が続き，アセトアミノフェンとスーパーライザー(直線偏光近赤外線治療機器)で治療された．5/21，風が当たっただけで，ズキズキする頭痛が起き，メチコバール®とトリプタノールを投与された．6/2から星状神経節ブロックを週2回受け，その後αビーム(遠赤外線照射)に変更し，半年間施行された．

→ この間，テグレトール®，ノイロトロピン®，レスタミンコーワクリームを投与．11/21に左眼，12/15に右眼に閃輝暗点が出現し，以後月2回ほど稲妻様の光が見え，15分程度続いた．

→ X年4/16，眼科から紹介．左三叉神経第1枝領域(左前額部～頭部)の痛がゆさと知覚過敏を訴えた．

漢方的問診

→ だるさなし．食欲良好．頭部の痛みとかゆみにより熟睡できない．2日に1回の普通便．冷えなし．夜間尿2～3回．口渇なし．発汗は普通．

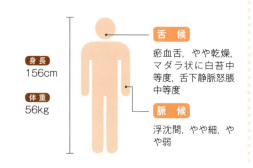

身長 156cm
体重 56kg

舌候
瘀血舌，やや乾燥，マダラ状に白苔中等度，舌下静脈怒脹中等度

脈候
浮沈間，やや細，やや弱

腹候

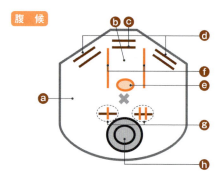

ⓐ 腹力：中等度
ⓑ 心下振水音：なし
ⓒ 心下痞鞕：中等度
ⓓ 胸脇苦満：中等度
ⓔ 臍上悸：軽度
ⓕ 腹直筋緊張：上腹部のみ軽度
ⓖ 臍傍圧痛：左に中等度，右に軽度
ⓗ 臍下不仁：中等度

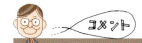コメント

　本症例は，悪性リンパ腫の治療中に出現した三叉神経第1枝領域の帯状疱疹後の神経痛であり，急性期にはヘルペス性角膜炎やブドウ膜炎も併発し，重篤であった．その後も1年にわたり強い痛みとかゆみが続いていたが，小青竜湯を投与後，痛がゆさは速やかに軽快した．

　帯状疱疹後神経痛は「表証」であり，治療には太陽病の薬方を用いる．通常脈診で証を決定し，腹診は行わない．しかし慢性化した患者では，兼用方が有用な場合がある．

治療経過

帯状疱疹後神経痛（PHN）の特効薬は太陽病の薬方である．だるさはなく，自汗あり．脈が浮沈間，やや細，やや弱であることから，小青竜湯を投与した．

第1診 ▶ X年4/16

- 小青竜湯　1包　×4回　　　毎食前・眠前

なし

第2診 ▶ X年4/24

痛がゆさは，左頭部3割，左眉〜前額部6割程度に軽快．桂枝茯苓丸と牛車腎気丸を兼用方とした．

- 小青竜湯　1包　×4回　　　毎食前・眠前
- 桂枝茯苓丸　1包　×1回　　朝食前
- 牛車腎気丸　1包　×1回　　眠前

なし

第4診 ▶ X年6/19

痛がゆさは，左頭部は消失．左眉〜前額部6割程度に軽快．閃輝暗点はやや軽快．痛みの回復は頭打ちとなり，脈が沈細弱となったため，麻黄附子細辛湯の単独投与に転方した．

- 麻黄附子細辛湯　1包　×3回　毎食前

- ワッサーV®
- インテバン® 軟膏

第7診 ▶ X年10/1

痛がゆさは左眉部のみ残る程度．体重は60kgに増加．

- 同処方

- ワッサーV®

第10診 ▶ X+1年4/15

閃輝暗点はみられないが，肩〜上腕のこりが強い．麻黄附子甘草湯の方意を加える目的で芍薬甘草湯を併用した．

- 麻黄附子細辛湯　1包　｝×3回　毎食前
- 芍薬甘草湯　1包

- 同処方

第15診 ▶ X+2年10/13

帯状疱疹後神経痛がなくなり，閃輝暗点も起きなくなったため，治療を終了とした．

> **Column　片頭痛と閃輝暗点の漢方治療**
>
> 　閃輝暗点は片頭痛の前兆として見られることが多く，キラキラ・ギザギザ・稲妻のような光が見えると表現される．発症機序として血管説・三叉神経説・神経血管説があり，治療として西洋医学的にはNSAIDsやトリプタン製剤などが対症療法的に投与されるが，症状は長期間続くことが多い．一方，漢方薬を用いると発作を起こす頻度が減り，治癒する患者が多い．筆者が経験した片頭痛の前駆症状としての閃輝暗点4症例の有効薬方は，[柴胡桂枝乾姜湯＋桂枝茯苓丸]が2例，[小柴胡湯＋当帰芍薬散]が1例，[呉茱萸湯＋当帰芍薬散]が1例であったが，4例とも閃輝暗点と共に片頭痛も消失した．

File 62　下肢横紋筋肉腫：術後再発を反復

軟部肉腫

年齢・性	64歳女性
病　名	右下腿悪性線維性組織球腫，術後再発を反復
主訴・症状	右下肢の痛みとしびれ，胸やけ

現病歴

- X－6年8月，右下腿がピリピリと電気が走るように痛み，膨れてきたため，某市中病院の一般外科を受診した．9月，右下腿の皮下腫瘍と診断され，局所麻酔で摘出手術を受けた．病理診断では，右下腿の悪性線維性組織球腫であったため，当院整形外科に紹介され，11/9，広汎切除術を受けた．
- X－5年1月～9月，化学療法を受けたが，腎機能障害，肝機能障害が起きた．
- X－3年8/19に局所再発し，9/17に手術．X－3年9月～X－2年4月，化学療法後，某クリニックで免疫療法（αβ-T細胞療法）を6回受けた．
- X－1年3月に3度目の局所再発がみられ，3/17に手術．8月からX年1月まで化学療法を受けた．
- X年6月に4度目の再発を認め，7/20に手術．8月から，右下腿に放射線治療（66Gy）を受けた．
- 患者の希望で，再発予防を目的に当科を紹介され受診した．

漢方的問診

- 食欲あり．睡眠良好．排便は2日に1回．夜間尿なし．冷え症で，冬季は湯たんぽを使用．口渇のため，2Lの水を飲む．発汗傾向なし．

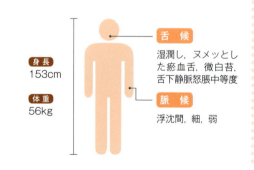

舌候：湿潤し，ヌメッとした瘀血舌，微白苔，舌下静脈怒脹中等度
脈候：浮沈間，細，弱
身長153cm　体重56kg

腹候

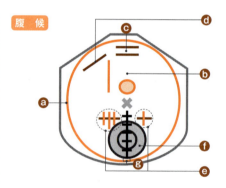

ⓐ 腹力：充実．腹部は膨満し，打診で鼓音
ⓑ 心下振水音：なし
ⓒ 心下痞鞕：中等度
ⓓ 胸脇苦満：右に軽度
ⓔ 臍傍圧痛：右に高度，左に軽度
ⓕ 臍下不仁：中等度
ⓖ 下腹部正中に手術創

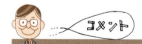

悪性線維性組織球腫は横紋筋肉腫のうちで悪性度が高く，遠隔転移しやすい治療困難な軟部腫瘍である．治療には広汎一括切除が必要であり，増殖速度が速いため，大規模な手術となり，転移の可能性が高いため，抗癌薬を投与される場合が多い．

本症例は，癌患者の気力体力回復のための定番である．［補剤＋補腎剤＋駆瘀血剤］の投与により，毎年のように再発をくり返していた下腿の肉腫が2年間再発なく，気力が回復し，自信もついたため，ご主人と10日間の外国旅行を楽しむことができた．

治療経過

再発に対する恐怖心と不安感が強かったため，補剤は補中益気湯として桂枝茯苓丸と併せて主方とし，牛車腎気丸を兼用方とした．漢方薬だけでは効果不十分と考えられたため，カイジ顆粒の併用を勧めた．

第1診 ▶ X年10/6

- 補中益気湯　1包　⎫
- 桂枝茯苓丸　1包　⎬ ×3回　　毎食前
- 牛車腎気丸　1包　×1回　　　眠前
- カイジ顆粒　7g

なし

第2診 ▶ X年10/27

足はまだかなり冷えるため，再度漢方的診断を行った．舌には歯圧痕，腹診で心下振水音を中等度に認めたため，主方を［補中益気湯＋牛車腎気丸＋附子末］に，兼用方を［当帰芍薬散＋附子末］に変更．胸やけにタケプロン®を併用した．

- 補中益気湯　1包　⎫
- 牛車腎気丸　1包　⎬ ×3回　　毎食前
- 附子末　　　0.5g ⎭
- 当帰芍薬散　1包　⎫ ×1回　　眠前
- 附子末　　　1g　 ⎭
- カイジ顆粒　7g

- タケプロン®　15mg

第5診 ▶ X＋1年3/29

冷えは著明に改善したが，疲労感が強い．胸やけあり．主方を［十全大補湯＋牛車腎気丸＋附子末］に変更した．

- 十全大補湯　1包　⎫
- 牛車腎気丸　1包　⎬ ×3回　　毎食前
- 附子末　　　0.5g ⎭
- 当帰芍薬散　1包　⎫ ×1回　　眠前
- 附子末　　　1g　 ⎭
- カイジ顆粒　7g

- 同処方

第6診 ▶ X＋1年5/31

食後に眠くなることが多いが，だるさはなくなった．右下腿に軽度のしびれがある．肉腫の再発予防目的に，COX-2選択的阻害薬のセレコックス®を併用した．

- 同処方

- タケプロン®　15mg，セレコックス®　200mg

第11診 ▶ X＋2年8/1

X＋2年5月，ご主人と5年ぶりに外国旅行（10日間のトルコ周遊）に行くことができた．

- 同処方

- 同処方

第13診 ▶ X＋3年4/3

体重は51kgで安定．お元気で2年8ヵ月再発なし．

- 同処方

- 同処方

Column　肉腫に対するCOX-2選択的阻害薬

File 62で，鎮痛薬としてシクロオキシゲナーゼ-2（COX-2）の選択的阻害薬であるセレコックス®を用いた理由は，肉腫細胞に発現し，その増殖を促進するCOX-2を阻害するセレコックス®により肉腫の増殖が抑制される可能性が報告されており，さらにセレコックス®により血管新生阻害をはじめとする抗腫瘍作用が期待できるからである．この目的でのセレコックス®の投与量に基準はないが，筆者は常用量である200〜400mgを用いている．

あとがきに代えて

「病名漢方」に加え，「標準漢方」の技術を身につけよう！

　漢方は明治から大正にかけて極端に衰亡しましたが，その有用性に気付いた少数の先覚者の努力により，かろうじて命脈を保っていました．太平洋戦争開戦直前の1941年，大塚敬節は矢数道明・木村長久・清水藤太郎と共に，3年の準備期間の後に，南山堂から『漢方診療の実際』を出版しました．大塚らは，漢方の普及のためには，病名や症状に基づいた漢方診療が不可欠であると考え，南山堂の『内科診療の実際』に準拠して，漢方薬による治療法を整理したのです．

　『漢方診療の実際』は改訂増補を重ね，1969年に『漢方診療医典』として結実しました．これらはわが国のみならず中国でも大好評を博し，中国語版は10万部以上のベストセラーとなりました．これらの本の果たした歴史的な役割は大きく，現代医学の薬物療法の中に漢方薬を位置づけるために役立ちました．大塚らが経験に基づいて創り上げた「病名漢方」，さらに患者の呈する特徴を加味した「流れ図」や「口訣」による漢方薬の決定で，漢方診療が容易になり，漢方はようやく息を吹き返しました．

　しかしこのようなトレンドを，当時東京大学第一内科講師を退官していた，晩年の板倉武は「現代病理学に降参している，漢方の本質に背く」と，厳しく批判しました．板倉は大正時代の終わりに，文部省から派遣されて欧米諸国の治療学を学びましたが，その際にパリ大学治療学の教授が『傷寒論』を読みたいと言っていたと述懐しています．傷寒論に基づく東洋医学と西洋近代医学が融合して，初めて本当の治療医学ができことを確信したのです．

　本書で解説したように，漢方医学には西洋医学とは異なる疾病治癒のメカニズムが存在します．特に『傷寒論』所載の多くの薬方や後世方の補剤では，生体システムの中枢（自律神経・免疫・内分泌）への作用を介して，二次的に治療効果が現われるものが多いのです．

　本書でとりあげた癌に伴うさまざまな病態以外に，神経疾患や自己免疫疾患を始めとするさまざまな難治疾患の治療法を開拓するためには，病名や流れ図ではなく，望聞問切による「標準漢方」，とりわけ腹候に基づいて漢方薬を決定する必要があります．それにより始めて，漢方薬による難治疾患の新しい治療法をわが国で開発し，世界に発信することができるのです．

　本書では，医師が標準的な漢方診断を行い，逐次修正をくり返すことにより「真の証」を決定する方法を示しました．本書を通読すればそのアウトラインは掴めますが，その技術は，診療現場

で患者と真剣に向き合って病気と格闘する中で，始めて身につくものです．

　1800年前に誕生した古代の生薬医学により，現代の最先端の癌医療がより精緻なものとなることは，本書に提示した62症例の臨床経過が示しています．癌が喫緊の重大問題となった現在，癌患者の漢方治療を行う医師には，「標準漢方」の技術も身につけることが望まれます．

　最後に，板倉武が遺した我々へのメッセージを紹介します．

「真の仏教が日本に存し，真の儒教が日本に残っているのと同様に，漢医方の神髄が伝えられているところもまた日本である．我々の祖先が残してくれたこの賜物を活かすか殺すかは，我々の心ひとつにかかっている．」（日本医学1巻1号，1938年）

謝　辞

　本書が完成するまで，南山堂編集部の村井恵美さんと編集長の古川晶彦さんは，さまざまなアイディアを提案し，筆者にインスピレーションとモティベーションを与えてくださいました．またこの間，小児科医で時々漢方で著効をあげている妻星野千代江，泌尿器科医でバイオリニストの長女石岡桂，代謝内科医でフードアナリストの次女蝶野慈は，筆者に有形無形の応援をしてくれました．あわせて心より感謝いたします．

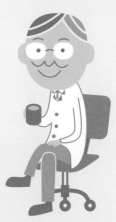

索 引

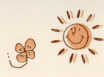
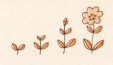

欧文

ABAB法 …… 19, 67, 77, 99, 101
BBBA法 ……………………… 101
BSC …………………………… 3
CAM …………………………… 21
COX-2選択的阻害薬 ………… 187
C型肝炎 …………………… 27, 90
FT4 …………………………… 58
KM-CART ……………… 115, 165
PTHrP ………………………… 79
RFA …………………… 114, 116
S-1 …………………………… 82
SLE …………………………… 53
SN38 ………………………… 83
TACE …………………… 114, 116
TSH …………………………… 58

あ 行

亜鉛 …………………………… 46, 58
悪性線維性組織球腫 ………… 186
悪性リンパ腫 ………………… 184
悪夢 …………………… 138, 166
アコファイド® ………………… 103
アズノール® …………………… 43
アヘンチンキ … 112, 113, 121, 122
亜麻仁油 ……………………… 46
アモキサン …………………… 179
アリミデックス® ………… 51, 130
アロマシン® …………………… 51
アロマターゼ阻害薬 ………… 51

医王湯 ………………………… 146
胃癌 ………… 80, 82, 84, 92, 100
胃癌術後 ………… 92, 94, 96, 98
胃酸逆流症状 ………………… 156
胃切除術後 …………………… 54
胃全摘術 …………………… 80, 84
イソフラボン ………………… 51
異病同治 ……………………… 10
イリノテカン ……………… 47, 83
イレッサ® …………………… 142
胃瘻 ………………………… 103

咽頭癌 ………………………… 74
咽喉頭異常感 ……………… 49, 156
インスリン …………………… 55
インターフェロン …………… 27
咽中炙臠 ……………………… 49
茵陳蒿湯 …………………… 161
茵蔯五苓散 ………………… 107
陰部痛 ……………… 148, 160, 161

齲歯 ………………………… 58, 72
烏頭桂枝湯 …………………… 53
烏頭湯 ………………………… 52
温経湯 ………………………… 89
温清飲 …………… 12, 40, 161, 173
運動指導 ……………………… 59

エゴマ油 ……………………… 46
越婢加朮附湯 ………………… 52
エバステル® ………………… 69
嚥下障害 ……………………… 58
炎症性サイトカイン ………… 46
延年半夏湯 …………………… 53

嘔気 …………………………… 98
黄耆桂枝五物湯 ……………… 95
黄耆建中湯 ………… 13, 41, 151
黄芩 …………………… 26, 27, 70, 83
横紋筋肉腫 ………………… 186
黄連解毒湯
………… 12, 24, 39, 51, 161, 170, 173
オキサリプラチン ……… 48, 106
オキノーム®散 …………… 43, 50
瘀血 ……………………… 14, 20, 96
乙字湯 ……………………… 161
オノン® …………………… 59, 69
オプソ® …………………… 43, 50
温熱療法 …………………… 158
温補 …………………………… 23

か 行

カイジ顆粒 ………… 56, 87, 117
121, 123, 125, 165, 187
過換気症候群 ………… 134, 151

加工附子 ……………………… 29
ガスコン® ……………… 107, 159
肩こり ……………… 51, 66, 70, 89
葛根加朮附湯 ………………… 52
葛根湯 ……………………… 44, 153
合方 …………………………… 19
カナマイシン …… 107, 111, 159
ガバペン® …………………… 153
過敏性腸症候群 ………… 92, 162
過敏反応 ……………………… 26
カプサイシン軟膏 …………… 44
加味帰脾湯 …………… 131, 173
加味逍遙散
…… 12, 51, 60, 137, 161, 167, 173
かゆみ ………………………… 143
カルシウム …………………… 46
肝機能障害 ………… 70, 71, 99
眼瞼痙攣 ……………………… 89
肝硬変 ……………………… 114
肝細胞癌 ………… 90, 114, 116
間質性肺炎 …………………… 27
癌証 ……………………… 16, 17, 85
肝腎症候群 ………………… 116
癌性リンパ管症 ……………… 78
関節痛 …………… 51, 52, 89, 118
関節リウマチ ………………… 52
甘草 ……………………… 28, 157
甘草乾姜湯 …………………… 47
甘草瀉心湯 …………………… 39
甘草湯 ………………………… 43
甘草附子湯 …………………… 52
肝転移 ……………………… 118
肝動脈化学塞栓術 …… 114, 116
漢方医学的問診 ……………… 8
漢方診療医 …………………… 6
漢方鎮痙薬 ………………… 50
ガンマナイフ ………… 143, 145
緩和ケア …………………… 178

気 …………………………… 7, 20
悸 …………………………… 13
偽アルドステロン症 ………… 27
気虚 …………………………… 20
桔梗湯 ………………………… 43

気血水理論 …………………… 19
気上衝 ………………………… 20
キシロカイン®ビスカス ……… 43
キセノンレーザー照射 ……… 171
蟻走感 ………………………… 95
喫煙 …………………… 76, 123
逆流性食道炎 ………………… 96
嗅覚過敏 …………………… 118
芎帰膠艾湯 …………………… 89
吸収不良症候群 ……………… 74
灸頭鍼 ………………………… 24
胸脇苦満 ……………………… 12
胸脇満微結 ……………… 12, 65
強迫性障害 ………………… 134
強皮症 ………………………… 53
強力ネオミノファーゲンシー® … 116
虚満 ………………………… 107
筋肉痛 ………………………… 89

駆瘀血剤
 …………… 14, 34, 35, 51, 161, 173
口訣 …………………………… 60
苦参 ………………………… 161
グリチルリチン酸 ………… 157
グリベック® ……………… 83, 112
グルタミン …………………… 43
荊芥連翹湯 ………………… 161

桂枝加芍薬大黄湯 ………… 50, 69
桂枝加芍薬湯 ……… 13, 50, 89, 107
桂枝加朮附湯 ………………… 52
桂枝加附子湯 ………………… 52
桂枝加竜骨牡蛎湯 …… 13, 53, 173
桂枝芍薬知母湯 ……………… 52
桂枝二越婢一湯加朮附 ……… 52
桂枝茯苓丸 …………………… 14
桂枝茯苓丸 ……… 34, 34, 51, 65, 73
 77, 79, 83, 94, 101, 107
 117, 131, 135, 139, 167
桂枝附子去桂枝加朮湯 ……… 52
桂枝附子湯 …………………… 52
桂枝麻黄各半湯 ……………… 44
経直腸投与 ………………… 157
桂皮 …………………………… 26
頸部扁平上皮癌 ……………… 66
荊防敗毒散 ………………… 161
経絡病 ………………………… 21
劇症肝炎 ……………………… 27
下剤的駆瘀血剤 …………… 102

血 ………………………… 7, 20
血管内治療 …………… 105, 125
血虚 …………………………… 20
結腸癌 ……………… 106, 102
厥陰病 ……………………… 132
ゲップ ………………………… 96
下痢 …………………… 82, 83
建中湯類 ……………… 41, 151
原発性肝癌 ………………… 105
兼用方 ………………………… 19

口渇 …………………………… 66
高カルシウム血症 …………… 79
口腔乾燥 ……… 58, 66, 68, 70, 72
構語障害 …………… 58, 66, 72
抗コリン薬 …………………… 50
甲状腺機能 …………………… 67
甲状腺機能低下 …………… 58, 66
口内炎 …………………… 43, 82
更年期様症状 ……………… 51, 138
抗ヒスタミン作用 …………… 69
厚朴三物湯 ………………… 107
厚朴七物湯 ………………… 107
厚朴生姜半夏甘草人参湯 … 107
硬膜外麻酔 ………………… 154
高密度焦点式超音波治療法（HIFU）
 ………………………… 105
肛門痛 ……………………… 161
呼吸困難 …………… 78, 178
五積散 ………………………… 53
牛車腎気丸 … 14, 33, 48, 49, 65, 67
 73, 75, 77, 79, 81, 85, 91, 99, 101
 105, 115, 117, 119, 130, 167, 187
誤治 …………………………… 9, 25
骨セメント注入療法 ……… 133
骨粗鬆症 ……………………… 54
骨密度 ………………………… 46
コデイン …………………… 50, 122
こむら返り …………………… 89
五淋散 ……………………… 167
コルヒチン …………………… 43
五苓散 ……………… 59, 73, 107, 157
コレバイン® ………… 81, 111, 113

さ行

柴胡加竜骨牡蛎湯
 …………………… 12, 13, 36, 53, 139

柴胡桂枝乾姜湯
 … 12, 13, 24, 37, 51, 53, 65, 71, 173
柴胡桂枝湯 …… 12, 37, 50, 51, 83
柴胡剤 …………… 35, 51, 161, 173
柴胡疎肝散 …………………… 53
済生方 ………………………… 31
再投与試験 …………………… 26
細胞免疫療法 ……………… 100
細絡 …………………… 92, 145
柴苓湯 ……………………… 107
ザイロリック® ………………… 43
坐骨神経痛 …………………… 89
サラジェン® ……………… 58, 68
サリドマイド ……………… 125
サリベート® …………………… 58
残胃癌 ………………………… 86
三黄瀉心湯 ………… 12, 39, 50, 51
 53, 69, 85, 103, 161, 170
三叉神経痛 ………… 60, 117, 162
山梔子 ………………………… 29
三瀉心湯 …………………… 39, 173
酸棗仁湯 …………………… 131, 167
三大補剤 ……………………… 31

紫雲膏 …………… 109, 143, 148, 149
ジェムザール® …… 118, 119, 128
四逆加人参湯 ………………… 42
四逆散 ………… 12, 13, 37, 42, 77, 89
四逆証 ………………………… 52
子宮肉腫 …………………… 158
四君子湯 ……………………… 50
自己血パッチ療法 ………… 154
自己免疫疾患 ………………… 52
歯周病 …………………… 58, 72
四診 …………………………… 7
シスプラチン ……………… 47, 48
紫蘇油 ………………………… 46
柿蔕湯 ……………………… 47, 90
しびれ
 …… 89, 106, 130, 132, 170, 176
芍薬甘草湯 ……… 13, 47, 48, 49, 50
 88, 89, 90, 118, 119, 130, 185
芍薬甘草附子湯 …………… 50, 52
蛇床子 ……………………… 161
瀉心湯類 …………………… 51, 173
しゃっくり ………… 47, 89, 90, 100
瀉法 ………………………… 22
十全大補湯 … 16, 32, 67, 73, 77, 87
 101, 115, 117, 119, 177, 187

索引

修治附子 29
終末期 179
重粒子線治療 120
消化管運動促進薬 107
傷寒雑病論 2
傷寒論 52, 127, 147, 155
承気湯類 173
生姜瀉心湯 39
小建中湯 13, 41, 50, 89, 107, 151
小柴胡湯 12, 24, 27, 37, 51, 53, 166, 183
小承気湯 107
小青竜湯 44, 185
小腸GIST 112
小腸内細菌増殖症 110, 158, 174
小腸部分切除術後 110
消風散 161
小腹拘急 14
少腹不仁 14
上腹部痛 88
食事指導 46
食事療法 59
食道癌 74, 76, 78
食欲不振 92, 96, 98, 108
腎盂癌 178
心下悸 13
心下振水音 14
心下石硬 13
心下痞 12
心下痞堅 13
心下痞鞕 12
参耆剤 31
鍼灸治療 23, 25, 49
腎虚 14
神経ブロック 44, 162
人工唾液 58
身体痛 170
真武湯 60, 73, 155

水 7, 20
髄液漏 154
膵癌 118
水滞 15, 20, 155, 163
睡眠薬 34, 131
頭痛 51
ストレス 170
スピロノラクトン 28

清心蓮子飲 97, 121, 166, 167
臍傍圧痛 14
性欲低下 51
生理痛 89, 118
生理不順 51
脊椎圧迫骨折 133
脊椎転移 133
舌癌 64, 68, 70
切診 7
舌痛 84
背微悪寒 93
セルシン® 85, 109
セレコックス® 50, 187
ゼローダ® 109, 125
セロトニン 55
閃輝暗点 184, 185
先急後緩 18, 89, 133
仙骨硬膜外ブロック 171
潜証 18
疝痛 89
先表後裏 18

総合ビタミン剤 43
蒼朮 87
創部痛 53, 144
臓腑病 22
足底温度 177
ゾラデックス® 51, 134
ソラフェニブ 105

た 行

大烏頭煎 53
大黄甘草湯 69, 99, 102
大黄附子湯 50
大黄牡丹皮湯 14, 175
体感幻覚 94, 95, 180
大建中湯 41, 50, 69, 98, 103, 111, 151, 168
──（誤投与） 26
大建中湯合附子粳米湯 50
大柴胡湯 12, 24, 36, 49, 50, 51, 53, 69, 77, 97, 99, 101, 103, 135, 139
大柴胡湯合半夏厚朴湯 50, 107
大柴胡湯合茯苓飲 50
体重減少 92, 98
大承気湯 50, 53, 69, 107

帯状疱疹後神経痛 44, 152, 184
大豆 51
大青竜湯 173
大腸憩室術後 110
太陽病 8, 153
唾液腺障害 58, 66, 182
タケプロン® 157
胆石 55
短腸症候群 112
ダンピング症候群 55

膣乾燥 51
知柏地黄丸 161
中咽頭癌 72
中建中湯 150
調胃承気湯 69, 175
腸間膜静脈硬化症 29
釣藤散 73
腸閉塞 50, 110, 150
直腸癌 104, 108
猪苓湯 167
チラーヂン®S 67, 77
鎮痙薬 50
痛覚過敏 130
通仙散 149
通導散 69, 161
通脈四逆湯 42
つかえ感 96
ツーブラトン法 19

手足症候群 148
低血糖 55
適応障害 86
テグレトール® 162
鉄 46
鉄欠乏性貧血 54
デルモベート®スカルプローション 143
転移性肝癌 105
転移性脳腫瘍 145
電気温鍼 49, 176

桃核承気湯 14, 34, 51, 69, 85, 97, 102, 103, 115, 135, 161
当帰 26
当帰建中湯 13, 41, 50, 89, 107, 113, 121, 151, 159, 169
当帰四逆加呉茱萸生姜湯 60, 167
当帰四逆湯 89

当帰芍薬散 …… 14, 34, 51, 69, 73, 109, 183
統合医療 …… 5
凍瘡 …… 148
同病異治 …… 9
ドキソルビシン® …… 83
ドグマチール® …… 179
ドセタキセル …… 48
ドライアイ …… 183
ドライマウス …… 183
トリプタノール® …… 153, 175
呑酸 …… 156

な 行

内外傷弁惑論 …… 31
内視鏡的粘膜下剝離術 …… 88
難治性腹水 …… 114

肉腫 …… 187
乳酸カルシウム …… 46, 54
乳糜腹水 …… 127
人参湯 …… 12
人参養栄湯 …… 16, 78, 79, 101, 179

ネダプラチン …… 164
熱感(背面) …… 92
粘液便 …… 158
ノルバデックス® …… 51, 134, 136

は 行

肺癌 …… 142
肺転移 …… 178
排便異常 …… 104
パキシル® …… 95
拍水音 …… 14
麦門冬湯 …… 59, 67, 68, 71, 73, 183
パクリタキセル …… 47, 48, 130, 132, 168
八味地黄丸 …… 14, 33, 71, 161, 167
発汗 …… 51, 136
抜苦与楽 …… 137
発声困難 …… 64
パッチテスト …… 26
パニック発作 …… 140
ばね指 …… 60
鍼治療 …… 141, 176

半夏厚朴湯 …… 12, 13, 39, 43, 47, 49, 50, 83, 99, 103, 156, 157, 160
半夏白朮天麻湯 …… 73
パンビタン® …… 43

脾胃論 …… 31
冷え …… 46, 144, 170, 177
冷え症 …… 86, 128, 152, 162
皮疹 …… 142, 172
ヒスタミン …… 55
ビスホスホネート製剤 …… 54
ビタミンB_{12} …… 46, 54, 75, 99
ビタミンK …… 54
ひび …… 108, 148
皮膚筋炎 …… 53
肥満症 …… 134
冷汗 …… 94
百合固金湯 …… 59
白朮 …… 87
白虎加桂枝湯 …… 41, 93
白虎加人参湯 …… 12, 41, 53, 59, 67, 92, 93, 173, 183
白虎湯 …… 41, 93
ビンクリスチン …… 47, 48, 180
貧血 …… 54
頻尿 …… 166

不安 …… 51, 140
フィトエストロゲン …… 51
フェマーラ® …… 51
フェロミア® …… 46
腹候 …… 15, 35
副作用 …… 9, 25, 28, 169
腹診 …… 7, 10, 11, 12, 107, 164
腹水濾過濃縮再静注法 …… 165
腹痛 …… 50, 89
腹部疝痛 …… 50
腹部膨満 …… 50, 107, 111
腹膜播種 …… 106, 164
茯苓飲 …… 40, 50, 75, 80, 81, 91
茯苓飲合半夏厚朴湯 …… 96, 97
茯苓四逆湯 …… 16, 18, 24, 32, 42, 52, 107, 121, 123
茯苓四逆湯加芍薬 …… 141
腹力 …… 12
不潔恐怖 …… 134
附子 …… 29
附子粳米湯 …… 50
附子瀉心湯 …… 39, 50, 51, 69, 85, 170

附子末 …… 49, 85, 91, 103, 109, 130, 163, 187
浮腫 …… 163, 164
フスコデ® …… 129
勿誤薬室方函口訣 …… 32
不眠 …… 64, 131
フラボノイド …… 51
プレアルブミン …… 46
プレガバリン …… 44
プロマック® …… 46, 67
フロリードゲル …… 43
聞診 …… 7

ペットボトル …… 69
ペプチドワクチン …… 76
ペリアクチン® …… 179
ベルケイド® …… 48
便失禁 …… 104
片頭痛 …… 185
ペンタジン® …… 88
便秘 …… 69, 89, 160

防已黄耆湯 …… 95
放射線化学療法 …… 64, 76, 104
放射線腸炎 …… 158
放射線治療 …… 68, 70, 72, 158, 182, 184
放射線治療 …… 72
放射線肺炎 …… 128
放射線皮膚炎 …… 141, 148
望診 …… 7, 20
防風通聖散 …… 69, 107, 161, 173
炮附子 …… 29
望聞問切 …… 7
補代替医療 …… 21, 181
歩行障害 …… 106, 176
補剤 …… 32, 33, 85, 87
補瀉 …… 23
補腎剤 …… 14, 33
補中益気湯 …… 12, 16, 32, 50, 51, 53, 65, 75, 77, 81, 86, 87, 99, 104, 105, 107, 109, 111, 121, 146, 147, 155, 157, 161, 167, 169, 173
勃起障害 …… 180
ホットフラッシュ …… 51, 60, 134, 136, 138
ほてり …… 51
補法 …… 22, 49
ポララミン® …… 131

ま行

ポリフル®	159
ホルモン療法(乳癌)	51
マーズレン®S	43
麻黄	29
麻黄加朮附湯	52
麻黄湯	44
麻黄附子甘草湯	185
麻黄附子細辛湯	44, 79, 185
麻杏薏甘湯	161
マクロビオティック	47
麻子仁丸	69, 103
末梢神経障害	21, 22, 48, 130, 133, 140
麻痺	89
慢性肝炎	157
万病回春	53
味覚過敏	118
味覚障害	58, 83
味覚低下	66, 180
脈	7, 8, 160
無月経	51
ムコスタ®点眼薬	183
瞑想	55
メチコバール®	54
めまい	51, 60, 73, 108, 154, 163, 166
瞑眩	9, 30, 108
モービック®	48
問診	7

や行

夜間頻尿	97, 166, 167
薬剤性肝障害	27
薬疹	26
遊離胆汁酸	111
兪穴	22, 23
癒着性イレウス	110
腰痛	89
用量制限毒性	48
薏苡仁湯	52
抑うつ	51, 58, 64, 72, 86
抑肝散	161, 173

ら行

ラジオ波焼灼術	105, 114, 116
リーバクト®	116
六君子湯	40, 50
立効散	60, 117
リパクレオン®	54, 121
リボトリール®	179
竜胆瀉肝湯	161, 167
苓姜朮甘湯	161, 167
苓桂朮甘湯	73
リリカ®	44, 141, 153, 162, 163
リンデロン®	179
リンパ球刺激試験	26
リンパ球数	46
リンパ浮腫	155, 156
ルボックス®	95
冷感	92
攣縮	89
連続輪刺	23, 24
六味丸	14
六味地黄丸	33
ロゼレム®	131
肋間神経痛	89, 146
ロペミン®	83, 111, 112

著者紹介

星野 惠津夫　Etsuo HOSHINO

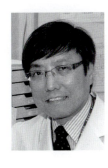

1979年	東京大学医学部医学科卒業 千葉県がんセンター 消化器外科・麻酔科研修医
1980年	木更津市池田ワコー病院 統合医療研修医
1981年	東京大学医学部附属病院 内科研修医
1982年	東京大学医学部 第一内科入局 国立病院医療センター 消化器科レジデント
1984年	東京大学医学部 第一内科 助手
1986年	トロント大学医学部 消化器科リサーチフェロー
1995年	帝京大学医学部 内科 助教授
2009年	癌研有明病院消化器内科 部長
2012年	がん研有明病院漢方サポート科 部長 聖マリアンナ医科大学 臨床教授 　現在に至る

症例から学ぶがんの漢方サポート　©2015

定価（本体 3,200 円＋税）

2015年2月14日　1版1刷

著　者　星野惠津夫
発行者　株式会社　南山堂
代表者　鈴木　肇

〒113-0034　東京都文京区湯島4丁目1-11
TEL 編集(03)5689-7850・営業(03)5689-7855
振替口座　00110-5-6338

ISBN 978-4-525-42381-0　　Printed in Japan

本書を無断で複写複製することは，著作者および出版社の権利の侵害となります．

JCOPY ＜(社)出版者著作権管理機構 委託出版物＞
本書の無断複写は著作権法上での例外を除き禁じられています．複写される場合は，そのつど事前に，(社)出版者著作権管理機構(電話 03-3513-6969，FAX 03-3513-6979，e-mail: info@jcopy.or.jp)の許諾を得てください．

スキャン，デジタルデータ化などの複製行為を無断で行うことは，著作権法上での限られた例外（私的使用のための複製など）を除き禁じられています．業務目的での複製行為は使用範囲が内部的であっても違法となり，また私的使用のためであっても代行業者等の第三者に依頼して複製行為を行うことは違法となります．